210

Merve
Verlag

Karl Jaspers
Strindberg und van Gogh
Versuch einer vergleichenden pathographischen Analyse

Mit einem Essay von Maurice Blanchot
Deutsch von Henning Schmidgen

Merve Verlag Berlin

Titel der Originalausgabe des Blanchot-Essays
La Folie par excellence,

Wir danken Hanns Zischler und Fabian Störmer
für redaktionelle Mitarbeit

Die Deutsche Bibliothek – CIP-Einheitsaufnahme

Jaspers, Karl:
Strindberg und van Gogh : Versuch einer vergleichenden pathographischen Analyse / Karl Jaspers. Mit einem Essay von Maurice Blanchot, aus dem Franz. von Henning Schmidgen. – Berlin : Merve-Verl., 1998
(Internationaler Merve-Diskurs ; 210)
ISBN 3-88396-142-6

Postfach 150 927 · 10671 Berlin
Printed in Germany
Druck- und Bindearbeiten: Dressler, Berlin
Satz: SupportAgentur Gabler & Lutz, Berlin
Umschlagentwurf: Jochen Stankowski, Köln
ISBN 3-88396-142-6

Inhalt

ZWEITES KAPITEL.

Maurice Blanchot
Der Wahnsinn par excellence

Der Wahnsinn Hölderlins überrascht das medizinische Wissen nicht. Man kann ihn benennen. Die vorherrschenden Charakterzüge, verschlossen, wenig gesellig, empfindsam, die Stimmungsschwankungen, die ihn seit seiner Jugend fürchten lassen, empfindungslos zu werden („Ich friere und starre, steinern bin ich"), der Ausbruch des Leidens, das sich zunächst durch eine gewisse Ermüdung des Empfindungsvermögens und durch eine leichte Störung des Verhaltens manifestiert, dann das Anwachsen der Störungen zur Krise, in der das Leben in der Welt unmöglich wird, ohne daß allerdings seine Geisteskraft gebrochen wäre (Hölderlin überträgt Sophokles in Verse, die von Schiller und Goethe belächelt, von der Nachwelt hingegen bewundert werden; er schreibt seine großen Hymnen), schließlich, wenn der Wahnsinn ihn endgültig aus der Bahn wirft, sein zumeist unschuldiges und zuträgliches, der Welt aber befremdlich einfaches Leben, die leichte Geschraubtheit seiner Manieren, die abweisende Haltung gegenüber fremden Menschen, das Strömen seiner zusammenhanglosen Reden und sogar das, was uns als wunderliches Überbleibsel überrascht: die Tatsache, daß sein für gewöhnlich umnachtetes Gedächtnis in bestimmten Augenblicken intakt zu sein scheint oder daß er tiefer Einsichten und wahrer Worte fähig bleibt, vor allem aber sein unablässiges Dichten, diese glückliche Hand, die nicht aufhört zu schreiben, und die manchmal die anrührendsten Gedichte schreibt, und dies bis zum Ende, während der 40 Jahre eines eingemauerten und unselbständigen Lebens, all diese Wunderlichkeiten gehören zum normalen Erscheinungsbild der Schizophrenie.[1]

Was sagt dies aber: die normale Seite einer Anomalie? In den Anstalten ist Hölderlin nicht alleine. Andere ähneln ihm. Wie er

1 Anderweitig wird sie Dementia praecox mit schizophrenem Syndrom genannt. Hier ist nicht der Platz, um auf die Diskussionen über die Namen und das, was sie darstellen, einzugehen.

haben sie sich von der Welt entfernt. Sie leben in einer extremen Ferne, in sich gekehrt, wie es heißt, aber dieses „in sich“ ist wiederum niemand. Sie sind unfaßbar abwesend, und trotzdem beobachten sie, hören sie zu, können sie verstehen. Mit Stumpfsinn geschlagen, zerfahren, sind sie die unzugänglichsten Menschen, und doch erwachen sie manchmal und sind dann bei klarem Verstand. Wie Hölderlin sind sie manieriert, förmlich und schroff zurückweisend. Falls sie sprechen, ist ihre Sprache ein heilloses Durcheinander, oder sie schreiben, sie zeichnen. Oftmals stellen sie, wenn sie schon schwer krank sind, glänzende oder sogar übermäßige intellektuelle Qualitäten unter Beweis. Der kalte Verstand in ihnen ist alles, ja, ist zuviel: als manchmal bemerkenswerte Mathematiker oder, wie die Mediziner sagen, als „Metaphysiker“, neigen sie zum Irrwitz (selbst darin gehorcht Hölderlin, der für die Welt schon verrückt ist, der immer mehr arbeitet und über sich selbst hinauswächst, der „Regel“).

Diese Skizze zeigt, wie eine gängige Analyse ausfiele, wenn man entschlossen wäre, sich das Hölderlin eigene Schicksal aus einer allgemeinen Sichtweise anzueignen. Eine solche Analyse würde sich anschließend einer Untersuchung der Werke zuwenden. Schließlich müßte man auf die Probleme der Geisteskrankheit und ihrer Beziehung zur schöpferischen Tätigkeit kommen. Dieses Problem regt die Einbildungskraft an, aber das „Wissen“ hat niemals das Stadium der allgemeinsten Behauptungen überschreiten können. Seitdem der Romantizismus Lombrosos überholt ist, neigt man dazu, die großen Künstler trotz ihrer Verirrungen für groß zu halten. Van Gogh war verrückt, aber es genügt nicht verrückt zu sein, um ein van Gogh zu werden. Man behauptet auch – das ist zumindest die Perspektive, der man in Frankreich am häufigsten begegnet[1] – daß die Krankheit nichts

1 Diese Sichtweise wird zum Beispiel von J. Delay, von H. Ey (unter dem Einfluß von Jackson) repräsentiert. Diejenige von Pierre Janet steht dem sehr nahe. Die Psychoanalyse hat allerdings andere Ansichten. Jacques Lacan sieht in seinem Buch über die Paranoia in der Psychose keineswegs eine Ausfallerscheinung.

erschafft, daß sie immer nur untergeordnete Instanzen befreit, die in der normalen Ausübung des bewußten Lebens zwar enthalten, in ihm aber aufgehoben, „integriert" sind. Je nachdem, ob die Auflösung auf einem mehr oder weniger hohen Niveau einsetzt, beeinträchtigen die Störungen die Persönlichkeit in mehr oder weniger vollständiger Weise. Was aber auch ihre Bedeutung ist, sie sind nur Ausdruck eines Übergangs vom Übergeordneten zum Untergeordneten, vom vollständigen zum weniger vollständigen Leben, von der Freiheit zur Anarchie, also zur Knechtschaft. Das hat schon Bergson formuliert: „Im Bereich des Geistes erschaffen Krankheit und Entartung nichts Neues. Die auftretenden positiven Merkmale, die dem anormalen Phänomen einen Anschein von Neuigkeit geben, sind nur Ausfälle der normalen Erscheinungen." Das Normale ist das aufgehobene Anormale, und das Anormale ist – im günstigsten Fall – ein scheinbarer Reichtum, der eine reale Verarmung bedeutet (aus dieser Perspektive wäre es sogar richtiger, nur zu sagen: ein Reichtum, der von einer Verarmung, von einem Mangel herrührt).

Solche Behauptungen sind vielleicht wichtig, doch sobald man sich einem besonderen Fall zuwendet, überrascht ihre Unergiebigkeit. Man muß sich auch fragen, ob in all den allgemeinen Schlußfolgerungen, mit denen von der Krankheit behauptet wird, daß sie das Werk beeinflusse, daß sie seine Entwicklung begünstige oder störe, nicht eine kindische Auffassung vom Wissen zum Ausdruck kommt: der Wunsch, ein für allemal hinter das Rätsel zu kommen und es zu beherrschen, während man sich so weit wie möglich fern von ihm hält. Sollte man sich dem Rätsel nicht vielmehr annähern, den Punkt suchen, von dem aus man es sehen kann, ohne es zum Verschwinden zu bringen, und es in seiner rätselhaften Reinheit begreifen, so wie es ist, nicht umgeben von einem vagen Geheimnis, sondern in all der Klarheit, die es dem entgegenbringt und offenbart, der dem Rätsel mit dem Wunsch ins Antlitz schaut, es, ohne es zu stören, zu befragen und sich von ihm befragen zu lassen?

Dies ist die Sichtweise, die Karl Jaspers sich in seiner Studie über Strindberg, van Gogh und Hölderlin zu eigen gemacht hat.

Die Arbeit von Jaspers ist schon etwas älter. 1922 ist sie zunächst in einer Schriftenreihe zur angewandten Psychiatrie erschienen. Bei ihrer Wiederveröffentlichung hat Jaspers ein Vorwort eingefügt, in dem er seine Intention präzisiert und das auch dem Leser die Bedeutung bestätigt, die Jaspers ihr, mit Recht, zuerkennt. Für denjenigen, der sich darauf verstehen möchte, über van Gogh, über Hölderlin und über den Krankheitshorizont, der ihre Werke umgibt, in unverfälschten Begriffen zu sprechen, ist dieses Buch wertvoll. Die Tatsache, daß ein maßgeblicher Psychiater zu einem der wichtigsten Philosophen geworden ist, reicht nicht aus, um dieses Interesse zu rechtfertigen. Entscheidend ist vielmehr, daß derjenige, der weiß, der Mann des Fachwissens, der die Kranken untersucht, der sie befragt und sich bei ihnen in einem direkten – unersetzlichen – Kontakt kundig gemacht hat, sich nie dem Unbegreiflichen gefügt hat, aber auch nicht versucht hat, es zu reduzieren, indem er es versteht. Jaspers hat versucht, es als irreduzibel zu verstehen. Die kausale Erklärung duldet prinzipiell keine Grenzen; was die Wissenschaft durch Ursachen erklärt, ist aber noch nicht verstanden. Das Verstehen sucht das, was sich ihm entzieht, es geht entschieden und bewußt auf den Moment zu, in dem Verstehen nicht mehr möglich ist, in dem die Tatsache, in ihrer absolut konkreten und partikularen Realität, dunkel und undurchdringlich wird. Diese äußerste Grenze ist aber nicht nur der Schlußpunkt des Verstehens, der Moment, an dem es sich verschließt, sie ist auch der Moment, an dem es sich öffnet und sich über einem dunklen Grund, den es selbst ans „Licht" gebracht hat, erhellt. Der Blick, der etwas Ursprüngliches hat erfassen können – was sich nicht zufällig ergibt, sondern großer Geduld und großer Anstrengung bedarf, des Selbstverzichts und dennoch der persönlichsten Entscheidung –, gibt nicht vor, klar in den Ursprung gesehen zu haben, er hat nur erfaßt, in welcher Perspektive das Ereignis angegangen werden muß, damit bewahrt wird, was an ihm authentisch und extrem ist.

Die Begegnung mit van Gogh ist für Jaspers offenbar eine erschütternde Erfahrung gewesen. Sie fand wahrscheinlich 1912 statt, während der Ausstellung in Köln, die er in seinem Buch erwähnt. Van Gogh, sagt er, habe ihn fasziniert. Ihm gegenüber habe er klarer, wenn auch weniger leibhaftig erlebt, was ihm angesichts bestimmter schizophrener Patienten widerfahren ist: Es ist, als ob eine letzte Quelle der Existenz vorübergehend sichtbar würde, als ob verborgene Gründe unseres Daseins sich unmittelbar und vollständig auswirkten. Diese Erschütterung ist für uns nicht lange erträglich, wir müssen uns ihr entziehen. In den großen Werken van Goghs finden wir sie zum Teil ausgedrückt und gelöst, können es aber auch dort nicht lange ertragen. Es ist ungeheuer aufregend, außerhalb allen Maßes, aber es ist nicht unsere Welt. Es geht ein Infragestellen von dort aus, ein Appell an die eigene Existenz, der wohltätig wirkt, denn er drängt uns dazu, uns selbst gegenüber dem, was unzugänglich bleibt, zu verändern.

Diese lebendige und tiefe Erfahrung erklärt, warum eine solche Studie – die erste, in welcher versucht wurde, Krankheit und Werk van Goghs mit Hilfe weniger Dokumente und einer eher eindringlichen als ausgedehnten Kenntnis des Werks zu erhellen – uns ein derart lebhaftes Gefühl von der Wahrheit des Künstlers und seines Schicksals vermittelt. Von da an sind wir es, die verstehen und sich am Außergewöhnlichen messen müssen. Für denjenigen, der in den Bildern van Goghs nicht zunächst das sieht, was sie an Unvergleichlichem enthalten, werden diese Formulierungen immer mißverständlich und alle noch so vorsichtigen und umsichtigen Annäherungen vergeblich bleiben.

Jaspers widmet Hölderlin nur wenige, allerdings gehaltvolle Seiten, die dieselbe Suche ausdrücken, aber vielleicht ist Hölderlin ihm weniger nahegegangen, vielleicht war die Erfahrung weniger persönlich. Mit Jaspers' Hilfe möchten wir untersuchen, warum die Verrücktheit Hölderlins so absolut geheimnisvoll ist, um zumindest zu sehen, aus welcher Richtung uns dieses Mysterium erscheinen muß.

Wenn man behauptet, der Fall Hölderlin sei einzigartig, wird die Aufmerksamkeit nur auf äußere Umstände gelenkt. Auch Nietzsche wird verrückt, aber seine Verrücktheit war der Tod, der ihn ins Schweigen entrückte oder zurückdrängte. Bei Hölderlin dauerte der dichterische Anspruch über den Tod hinaus fort, er bestätigte sich und gelangte an seinen äußersten Punkt. (Man denke an jenen Heiligen, den Heiligen Bonaventura, der – Chateaubriand hat uns daran erinnert – von Gott die Gunst erhielt, aus seinem Grabe aufzuerstehen, um seine Memoiren zu beenden. Merkwürdige Gunst! Der Schriftsteller soll überleben, um sein Leben zu erzählen, und dann soll er gewiß auch dieses Überleben überleben, um es wieder zu erzählen, und so endlos weiter.) Hölderlin erfährt nicht nur eine leichte Verirrung, aber auch nicht eine jener schweren, allerdings partiellen Formen der Entfremdung, die das normale Auftreten nicht beeinträchtigen oder die gängigen Ausdrucksmöglichkeiten intakt lassen. Von 1801 bis 1805 (so die Psychiater), ab 1802 (so die übrige Welt) ist er dem Prozeß ausgeliefert, der aus ihm den *am Geist ganz zerrütteten Menschen* macht, von dem Schelling am 11. Juli 1803 Hegel berichtet, und der ihn nach 1805 anscheinend jenen hospitalisierten Verrückten ähnlich werden läßt, von denen man sagt, daß sie vom Endzustand betroffen sind. Tatsächlich sind sie bis ans Ende vorgedrungen, fortwährend erleben sie ihr Ende. Trotzdem: wenn seine Person sich der Welt auch entfremdet hat, so schreibt er doch, seit 1801 und sogar zwischen 1802 und 1805, souveräne Werke, die seine dichterische Meisterschaft und Treue unverrückbar zum Ausdruck bringen. Und nach 1805 hört die Dichtung nicht auf, aus ihm zu sprechen, verleiht ihm jedoch eine andere Stimme, in der sich nicht das Fremde und Dunkle vernehmen lassen, sondern die einfachsten Gefühle, in ihrer strengsten Form, wobei der Reim wieder ins Spiel kommt – und dies während der 40 Jahre, die sein Tod andauerte. Schwab, der den siebzigjährigen Hölderlin besucht hat, schreibt über ihn: „Im allgemeinen war es wunderbar, welchen Zauber die poetische Form auf Hölderlin ausübte. Ich sah nie einen sinnlosen Vers von ihm, man fand oft dunkle oder matte Stellen, allein die Idee war nirgends ganz zu verkennen, und solche Verse schrieb er, nachdem man Tage und Wochen kein vernünftiges Wort von ihm gehört hatte."

Das ist allerdings nur die äußere Form eines solchen Ereignisses. Für das medizinische Wissen verbleibt dieses Ereignis innerhalb der „Regel", ist zumindest nicht überraschend, entspricht dem, was man von jenen Kranken weiß, denen der Alptraum die Feder in die Hand drückt. Wenn man indessen zu Bedenken gibt, daß die Gedichte aus der Verrücktheit – jene, die „am Ende" geschrieben wurden –, keineswegs inkohärenter oder außergewöhnlicher, sondern nur einfacher sind und sich in Übereinstimmung mit sehr spontanen Gefühlen befinden, die durch überaus klare, wenngleich unendlich anrührende Worte ausgedrückt werden, dann kann der Psychiater nur antworten: der Endzustand der Krankheit war bei Hölderlin so, wie er auch bei anderen Schizophrenen ist, mit dem Unterschied allerdings, daß dieses Ende nicht dasjenige eines beliebigen Kranken war, sondern das eines Kranken, dessen Name Hölderlin war. Warum aber war dieser Hölderlin, der sich übrigens in diesem Namen nicht mehr wiedererkannte, ihn nicht mehr akzeptierte, alles in allem den anderen Verrückten ähnlich und sich selbst fremd geworden, warum hatte er sich selbst von der poetischen Form entfremdet, die die seinige gewesen war, außer in dem Punkt, daß die Dichtung in ihm weiterhin eine klare Stimme und ein wahres Einvernehmen fand?

Jaspers glaubt, daß der Prozeß um 1801 beginnt und sich von 1802 bis 1805 verstärkt, ohne allerdings zu einem endgültigen Bruch zu führen. Es stellt sich die Frage, ob die während dieser Phase geschriebenen Gedichte andersartig sind. Zeigen sie in ihrer Form, ihrer inneren Bewegung, ihrem Sinn eine Veränderung gegenüber den Werken, die vorher, in größtem Abstand zur Verrücktheit geschrieben worden waren? Jaspers ist dieser Auffassung. Die Veränderung, die zu einer immer größeren Befreiung des Rhythmus außerhalb der traditionellen und geregelten Formen strebt, ist oder könnte die Antwort auf eine Veränderung im Gefühl seiner dichterischen Berufung sein. Sicherlich ist Hölderlin sich immer der Ernsthaftigkeit seiner Berufung bewußt gewesen, aber lange Zeit ist er sich nicht weniger der

Hindernisse bewußt, auf die er in sich und um sich herum stößt: Er erkennt sein eigenes Ungenügen, er verspürt die Last einer wenig glücklichen Zeit, und in der Ungewißheit kämpft er mit einer Gesellschaft, die ihn mit lächerlichen Aufgaben abspeisen will. Er entfernt sich sogar von der Philosophie, die er traurig das Hospital nennt, in das sich der verunglückte Poet immer noch mit Ehren flüchten kann. Später, in der Phase, die durch die Schizophrenie umgrenzt ist, verlieren sich seine Ungewißheiten. Das Bewußtsein, das zweifelt und leidet, wird zu einer festen und souveränen Kraft. In seinen Werken sorgt er sich weniger um die historische Zeit; den Einzelgänger bekümmert nicht mehr seine Einsamkeit, denn er verbleibt jetzt in der Welt, die er schafft, einer Welt, die dem Mythos näher ist und in der sich eine unmittelbare Erfahrung des Heiligen ausdrückt und vollzieht. Die mythische Vision, die dann von den Gedichten ausgeht, ist trotzdem nicht die Entdeckung einer Spätphase. Hölderlin hat früh die Ahnung gehabt, daß die Natur, die griechische Wahrheit und das Göttliche, daß diese drei Welten eine einzige Welt waren, in der der Mensch sich wiederfinden, sich wiedererkennen sollte. Während der Phase der Schizophrenie ist diese Vision aber, so meint Jaspers, gegenwärtiger, unmittelbarer, erfüllter und zugleich in eine allgemeinere, unpersönliche, objektivere Sphäre übergegangen. Es scheint, daß Hölderlin also vom Göttlichen spricht, entsprechend der Erfahrung, die sich ihm aufgedrängt hat, und aus der Zerrüttung heraus, die ihm dabei zuteil geworden ist.

Die Bemerkungen, die Jaspers in bezug auf diese Erfahrung macht, scheinen uns die wichtigsten zu sein. Während dieser Phase spielen die Werke Hölderlins oft auf die Vehemenz der göttlichen Einwirkung, auf die Gefahr der poetischen Aufgabe, auf das stürmische, exzessive Verlangen an, denen der Dichter sich stellen muß, aufrecht stehend und bloßen Hauptes, damit der im Gesang befriedete Tag sich allen mitteile und zum ruhigen Lichte der Gemeinschaft werde. Solche Äußerungen Hölderlins folgen keiner allegorischen Redeweise, sondern müssen vernommen werden als die Wahrheit, als der wieder begriffene und auf die poetische Schöpfung bezogene Sinn einer unmittelbaren Erfahrung.

Es scheint, daß hier zwei Aspekte zu unterscheiden sind. Man kann von einer exzessiven Erfahrung sprechen, von einer leuchtenden Erfüllung, von einer allzu unvermittelten Bekräftigung des Heiligen. Mit der ihm eigenen Zurückhaltung und der beispielhaften Diskretion, die ihn nie im Stich gelassen hat, macht Hölderlin darauf in seinen Briefen eine verschleierte Andeutung, zweimal: im Dezember 1801, an Boehlendorff (anscheinend ist er noch nicht krank): „Sonst konnt ich jauchzen über eine neue Wahrheit, eine bessere Ansicht des, das über uns und um uns ist, jetzt fürcht ich, daß es mir nicht geh am Ende, wie dem alten Tantalus, dem mehr von Göttern ward, als er verdauen konnte". Wieder an Boehlendorff, vermutlich im November 1802, nach seiner Rückkehr aus Frankreich: „wie man Helden nachspricht, kann ich wohl sagen, daß mich Apollon geschlagen".

Apoll hat ihn geschlagen: Das meint die Macht des Elements, den Kontakt mit dem Unmittelbaren, den einzigen Moment in den Beziehungen des Göttlichen und des Dichters, den Moment, den Goethe nicht gekannt hat. Der andere Aspekt ist: Hölderlin ist geschlagen worden, aber er bleibt aufrecht stehen. Er kennt eine maßlose Erfahrung, die ihn nicht unversehrt lassen kann, und trotzdem kämpft er, fünf Jahre lang, mit einem souveränen Willen, nicht um sich zu erhalten und seinen alleinigen Verstand zu retten, sondern um das zur poetischen Form (im höchsten und strengsten Sinn des Ausdrucks) zu erheben, was er begriffen hat und was diesseits jeder Form, vor jedem Ausdruck liegt. Heidegger nennt es „die Erschütterung des Chaos, das keinen Anhalt bietet, die Schrecknis des Unmittelbaren, das jeden Zudrang vereitelt".

Jaspers erwähnt die außergewöhnliche Spannung, die viele Schizophrene am Beginn des Prozesses verspüren: diese Kranken werden beherrscht von bestürzenden Erfahrungen, die die Persönlichkeit zu zerreißen drohen, oder von stark beängstigenden Erscheinungen des Abbrechens, die sie unaufhörlich im unmittelbaren Bevorstehen des Zusammenbruches leben lassen.

Diese Kranken geben sich nicht auf, sie kämpfen energisch, und die Spannung, um die Kontinuität, den Sinn und die Haltung zu bewahren, ist oftmals sehr groß. Solche Kranke sagen: „Ich fühle, daß ich wahnsinnig werde, wenn ich nur einen Augenblick nachgebe." Aber kann man ein solches Los mit dem Schicksal Hölderlins vergleichen, selbst wenn es mit einer analogen Erfahrung verbunden ist? Der Verstand, den Hölderlin rettet, ist nicht der seinige, vielmehr ist es in gewisser Weise der unsrige, die dichterische Wahrheit. Diese Anstrengung, die in einem Kampf vollbracht wird, welcher für uns (die wir die Schwierigkeiten, die den Kranken eigen sind, nicht kennen) kaum nachvollziehbar ist, den wir nur als unendlich härter beurteilen können, als so hart wie möglich, eine solche Anstrengung zielt nicht darauf, die vernünftige Ruhe fortbestehen zu lassen. Sie zielt vielmehr darauf, dem Äußersten Form zu geben, eine Form, die die Festigkeit, die Ordnung und die Souveränität der höchsten dichterischen Kraft hat.

Stehen wir hier vor dem Mysterium Hölderlins? Zweifelsohne ist es anwesend, aber vielleicht sehen wir es nur in seinem faszinierenden Aspekt. Diesen Aspekt können wir, unter Bezugnahme auf die Überlegungen Jaspers', vielleicht folgendermaßen ausdrücken: Zur selben Zeit, da die Krankheit einsetzt, erscheint im Werk eine Veränderung, die dem anfänglichen Ziel nicht fremd ist, die aber dennoch etwas Einzigartiges und Außergewöhnliches hervorbringt, das eine ungeahnte Tiefe und Bedeutung offenbart. Dies ist eingetreten, weil Hölderlin fähig gewesen ist, die Erfahrungen der Krankheit bis zum höchsten Sinn – dem der Dichtung nämlich – emporzuheben, sie vollständig an die Gesamtheit seiner geistigen Existenz zurückzubinden und sie durch und für die dichterische Wahrheit zu meistern. Aber es ist auch eingetreten, weil diese Erfahrungen durch die Erschütterungen der Krankheit authentisch und tief gewesen sind. Solche Erfahrungen werden allein durch die Schizophrenie möglich. Jaspers faßt seine Beobachtungen über die Schizophrenie, zumindest über gewisse Formen von Schizophrenie, wie folgt zusammmen: Es scheint, als ob sich in bestimmten Kranken eine metaphysische Tiefe offenbare. Alles verläuft so, als ob sich im Leben dieser Wesen vorübergehend etwas offenbare, das Schaudern, Grauen und Seligkeit erregt. Die Lebensführung wird leidenschaftlicher, unbedingter, hemmungsloser und natürlicher, aber zugleich unberechenbarer, dämonisch. Es ist, als ob ein Meteor in dieser Welt enger menschlicher Horizonte erscheine, und ehe sich die Umgebung der Fremdheit dieser Erscheinung bewußt geworden ist, ist die dämonische Existenz durch Psychose oder Selbstmord schon beendet.

Die dämonische Existenz, diese Tendenz, auf ewig über sich hinauszugehen, sich immer wieder im Angesicht des Absoluten zu behaupten, in Seligkeit und Grauen, muß unabhängig von der Psychose betrachtet werden. Es ist nun so, als ob es diesem Dämonischen, das im gesunden Menschen durch die Sorge um ein Ziel gedämpft, zurückgedrängt wurde, mit Beginn jener Krankheiten gelingen würde, zutage zu treten, einen Durchbruch zuwege zu bringen. Nicht weil das Dämonische, der Geist, krank wäre; er steht außerhalb des Gegensatzes Gesundheit/Krankheit. Der Krankheitsprozeß gibt diesem Durchbrechen vielmehr einen Anlaß, wenn auch nur für kurze Zeit. Man kann sagen, daß die Seele, die von Grund auf durchwühlt wird, in dieser Umwälzung die Tiefe zeigt, und dann mit Vollendung der Zerrüttung zerfällt, chaotisch, steinern wird.

Man muß hinzufügen: Es kommt nicht nur darauf an, daß der Boden zerwühlt wird, sondern auch darauf, daß er gehaltvoll ist und die Zerrüttung lohnt. Eine solche Bewegung läßt sich nur verstehen, wenn man sich denjenigen zuwendet, die sie hervortreten lassen können: den tiefen künstlerischen Begabungen. Es gibt da eine geistige Existenz, derer sich die Schizophrenie bemächtigt, und was dann entsteht, hat seine Wurzel im Geist. Die Erfahrungen und die Gestalten, die Formen und die Sprache scheinen an die Wahrheit dieses Geistes gebunden zu sein und lassen sich streng genommen nur in bezug auf diesen denken. Trotzdem wären sie ohne die Schizophrenie nicht möglich gewesen, hätten sich nicht in dieser Weise manifestieren können.

Man ahnt jetzt, warum die Gedichte Hölderlins in der Literatur einzigartig sind: Es gibt für sie nichts Vergleichbares. Goethe hingegen, als höchster Typus des Humanen, kann mit anderen verglichen werden. Jaspers sagt sehr deutlich: Ein Goethe kann alles, mit Ausnahme von Hölderlins späten Gedichten, van Goghs Bildern. In diesen Werken geht der Schöpfer zugrunde. Er geht nicht zugrunde wegen der Arbeit, des kreativen Exzesses. Sondern die Erfahrungen und die subjektiven Bewegungen, die in Beziehung zur Umwälzung des Seelischen stehen, diese Erfahrungen, denen der Künstler Ausdruck verschafft und die er zur Wahrheit einer objektiven Form erhebt, sind zugleich ein Prozeß, der in den Zusammenbruch führt. Es muß also noch einmal gesagt werden: Die Schizophrenie ist als solche nicht schöpferisch. Nur bei den schöpferischen Persönlichkeiten ist die Schizophrenie die (wenn man für einen Augenblick die kausale Sichtweise übernimmt) Bedingung dafür, daß sich die Tiefen öffnen. Ein Dichter, der ohne Krankheit souverän war, wurde schizophren. Diese Kombination gibt es kein zweites Mal. Um sie wieder antreffen zu können, muß man sich den anderen Künsten zuwenden, und der einzige ist dann van Gogh.

Können wir allerdings dabei stehen bleiben? Es ist möglich, daß wir nicht weiter vordringen können, vielleicht haben wir den entscheidenden Punkt sogar schon überschritten. Im Augenblick verdoppelt sich das Mysterium Hölderlins durch das Mysterium der Schizophrenie, und der mysteriöse Grund dieser Krankheit hat sich soeben hinter die mysteriöse Gestalt des Dichters geschoben, läßt sie als die Ausstrahlung und Gestalt des überaus Tiefen und Unsichtbaren erscheinen. Vielleicht ist dem auch so. An dieser Sichtweise ist nichts, was den Eigensinn der schöpferischen Kraft zu schmälern scheint. Im übrigen ist es die Wahrheit, die wir suchen, nicht die Achtung oder die Verklärung. Aber wird das Mysterium dabei nicht genauso übertrieben, wie schon die genaue Gestalt des Ereignisses getrieben, entstellt worden ist? Jede Feststellung ist hier schwierig; doch:

Jaspers denkt, daß von 1801 an, dem Moment, an dem er

den Beginn des Prozesses verortet, das Werk Hölderlins durch eine tiefe Veränderung gekennzeichnet ist: Diese Veränderung erscheint im inneren und äußeren Stil, sie erscheint auch in der neuen schrofferen und unmittelbareren Manier, durch die der Dichter, der von da an der Welt gegenüber gleichgültig ist, sich der mythischen Realität des von ihm geschaffenen Universums versichert und es bestätigt. Wie bei van Gogh sieht Jaspers eine Koinzidenz zwischen dem Verlauf des Prozesses und den Veränderungen, die den schöpferischen Stil in tiefgreifender Weise verändern.

Vielleicht verhält es sich so bei van Gogh; bei Hölderlin ist es jedoch zunächst das Gegenteil, das in die Augen springt. Wir können uns dabei nur an allgemeine Beobachtungen halten, aber das Wesentliche bleibt, was Hellingrath, den Jaspers im übrigen zitiert, gesagt hat: Es gibt keine Wende im Werke Hölderlins, sondern eine kontinuierliche Entwicklung, eine höchste Treue zu seinen Zielen, denen er sich durch eine geduldige Vertiefung und eine immer größere Meisterschaft Stück für Stück annähert, und die der Wahrheit dessen, was er sucht und sieht, immer angemessener wird. Man kann eine Veränderung in der Dichtung Hölderlins ausmachen, einen entscheidenden Moment, der ihn mit sich selbst in Konflikt bringt und der ihn definitiv von der Form der Frühzeit und selbst vom *Hyperion* entfernt: Das ist der Moment, an dem sich Hölderlin zum Meister der Hymne macht, zum Meister dessen, was man den mythischen Gesang nennt und dessen erster Ausdruck die Tragödie *Empedokles* gewesen ist. Aber dieser Moment liegt vor 1800 und mehrere der Hymnen, in denen er der Dichtung in ihrer reinsten Intensität Form gibt, stammen aus dieser Phase, die bis 1801 andauert. Die Hymne *Wie wenn am Feiertage...* ist aus dem Jahr 1800; die Elegie *Brot und Wein* gehört in dieselbe Zeit. Die Hymnen, die kurz darauf geschrieben wurden, zeigen keine Veränderung gegenüber diesen Vorbildern. Die ganz späten Werke können, aufgrund ihrer übergroßen Spannung, der schroffen Dichte der Sprache, so scheinen, als ob sie auf ein neues Moment antworten. Aber dieses Moment ist nicht ganz neu; es zeigt nur an, daß die dichterische Sprache nicht an dem schon erreichten Punkt innehält, sondern ihre Bewegung fortsetzt, dieser Bewegung treu ist, die sie darüber hinausträgt, ganz nahe an ihren äußersten Punkt, an dem realisiert wird, was Hölderlin, zu einem viel früheren Zeitpunkt und sogar seit seiner Jugend, in seinen theoretischen Konzeptionen als die wesentliche poetische Form betrachtete.[1]

Es ist sehr schwierig, die Veränderungen zu erkennen, die Jaspers glaubt, im neuen Bewußtsein, das Hölderlin von sich selbst habe, und in der „mythischen Weltanschauung“, die seine Gedichte uns nahe bringen, ausmachen zu können. Zwischen dem Jüngling und demjenigen, der um 1800 die Reife seiner 30 Jahre erreicht, kann man allenfalls Unterschiede in der Einstellung wiedererkennen, und es wäre befremdlich, sie nicht anzutreffen: Sie hängen zusammen mit Jugendlichkeit und Reife, mit den Unterschieden der Zeiten und der Prüfungen, vor allem mit der politischen Geschichte, die dem jungen Hölderlin zunächst die Perspektive auf eine echte Revolution eröffnet und ihm in seinem dreißigsten Jahr dann die tiefe Enttäuschung einer politischen Welt beibringt, die sich der Zukunft verschlossen hat. Der wesentliche Unterschied besteht allein in dieser Tatsache: Am Anfang weiß Hölderlin sich zur Dichtung berufen, er fühlt sich mit ihr verbunden, aber er hat sich noch nicht in der Fülle des Gedichts, der Hymne, erprobt. Am Anfang existiert er noch nicht; später gewinnt seine Existenz die Gewißheit, aber auch die unendlich gefährliche Wirklichkeit des dichtenden Daseins.[2] Später wird er schließlich wieder aufhören zu existieren und, übergegangen in die Transparenz, nicht mehr Hölderlin sein,

1 In seiner Studienabschlußarbeit, die ihm das Recht auf den Titel eines *Magisters* gegeben hat, definiert er unter Bezug auf Pindar die höchste Form der Kunst folgendermaßen: *die gedrängte Kürze, der kurze gedrungene Styl.*

2 An seinen Freund Neuffer, der nicht nur Dichter ist, schreibt er (Juli 1797): „Dein Selbstgefühl ruht auch noch auf andrer glücklicher Tätigkeit; und so bist Du nicht vernichtet, wenn Du nicht Dichter bist.“

sondern das bloße Mysterium seines Namens.

Was hier in die Augen springt, ist also nicht die Veränderung, es ist die Treue, die Kontinuität seines Schicksals, die Bewegung, die ihm zu einem immer klareren Bewußtsein verhilft, das zwar nicht sicherer ist, das aber stärker der ihm zukommenden Gefahr versichert ist sowie der Wahrheit dessen, was ihn der Gefahr aussetzt. Das Problem, das für ihn im Mittelpunkt seines Lebens steht und das das Innerste seines alltäglichen, aber auch seines dichterischen Lebens ausmacht, deren entgegengesetzte Erfordernisse er fest entschlossen bewahren muß, drückt er seit der frühesten Zeit in einer Form aus, die zwar gänzlich abstrakt, die ihm aber auf vertraute Weise nahe ist: Wie kann das Bestimmte eine wahrhaftige Beziehung zum Unbestimmten unterhalten? Einerseits die allergrößte Feindseligkeit gegenüber dem Ungeformten, das sicherste Gefühl *des Bildungstriebs* – andererseits *die Flucht bestimmter Verhältnisse*, der Verzicht auf sich selbst, die Anrufung des Unpersönlichen, die Forderung des Ganzen, der Ursprung. Diese doppelte Bewegung überträgt sich auf der alltäglichen Ebene in die Weigerung, eine ruhige Pastorenlaufbahn zu akzeptieren, eine Weigerung, an der er entschlossen festhält, nicht ohne sie indessen als einen Fehler zu bereuen, denn auch er gehört einer Welt der Grenzen an.[1] Diese Forderung wird auf der Ebene der poetischen Konzeption folgendermaßen bekräftigt: *„die höchste Form im höchsten Leben“*, oder *„dem Geistigen sein Leben, dem Lebendigen seine Gestalt“*. In der Sphäre der reinen dichterischen Wahrheit schließlich wird dies das Schicksal des Dichters sein, der sich zum Vermittler des Heiligen macht, der in unmittelbarer Beziehung zu ihm steht und der es in der Stille des Gedichts umfaßt, um es zu befrieden und den Menschen mitzuteilen. Die Mitteilung erfordert, daß der Dichter, obwohl er geschlagen wurde, aufrecht ste-

1 Die Gefahr der Leidenschaft, äußert er seinem Bruder gegenüber (März 1798), ist, daß sie „durch die Ungewißheit kömmt, in der wir uns befinden, wenn ein unbestimmter Gegenstand uns keine bestimmte Richtung nehmen läßt“.

hen bleibt. Es ist eine Vermittlung, bei der die zerrissene Existenz nicht nur eine Konsequenz, sondern die dem Dichter eigene Spaltung ist, seine Auslöschung inmitten der Rede, die, da die Existenz verschwunden ist, fortbesteht, sich alleine behauptet. Nun fällt es gewiß nicht schwer, vom Gegensatz der beiden Bewegungen, die in einem einzigen Augenblick des Schicksals zusammengedrängt sind, eine Übersetzung zu geben, die auch die psychiatrische Sprache berücksichtigt, zumindest diejenige, die Jaspers uns bereitgestellt hat. Das wird also die von Jaspers angesprochene extreme Spannung sein: die Spannung zwischen der umstürzenden Erfahrung und dem souveränen Willen, der bestrebt ist, sie zu formen und sie im Schaffen freizusetzen.

Ja, das fällt nicht schwer, es ist sogar notwendig (denn das Mysterium haftet an dieser doppelten, simultanen Lesart eines Ereignisses, das sich dennoch weder in der einen noch in der anderen der beiden Fassungen festmachen läßt). Das Singuläre ist aber: daß dieser Gegensatz und diese Spannung, wenn sie auch einen Augenblick lang mit dem Prozeß zusammenfallen, nichts Wesentliches mit ihm gemeinsam haben, da sie nicht mit dem Zeitpunkt seines Auftauchens korrespondieren, sondern dem Leben insgesamt angehören. Sie bilden dessen stetigste und bewußteste Anforderung, dessen fortwährend vertiefte, aufrechterhaltende und zu ihrem Schlußpunkt geführte Intention, dergestalt daß die Schizophrenie nur die auf einen bestimmten Augenblick und auf eine bestimmte Ebene erfolgende Projektion davon zu sein scheint, der Punkt der Laufbahn, an dem die zur reinen poetischen Affirmation gewordene Wahrheit der Existenz insgesamt die normalen Bedingungen der Möglichkeit preisgibt und fortfährt, vom Grund des Unmöglichen her als reine Rede widerzuhallen, die dem Unbestimmten am nächsten und die dennoch das Höchste ist, eine unbegründete, auf den Abgrund gegründete Rede – was sich auch in dieser Tatsache ankündigt: daß die Welt zerstört ist.

Vielleicht ist es nicht abwegig zu sagen: bei Hölderlin erlangt die Dichtung da Tiefe, wo die Krankheit ihn gerade erfaßt hat, ohne daß dabei die Krankheit, selbst als Erfahrung der Tiefe, notwendig wäre, um diese Entwicklung zu erklären: die dichterische Kraft ist am Extrempunkt auf die Krankheit getroffen, hat ihrer aber nicht bedurft, um dorthin zu gelangen. Man kann es auch anders ausdrücken: Hölderlin ist die Anforderung, die den Dichter dergestalt zum Zusammenbruch verurteilt hat, daß der Zusammenbruch auch den Sinn der Dichtung angenommen hat. Wir halten diese Formulierungen dennoch für ungenügend, für zu allgemein, auch sie gehen am Wesentlichen vorbei.

Man kann sich nicht damit begnügen, im Schicksal Hölderlins das einer (bewundernswerten oder erhabenen) Individualität zu sehen, die, weil sie zu sehr nach etwas Großem trachtete, bis zu dem Punkte gehen mußte, an dem sie zerbrach. Hölderlins Los gehört nur ihm selbst, er selbst aber gehört dem, was er ausdrückte und entdeckte, nicht als etwas ihm allein gegebenes, sondern als die Wahrheit und die Bejahung der poetischen Essenz. Er strebt nicht danach, sich selbst zu vollenden (über sich hinauszugehen), in einer ihn zur Katastrophe verurteilenden prometheischen Spannung. Es ist nicht sein Schicksal, über das er entscheidet, sondern es ist das dichterische Schicksal, es ist der Sinn der Wahrheit, den er sich als zu bewältigende Aufgabe setzt, den er still, weise und mit allen Kräften der Beherrschung und Entschiedenheit bewältigt. Diese Bewegung ist nicht die seinige, sie ist die Erfüllung des Wahren, das, an einem bestimmten Punkt und ihm selbst zum Trotz, von seinem persönlichen Verstand fordert, daß er zur reinen unpersönlichen Transparenz werde, von der es kein Zurück mehr gibt.

Diese Bewegung können wir uns nicht einmal in ihren wesentlichen Momenten vergegenwärtigen. Allein die Gedichte haben die Macht, uns an sie und an ihr wahres Einvernehmen heranzuführen. Was gleichwohl gesagt werden muß: In der Elegie *Brot und Wein* spricht Hölderlin von der Nacht, der Verirrung, die sie mit sich bringt, dem Licht, das weiterhin über sie wacht.

> Ja, es ziemet sich ihr Kränze zu weihn und Gesang,
> Weil den Irrenden sie geheiliget ist und den Toten,

Selber aber besteht, ewig, in freiestem Geist.

Die Nacht ist heilig, weil sie an eine heilige Gegend der Welt rührt, die Verirrung und den Tod, und weil sie in einem noch tieferen Sinn mit der reinen Freiheit des Geistes einig ist. Jenseits der Nacht, diesseits des Tages ist diese Freiheit auch in uns die ursprüngliche Macht, die keine Kraft aufhalten und zurückdrängen darf: Tag, Nacht, was heißt das schon:

Göttliches Feuer auch treibet, bei Tag und bei Nacht,
Aufzubrechen. So komm! Daß wir das Offene schauen...

Das Offene, das, was die Wahrheit zur Öffnung bringt, das ursprüngliche Aufquellen, in dem alles, was erscheint, verloren, aber auch, im Riß seines Auftauchens, gegründet ist. Dorthin sollen wir gehen:

Daß ein Eigenes wir suchen, so weit es auch ist.
Fest bleibt Eins; es sei um Mittag oder es gehe
Bis in die Mitternacht, immer bestehet ein Maß,
Allen gemein...

Griechenland ist die mythische Gegend dieses gemeinsamen Maßes. Damals mußte niemand das Leben allein ertragen, der ursprünglich gemeinsam erfahrene, ausgetauschte, aufgegriffene Schrei wurde zum jubelnden Beifallsruf, zur Macht der Rede. Ein solcher Augenblick ist nicht mehr der unsrige. Wir kommen zu spät. Die Götter leben droben, in anderer Welt. Denn nicht immer vermag der Mensch die Fülle zu ertragen. Unser Leben besteht nicht länger darin, das göttliche Leben zu leben, sondern es zu träumen. So scheint der Sinn der Nacht auf, die Wahrheit des Irrens, eine Macht, durch die wir uns, in einer leeren Zeit, wieder mit dem Göttlichen austauschen können.

Nur zu Zeiten erträgt göttliche Fülle der Mensch.
Traum von ihnen ist drauf das Leben. Aber das Irrsal
Hilft, wie Schlummer, und stark machet die Not und die Nacht...

Diese wenigen Zeichen sollen nur anzeigen, in welcher Gegend sich das Irren zunächst, in einer seiner Hinsichten, befindet. Der Irrtum, die Verirrung und das unglückliche Umherirren sind an eine historische Zeit gebunden, eine Zeit der Dürftigkeit, in der die Götter zweifach abwesend sind, weil sie nicht mehr da sind und weil sie noch nicht da sind. Diese leere Zeit ist die des Irrtums, in der wir nur irren können, weil die Gewißheit der Gegenwart, ein wirkliches „Hier" uns fehlt.

> ...aber so vieles geschieht,
> Keines wirket, denn wir sind herzlos, Schatten...

Das Fehlen von Lebendigkeit, von tiefer Wahrheit, macht uns zu Schatten und hindert uns daran, die Ereignisse zu gewärtigen, die (wie die Rückkehr der Götter) trotzdem geschehen. Und dennoch: der Irrtum, *das Irrsal hilft*: das Irren ist ein Augenblick der Wahrheit, es ist die Erwartung, die die Wahrheit ahnt, die Tiefe des Schlafes, der auch ein Wachen ist, das Vergessen, die Vertrautheit des heiligen Gedächtnisses. Somit ist die Verirrung das Schweigen, durch welche das, was nicht mehr da ist, das Göttliche, das Wahre, dennoch da ist, und zwar in Form der Erwartung, der Ahnung, und so entgeht es der Verkleidung durch das Falsche (Das Unendliche des Irrens bewahrt uns vor dem, was falsch ist, dem Uneigentlichen).

> ...herrschet in heilger Nacht,
> Wo die stumme Natur werdende Tage sinnt,
> Herrscht im schiefesten Orkus
> Nicht ein Grades, ein Recht noch auch?
> Dies erfuhr ich.[1]

Daher hat der Dichter folgendem zuzustimmen: An einem bestimmten Moment muß er blind werden. Er steigt in die Nacht hinab, die Nacht, die einen gräßlichen Stumpfsinn hervorruft, sein Herz aber bleibt wach, und diese Wachheit des Herzens,

1 Lebenslauf (Zweite Fassung).

die dem Erscheinen des Lichtes voraufgeht und die es möglich macht, ist die beherzte Ahnung des Tagesanbruchs (*Chiron*).

Der Dichter ist der innige Vertraute der Dürftigkeit. Zutiefst erlebt er diese leere Zeit der Abwesenheit. Der Irrtum wird in ihm zum tiefen Irrsal, in dem er die ganze Kraft, den Geist an seinem freiesten Punkt als ursprüngliche Macht wieder ergreift, für die er Zeuge ist und von der er, indem er ihre Möglichkeit begründet, Zeugnis ablegt. Die Nacht in ihm wird die innige Vertraute der Nacht, die dem Schlaf, der ruhigen Schläfrigkeit enträt. Die Unfruchtbarkeit des leeren Augenblicks wird die Fülle der Erwartung, die Wirklichkeit der Zukunft, die wahrsagende und gewärtigende Ahnung.

> Jetzt aber tagts! Ich harrt und sah es kommen,
> Und was ich sah, das Heilige sei mein Wort.[1]

Die Erwartung hat die Zeit reifen lassen. Die Erwartung, weil sie im Dichter ist, ist nicht die eines in die Partikularität verstrickten Lebens, sondern eine der ganzen Natur, der Natur als Ganzer, des Ganzen selbst. Diese Erwartung wird zur Vision und ebenso holt die wahre Rede das herbei, was sie anruft, und was sie ruft ist der Tag, nicht *der besonnene Tag*, sondern der anbrechende, der Tag, der sein eigener Anfang ist, der Ursprung, an dem das Heilige sich mitteilt und gründet in der beharrlichen Rede.

Der Dichter ist jetzt der Bezug zum Unmittelbaren, zum Unbestimmten: dem Offenen, aus dem die Möglichkeit entspringt, das aber das Unmögliche, Menschen wie Göttern Untersagte ist, das Heilige. Der Dichter hat gewiß nicht die Macht, das Nicht-Mitteilbare mitzuteilen, aber in ihm – durch den Bezug, den er zu den Göttern, zu dem, was es an Göttlichem in der Zeit gibt, zur Tiefe des reinen Werdens unterhält – wird das Nicht-Mitteilbare zu dem, was Mitteilung erst möglich macht. Das Unmögliche wird reines Vermögen: das Unmittelbare, Freiheit eines reinen Gesetzes. Der Dichter ist derjenige, in dem die Transparenz zutage

1 Wie wenn am Feiertage...

tritt, und seine Rede bewahrt das Unbegrenzte, bewahrt das, was das unendlich ausgedehnte Vermögen des Geistes versammelt und enthält, unter der Bedingung, daß die eigentliche Rede die vermittelnde ist, weil in ihr der Vermittler verschwindet, seiner Besonderheit ein Ende macht und in das Element zurückkehrt, aus dem er stammt: dem Aorgischen.

Soweit man es sagen kann, ist der Dichter der Ort einer Dialektik der Verirrung, die die Bewegung des Wahren erst erneut hervorbringt und möglich macht, die Bewegung, die den Irrtum zur Wahrheit erblühen läßt. Wenn Hölderlin in der Elegie *Brot und Wein* von den Dichtern spricht, die in dürftiger Zeit wie des Weingotts heilige Priester von Land zu Land zogen, dann ist diese Bewegung, dieser fortwährende Übergang das Unglück des Irrens, die Unruhe der rastlosen Zeit. Zugleich ist es die fruchtbare Wanderung, die vermittelnde Bewegung, durch die aus den Flüssen eine Sprache wird und aus der Sprache, dem Aufenthalt par excellence, ein Vermögen, durch das der Tag bleiben, zu unserer Bleibe werden kann.

Hölderlin erlebt die Dürftigkeit in zweifacher Weise. Seine Zeit ist die leere Zeit, und das, was er erleben muß, ist die doppelte Abwesenheit der Götter, die nicht mehr *und* noch nicht sind. Hölderlin ist dieses *und*, das die doppelte Abwesenheit anzeigt, die Trennung in ihrem tragischsten Moment, aber dadurch ist er auch das *und*, das vereint und verbindet, das reine Wort, in dem die Leere der Vergangenheit und die Leere der Zukunft echte Gegenwart werden, das „Jetzt" des Tages, der anbricht, der Einbruch des Heiligen. Mit diesem Augenblick wandelt sich die Dürftigkeit zum Überschwang, und das Unglück besteht nicht mehr in der Armut der Einsamkeit, sondern in der Tatsache, daß der Dichter selbst der überfließende Reichtum ist, der Reichtum des Ganzen, das er alleine ertragen muß, da er der leeren und dürftigen Gegenwart angehört. Seine Einsamkeit ist das Einvernehmen mit der Zukunft, die prophetische Absonderung, die die Zeit ankündigt, die sie hervorbringt.

Denn es wäre
Mir fast zu plötzlich
Das Glück gekommen,
Das Einsame...

Und deswegen sind diese Tage „voll Glücks“ auch „voll Leidens“.

In den letzten Hymnen, jenen zumindest, die wir als die spätesten betrachten können, spielt Hölderlin immer stärker auf dieses Leiden an, das er zu ertragen hat, dieses „lastende Unglück“, das das Licht ist, die Bürde des Tages, der anbricht, und seine Gewißheit des Aufschwungs, die dichterische Sorge, die es ihm zur Pflicht macht, sich im Tag zu verlieren, um ihn zu gewärtigen, drückt sich immer auf einem Grunde außerordentlichen Schmerzes aus.

Warum dieses Schicksal? Warum muß er sich verlieren? Man muß es noch einmal sagen: Es ist nicht das Übermaß, das die Götter in dem Menschen bestrafen, der sich zum Vermittler macht, es ist nicht die Bestrafung eines Fehlers, die seinen Ruin sanktioniert, sondern der Dichter muß ruiniert werden, damit in ihm und durch ihn das Übermaß des Göttlichen zum Maß wird, zum gemeinsamen Maß, und diese Zerstörung, diese Auslöschung inmitten der Sprache ist es, die sie zum Sprechen bringt, die sie zum Zeichen par excellence werden läßt: *Das Sprachlose wird bei ihm Sprache, das Allgemeine, das Unbewußtere gewinnt die Form des Bewußtseins und der Besonderheit, aber das Sprechende wird bei ihm und für ihn unaussprechlich oder unauszusprechend* (Empedokles).

Hölderlin weiß: Er muß selbst ein stummes Zeichen werden, das Schweigen, das die Wahrheit der Sprache erfordert, um zu bezeugen, daß der, der spricht, nicht eigentlich spricht, die Wahrheit des Schweigens bleibt. Inmitten der Verrücktheit ist dies das „letzte Wort“, das er uns noch zu verstehen gibt:

Ein Zeichen sind wir, deutungslos,
Schmerzlos sind wir und haben fast
Die Sprache in der Fremde verloren.

Diesem letzten Wort kann man nur dieses andere, aus einer etwas früheren Hymne, gegenüberstellen:

> Am Kapitol und jählings herab von den Alpen
> Kommt eine Fremdlingin sie
> Zu uns, die Erweckerin,
> Die menschenbildende Stimme.

Während der Zeit seiner Verrücktheit erinnern sich einige Schriftsteller daran, daß Hölderlin noch existiert und besuchen ihn.[1] Bettina sagt, ihr komme dieser Wahnsinn „so mild und so groß" vor. Gegenüber Sinclair, dem treuesten Freund Hölderlins, äußert sie: „Gewiß ist mir doch bei diesem Hölderlin, als müsse eine göttliche Gewalt wie mit Fluten ihn überströmt haben, und zwar die Sprache, in übergewaltigem raschen Sturz seine Sinne überflutend und diese darin ertränkend; und als die Strömungen verlaufen sich hatten, da waren die Sinne geschwächt und die Gewalt des Geistes überwältigt und ertötet. – Und St. Clair sagt: ja, so ists und er sagt noch: aber ihm zuhören sei gerade als wenn man es dem Tosen des Windes vergleiche, denn er brause immer in Hymnen dahin, die abbrechen, wie wenn der Wind sich dreht – und dann ergreife ihn wie ein tieferes Wissen, und dann verschwinde ihm wieder alles im Dunkel". Diese Zeugnisse sind wichtig und schön, aber vielleicht muß man ihnen die einfachste Rede vorziehen, jene des Schreinermeisters Zimmer, bei dem Hölderlin die letzte Zeit lebte (von Kühne aufgezeichnetes Gespräch mit Zimmer, 1836): „O, er ischt eigentlich gar nit mehr toll, was man so toll nennt. Er schläft gut, nur im heiße Sommer nit, da läuft er Nachts Trepp' auf Trepp' ab herum. Aber er thut niemand nix. Er bedient sich selbst, er kleid't sich an und legt

1 Fast alle Dokumente über Hölderlins Leben in der Verrücktheit sind im Buch von E. Trummler, *Der kranke Hölderlin*, enthalten. Mehrere dieser Dokumente sind wieder aufgenommen worden in dem schönen Band, in dem Pierre Jean Jouve und Pierre Klossowski einige der *Poèmes de la folie* übertragen haben.

sich nieder, alles von selbsten. Er kann auch denke, rede, musicire, und all die Dinge nach wie vor. Was ihn *amens* gemacht hat ischt die viele Gelehrsamkeit gewese. Mit all seine Gedanken ischt er bei Ein'm Punkt stehe gebliebe, und um den dreht er sich noch immer. Mit der Sonne steht er auf, er hat bei sich kei' Ruh', und wandelt da um im Garteraum, schlägt an die Mauer, pflückt Gras und Blumen ab, macht Sträußer und zerknüllt sie wieder. Den ganzen Tag schwätzt er mit sich ganz laut, fragend und antwortend in Einem Ton. Aber die Antworten sind selten bejahend. 's ischt ein starker Geischt der Verneinung in ihm. Wenn er dann müd ischt vom Wandeln, geht er 'nauf und declamirt zum Fenschter 'naus in die blaue Luft. Er kann sei vieles Wisse gar nit richtig los werde. Oder er sitzt am Spinett (Die Prinzessin von Homburg hatte ihm ein Klavier zum Geschenk gemacht, an dem er bestimmte Saiten durchgeschnitten hatte) und musicirt vier Stunde lang, in Einem Ton als wollt' er den letzten Fetzen herunterspiele. Und immer dasselbe simple Lied, immer dieselbe Leier, daß ei'm im ganzen Hause Höre und Sehe vergeht. Mer muß scho stark hobele, sonst wird ei'm wüscht im Kopf. Oft aber spielt er auch recht schön, nur stört eine das Klappern mit dene langgewachsene Nägele. Jeden Fremden mit hohen Titeln zu beehren (Hölderlin ließ sich Höflichkeitstitel geben und gab sie anderen) ischt ein probates Mittel, sich jeden vom Leibe zu halten. Mer bleibt danebe doch'n freier Mann, der sich nix am Zeuge flicken läßt."

Hölderlin starb am 7. Juni 1843. Lotte Zimmer erzählt seinen Tod folgendermaßen: Er habe an einem „Chartharr" gelitten. Abends spielte er noch Klavier und kam zum Abendessen mit seinen Gastgebern. Dann ging er zu Bett, stand aber alsbald wieder auf und kam zu der jungen Frau, um ihr zu sagen, daß er vor Bangigkeit nicht im Bett bleiben könne. Er nahm noch eine Arznei, die ihm der Arzt gegeben hatte, es wurde ihm aber immer banger. „Nun verschied Er aber so sanft ohne noch einen besondern Todeskampf zu bekommen."

(1953)

Anmerkung für eine Wiederveröffentlichung

Diese Seiten, die wie ohne Erinnerung von demjenigen wieder gelesen werden, der trotzdem nicht ganz vergessen kann, sie geschrieben zu haben, der sie sogar nach rund zwanzig Jahren wiedererkennt, halten für ihn merkwürdigerweise noch der Lektüre stand, die dem Wunsch widersteht, sie zu verändern. Warum? Gewiß weder weil sie wahr wären noch weil sie unwahr wären (selbst wenn sie es sind) und noch weniger weil sie einen abgeschlossenen Diskurs bildeten, über den man keine Wahrheits- oder Werturteile mehr fällen dürfte. Warum also? Die Frage lasse ich auf sich beruhen. Ich stelle dafür eine andere. Sie stützt sich auf dieses Wort: Verrücktheit. Im allgemeinen fragen wir uns unter Hinzuziehung erfahrener Praktiker, ob auf diesen oder jenen unter uns das Urteil zutrifft, das ein solches Wort beinhaltet. Letztlich halten wir das Wort in einer fragenden Stellung: Hölderlin war verrückt, war er es wirklich? Wir zögern, das näher auszuführen, nicht nur aufgrund wissenschaftlicher Zweifel, sondern auch damit es durch die Präszisierung innerhalb eines gesicherten Wissens nicht ganz unbeweglich wird: Selbst die Schizophrenie, die an die äußerste Verrücktheit erinnert, an den Abstand, der uns von vornherein von uns entfernt und uns von jedem Identitätsvermögen trennt, sagt noch zuviel darüber, scheint jedenfalls zuviel darüber zu sagen. Verrücktheit wäre somit ein Wort in fortwährendem Mißverhältnis zu sich selbst, ein durch und durch fragliches Wort, das seine eigene Möglichkeit in Frage stellt und dadurch die Möglichkeit der Sprache, die es mit sich führt, also auch die Befragung selbst, insofern diese dem Spiel der Sprache angehört. Sagt man: Hölderlin ist verrückt, heißt das: Ist er verrückt? Aber im weiteren heißt das, die Verrücktheit gegenüber jeder Behauptung soweit fremd zu machen, daß sie keine Sprache mehr finden kann, in der sie sich behaupten könnte, ohne diese unter die Drohung der Verrücktheit zu stellen: der als solcher schon verrückt gewordenen Sprache. Die verrückte Sprache wäre bei jedem Wort nicht nur die Möglichkeit, die es, auf die Gefahr hin, es nichtssagend werden zu las-

sen, zum Sprechen bringt (eine Gefahr, ohne die es nichts sagen würde), sondern auch die Grenze, die jede Sprache bewahrt und die, da sie weder im vorhinein jemals festgelegt noch theoretisch zu bestimmen ist, noch weniger beschrieben werden könnte mit: „Es gibt eine Grenze", sondern die außerhalb von jedem „Es gibt" ist, sich nur ausgehend von ihrer Überschreitung einschreiben kann – der Überschreitung des Unüberschreitbaren – und von da an untersagt ist. Daher rührt (wahrscheinlich) das Erstaunen und die Furcht, die uns ergreifen, wenn wir, nach Hölderlin und nach Nietzsche, erfahren, daß die Griechen in Dionysos den „verrückten Gott" erkannten: ein Ausdruck, den wir uns anverwandeln, indem wir ihn interpretieren: als der Gott, der verrückt macht, oder als die Verrücktheit, die göttlich macht. Aber der „verrückte Gott"? Wie aufnehmen, was uns mit der Gewalt einer solchen Regellosigkeit überkommt? Ein Gott, nicht fern und verantwortlich für eine allgemeinere Unvernunft, sondern gegenwärtig, die Gegenwart selbst, in ihrer enthüllenden Plötzlichkeit: die Gegenwärtigkeit des verrückten Gottes?

Der aus Griechenland stammende „verrückte Gott" gibt uns ein Zeichen, selbst wenn wir nicht umhin können, es zur Metapher abzumildern, und sei es eine furchtbare begriffliche Metapher, wie diese hier zum Beispiel: die Gegenwart ist Gegenwart nur als Verrücktheit, was zu dem Gedanken führt, daß die Gegenwart, das jede Anwesenheit überschreitende Übermaß, das verschlossene Mal der Öffnung, die Grenze sein könnte, die niemals gewärtigt wird – nicht mehr als der Tod sich vergegenwärtigt. Sicherlich sagen uns die Worte „verrückt" und „Gott" etwas anderes als den Griechen: Aber in diesem Unterschied ist trotzdem eine gleiche fremdartige Ausnahme angezeigt, denn damals konnte es keinen anderen Gott geben, dem das Attribut „rasend" (mainomenos) *als eine Art Wesensbestimmung hätte zukommen können, ohne daß er sogleich der Gott der Verrücktheit gewesen wäre. Das ist das Kennzeichen des Rätsels, das er uns aufgibt: ein Rätsel, das wir wiederum vergeblich übersetzen, wenn wir vom Gott der Ekstase, des Schreckens und der Wildheit sprechen. Ein verrückter Gott, wie Hölderlin und Nietzsche ihn stets gekannt haben, selbst bis dahin, ihn nicht mehr wiederzuerkennen, erweckt noch für die Menschen von heute einen Gedanken, der sich nicht beherrschen läßt, sei es daß man ihn als Ahnung vernimmt, daß selbst die göttliche Fügung von einer Verwirrung bedroht ist, die ihr „äußerlich" ist, ihr aber zugleich angehört; sei es daß dieser Gedanke, durch Dionysos als unvereinbare Allianz, die Gegenwart des Gottes heraufsteigen läßt, der nur Gegenwart ist und radikale Äußerlichkeit, die jede Gegenwärtigkeit ausschließt, einschließlich diejenige Gottes. Der* verrückte Gott: *die Gegenwart des Außen, das die Gegenwart schon immer aufgehoben, untersagt hat. Das ist das Rätsel der Ewigen Wiederkehr, das Hölderlin wohl nicht weniger als Nietzsche auf sich genommen hat.*

M. B.
(1970)

Vorwort

Philosophie hat kein eigenes Gegenstandsgebiet, wohl aber werden gegenständliche Forschungen philosophisch, wenn sie bewußt an die Grenzen und Ursprünge unseres Daseins drängen. Die vorliegende Arbeit, die zuerst 1922 in einer Sammlung von Schriften zur angewandten Psychiatrie erschien, ist entstanden aus der Frage nach den Grenzen der Verstehbarkeit menschlichen Lebens und Schaffens. Alles Faktische, auch das faktische geistige Dasein, hat als solches ein Moment der Unverstehbarkeit. Im gegenwärtigen Falle, in dem es sich um die Rolle von Geisteskrankheiten handelt, kann dieses Faktische empirisch vergleichend bestimmter gefaßt, aber durchaus nicht etwa durchschaut werden.

Was wesentlich ist, geht erst bei konkreter Betrachtung des Einzelnen, bei Gliederung der Fragestellung und bei kontrastierenden Vergleichen auf. Nur so kann erreicht werden, um was es sich mir handelte: nicht vermeintliche beherrschende Einsichten, durch die man etwa „dahinterkomme", sondern Einsichten als Mittel zur Gewinnung der Standpunkte, auf denen echte Rätsel gesehen und bewußt werden.

Basel, März 1949

Karl Jaspers

Einleitung

Über Strindbergs Bedeutung als Dichter soll in dieser Arbeit kein Urteil gewonnen werden. Seine artistischen Fähigkeiten als Dramatiker, die ästhetische Struktur und der ästhetische Wert seiner Werke werden überhaupt nicht in den Kreis der Betrachtung gezogen. Strindberg war geisteskrank. Diese Geisteskrankheit soll zu klarer Anschauung gebracht werden. Sie ist ein entscheidender Faktor seiner Existenz; sie ist auch ein Faktor in der Entwicklung seiner Weltanschaung und ist von Einfluß auf den Inhalt seiner Werke. Indem wir diese Einflüsse verfolgen, gewinnen wir die Kenntnis einzelner Zusammenhänge in der Entstehung dieser Weltanschauung und dieser Werke. Das wird zu analysieren sein, ohne daß wir damit ein Gesamturteil über Strindbergs Bedeutung erstreben. Wie dieses Urteil im Laufe der Zeit auch ausfallen wird, ob Strindberg als Modeerscheinung erkannt und bald vergessen wird, oder ob er als großer Dichter weiterlebt, oder ob er als kennenswertes Symptom einer Zeit ohne selbständige zeitlose Bedeutung genommen wird, in jedem Falle wird Strindberg für die Psychopathologie ein höchst lehrreicher Kranker bleiben, der in den Details und den besonderen Verwicklungen seiner Krankheit von sich ein ungewöhnlich anschauliches Bild gegeben hat; und, was noch wichtiger ist, der in fast gleichmäßiger Anschaulichkeit sein ganzes Leben verfolgen läßt, so daß wir eine Biographie vor uns haben, wie sie nur in sehr seltenen Fällen von Geisteskranken zu gewinnen ist. Eine solche Biographie aufzufassen, ist nicht nur eine Anwendung der Psychopathologie, sondern es werden die Krankengeschichten solcher ungewöhnlichen Köpfe für die Psychopathologie selbst belangreich werden.

Alle kasuistische psychopathologische Einsicht beruht auf Vergleichen. Um Strindbergs Schizophrenie in Beziehung zu seinem Werk zu sehen, ist es gut, ganz andere Formen der Schizophrenie zu vergleichen, die ihrerseits durch die Gegenüberstellung Strindbergs deutlicher werden. Darum sind in einem zweiten Kapitel außer dem Strindberg verwandten Swedenborg die ganz anderen Fälle Hölderlins und van Goghs charakterisiert worden.

Der Begriff der Schizophrenie ist mehrdeutig. Er bezeichnet (neben vielen anderen Namen) einmal formell alle diejenigen Geisteskrankheiten, die als Prozeß zu einer bestimmten Zeit beginnen, den Erkrankten nicht wieder zu seinem früheren Zustand zurückkehren lassen, und die nicht als Äußerung bekannter Hirnerkrankungen aufgefaßt werden können. Unter diesem Begriff des Prozesses können und müssen sonst so heterogene Fälle wie die in diesem Buche besprochenen zusammengefaßt werden. Dann aber bezeichnet Schizophrenie materiell, psychologisch einen Begriff von einer psychischen Veränderung äußerst mannigfaltigen Wesens, der nicht scharf gefaßt werden kann, so zahlreich und bestimmt auch einzelne Züge dieses Bildes zutage liegen. Es besteht zwischen jenem Begriff eines Prozesses und dieser psychologischen Schizophrenie eine weitgehende, aber keine völlige Koinzidenz. Psychologisch betrachtet sind nun die hier zu besprechenden Fälle von zum Teil entgegengesetztem Typus. Gerade dieser Unterschied soll recht anschaulich werden. Besonderes Interesse habe ich auf Strindberg einerseits, van Gogh andererseits verwandt, als Parallelfall für Strindberg ist Swedenborg kurz herangezogen, als Parallelfall für van Gogh Hölderlin.

Pathographien mit voller Einsicht zu lesen vermag nur, wer eine lebendige Anschauung der Typen der in Betracht kommenden Geisteskrankheiten mitbringt. Für ihn kann das Detail, das ihm fortwährend Parallelen in Erinnerung ruft, sprechend werden, während dem Kenntnislosen vielfach eine bloße Sammlung von Wunderlichkeiten entgegentritt. Er befindet sich im Zustand eines Lernenden, dem man die anschauliche Wirklichkeit selbst nicht zeigt. In einem Buche ist das nur sehr teilweise möglich. Man könnte die Pathographie fortwährend unterbrechen durch einen didaktischen Kurs der Psychiatrie, durch Schilderung klinischer Fälle usw. Aber abgesehen davon, daß die Darstellung unverhältnismäßig anschwellen würde, wäre eine solche Arbeit unfruchtbar, eine Last für den Autor, durch die das Ziel sich doch nicht erreichen läßt. Wer wirklich sachverständig mitsprechen will, muß Psychopathologie studieren. Trotzdem bleibt vieles, was dem Geisteswissenschaftler als solchem verstehbar ist. Aber er ist in der Gefahr fortwährender Mißverständnisse, äußerlichen, unanschaulichen, bloß schematischen Vorbeidenkens. Er wird gut tun, die bloßen Tatsachen auf sich wirken zu lassen, soweit er sie zu sehen vermag.

ERSTES KAPITEL
Strindberg

Quellen

Strindbergs Werke sind mit wenigen Ausnahmen in der deutschen Gesamtausgabe, übersetzt von Emil Schering, im Verlag von G. Müller, München, erschienen. Diese Ausgabe diente gegenwärtiger Arbeit als Grundlage, aus ihr stammen alle Strindberg-Zitate. Durch die verdienstliche Arbeit des Übersetzers ist mein Versuch erst möglich gewesen. Das habe ich ihr zu danken, auch wenn die vielfachen Angriffe gegen die Qualität der Übersetzung berechtigt sein sollten.

Aus Strindbergs Werken sind wiederum vor allem wichtig die *autobiographischen Schriften*, welche in der Übersetzung fünf Bände ausmachen. Es sind in zeitlicher Reihenfolge: *Sohn einer Magd* und *Entwicklung einer Seele*, welche die Zeit bis 1886 betreffen (geschrieben 1886), *Beichte eines Toren*, die erste Ehe von 1875–1888 betreffend (geschrieben 1888), *Entzweit*, die Zeit von 1892–1894, vor allem die zweite Ehe betreffend (geschrieben 1902), *Inferno*, über die Zeit 1894–1897 (geschrieben Mai bis Juni 1897), *Legenden*, über die Zeit 1897–1898 (geschrieben 1898), *Einsam*, über die Zeit 1899–1900 (geschrieben 1903). In dem *Sohn einer Magd* und der *Entwicklung einer Seele* wird in wundervoller Anschaulichkeit die ursprüngliche Persönlichkeit und die Jugend gezeigt. Die *Beichte eines Toren*, *Inferno* und *Legenden* schildern aus unmittelbarer Gegenwart, daher wahr und drastisch die beiden Hauptstadien des Krankheitsprozesses, welche etwa durch die Jahre 1887 und 1896 bestimmt werden können; *Inferno* ist aus Tagebuchnotizen zusammengestellt, daher am unmittelbarsten und am wenigsten umgeformt. *Entzweit* ist ein nachträglicher Bericht, daher auch künstlicher, unwahrer; *Einsam* ist ein etwas matter Bericht einiger Einzelheiten aus dem Endzustand. Außer den Werken sind Strindbergs *Briefe* heranzuziehen, von denen aber erst ein kleiner Teil sehr verstreut publiziert worden ist. Sie finden sich an den im Literaturverzeichnis genannten Stellen.

Besonders wertvoll sind *Berichte von Zeitgenossen*, die auf persönlichem Umgang mit Strindberg beruhen. Was mir begegnet ist, habe ich unten aufgezählt. Ich zitiere alles einfach mit dem Namen des Autors und eventuell der Seitenzahl.

Die *chronologischen Tabellen*, die zur Bequemlichkeit des Lesers beigegeben sind, beruhen auf zerstreuten Angaben in Strindbergs autobiographischen Schriften, in seinen Briefen, in den Berichten der Zeitgenossen, den Angaben von Schering in der deutschen Gesamtausgabe und einem chronologischen Abriß von Strindberg selbst, der sich in einer Ullsteinausgabe der Erzählung *Neue Waffen* und anderer Erzählungen (1913) findet. Nachprüfungen sind mir nicht möglich. Die Zuverlässigkeit der Daten ist also begrenzt. Die Quellen sind reich und doch, wenn man genau zusieht, unvollständig. Die Grundzüge des Krankheitsbildes und seines Verlaufs sind völlig klar. Im einzelnen aber werden weitere Publikationen von Briefen und zeitgenössischen Berichten noch wesentliche Ergänzungen und vielleicht auch Korrekturen bringen. Jedoch sind Art und Gestalt des Krankheitsprozesses aus dem vorliegenden Material endgültig erkennbar, soweit die Kategorien und Erfahrungen der Psychopathologie heute reichen; der Prozeß ist sogar ungewöhnlich anschaulich sichtbar.

Wer die in meiner Analyse von Strindbergs Krankheit verwendeten Begriffe als solche in systematischem Zusammenhang kennenlernen will, sei auf meine Bücher verwiesen: *Allgemeine Psychopathologie*, 5. Aufl. 1948; *Psychologie der Weltanschauungen*, 3. Aufl. 1925; beide bei Julius Springer, Berlin.

Abkürzungen:

S. e. M. = Sohn einer Magd.
E. e. S. = Entwicklung einer Seele.
Beichte = Beichte eines Toren.

Literaturverzeichnis

Brandes, Georg: August Strindberg. Germanisch-romanische Monatsschrift Jg. 6, S. 321. 1914.

Hansson, Ola: Ein Sünder, der Buße tut. Die Zukunft Jg. 19, S. 466. 30. September 1911.

– Erinnerungen an August Strindberg. Die neue Rundschau, November und Dezember 1912.

Lundegård, Axel: Erinnerungen an Strindberg. Daraus: Abschiedsbrief und Testament Strindbergs, in: Blätter des deutschen Theaters Jg. 7, H. 1. September 1920. (Übersetzt von Heinrich Goebel.)

Nexö: August Strindberg. März S. 281. 25. Mai 1912.

Oesterling: Neue Strindberg-Dokumente. Frankf. Zeit. v. 28. März 1920.

Prager, Mathilde (Erich Holm): Meine Erinnerungen an August Strindberg. Der Zeitgeist (Beibl. z. Berlin. Tagebl.) April 1915, Nr. 14 ff.
Paul, Adolf: Strindberg-Erinnerungen und Briefe. München: Albert Langen 1914.
Schleich, C.L.: Strindberg-Erinnerungen. Voss. Zeit. Januar 1916, Nr. 1 ff. Wieder abgedruckt unter demselben Titel: München: G. Müller 1917.
Servaes: Strindberg-Erinnerungen. Westermanns Monatshefte, Sept.-Heft 1915.
Taub: Strindberg und Schopenhauer. Frankf. Zeit. August 1917. Darin ein Aufsatz Strindbergs vom Jahre 1896 aus der Zeitschrift l'Initiation.

Ein Brief Strindbergs an Björnson 1884. Weserzeit. 30. September 1916, 1. Morgenblatt.
August Strindberg – Georg Brandes, Ein Briefwechsel. Die neue Rundschau November 1916, S. 1491–1509.
Strindbergs „Scheidebrief" an Geijerstam (1900). Frankf. Zeit., 10. April 1917, Morgenblatt.
Brief Strindbergs an Gauguin vom 1. Februar 1895. Abgedruckt in: Künstlerbriefe aus dem 19. Jahrhundert, hrsg. von Else Cassirer. Berlin: Bruno Cassirer 1919.
Strecker, K.: Briefwechsel zwischen Nietzsche und Strindberg. Frankf. Zeit. Februar 1913, Nr. 40 u. 42.
Zwei Briefe Strindbergs über Weininger, in: Otto Weininger: Taschenbuch und Briefe an einen Freund. Leipzig u. Wien: Tal & Co. 1919.
August Strindberg, Ungedruckte Briefe, übersetzt von Emil Schering. Der neue Merkur Jg. 1, Bd. 1, S. 76–97. April bis September 1914.
Strindberg-Briefe, von E. Schering. Voss. Zeit. März 1916, Nr. 149; Bad. Landeszeit., 1. November 1915.

Chronologie des Lebens

*1849.
1855 Schule.
1856 Claraschule.
1861 Jakobschule, Lyzeum.
1862 Tod der Mutter.
1863 Gymnasium.
1864 Konfirmiert.
1866 Erster Geschlechtsverkehr.

1867 Student.
1868 Volksschullehrer.
1869 Schauspieler. Reise nach Kopenhagen.
1870 Upsala.
1873 Zeitschrift für Versicherungswesen. Telegraphist. Zeitungsanstellung.
1874–1876 Bibliothekar.
1875 Bekanntschaft mit seiner späteren Frau (Baronin Wrangel, geb. Siri von Essen).
1877 Kurze Reise nach Paris. Heirat.
1883 Tod des Vaters. Beginn des Auslandsaufenthalts (bis 1888). Paris.
1884 Schweiz (Lausanne), kurz in Italien, Anklage wegen Gotteslästerung. Reise nach Hause zum gerichtlichen Prozeß, Freisprechung. Reise nach Paris.
1885 Reisen in französischen Landschaften (zehn Monate unter französischen Bauern, bis Mai 1886).
1886 Aargau, Vierwaldstätter See.
1887 Kurze Reise nach Wien (nach anderer Angabe 1886), November nach Kopenhagen.
1888 In Dänemark: Kopenhagen, Holte.
1889–1892 In Schweden.
1890 „Blitztournee durch dieses ganze große Land Schweden."
1892 Scheidung der ersten Ehe. Berlin (November 1892 bis April 1893).
1893 Zweite Heirat (mit Frida Uhl). Helgoland, London, Sellin auf Rügen, Mondsee, Berlin (Pankow), Brünn, Ardagger.
1894 Ardagger. Kurze Reise nach Berlin. Im Herbst nach Paris. November verläßt ihn seine Frau in Paris.
1895 Paris. Scheidung der zweiten Ehe.
1896 Paris. 21. Februar bis 19. Juli im Hotel Orfila. Juli nach Dieppe, nach Schweden (Nähe Lunds), August in Berlin, dann an der Donau, Dezember Lund.
1897 Im August in Paris.
1898 In Schweden: Lund.
1899 Stockholm (bis zum Tode).
1901 Dritte Ehe (mit Harriet Bosse).
1904 Scheidung der dritten Ehe.
1912 Gestorben an Karzinom.

Chronologie der Werke

(Die Dramen *kursiv gedruckt.* Die Angaben sind unvollständig und im einzelnen nicht überall zuverlässig)

1870 *Thorwaldsen in Rom.*
1871 *Der Friedlose.*
1872 *Meister Olof.*
1879 Das rote Zimmer. *Das Geheimnis der Gilde.* Alt-Stockholm.
1881 Das schwedische Volk. *Glückspeter* (Märchenspiel).
1882 Satiren über schwedische Gesellschaft. *Frau Margit* (Herrn Bengts Gattin).
1883 Schwedische Schicksale und Abenteuer. Die Insel der Seligen. Gedichte (Wundfieber, Schlafwandler).
1884 Heiraten.
1885 Schweizer Novellen (Utopien in der Wirklichkeit). Fabeln.
1886 Der Sohn einer Magd. Die Entwicklung einer Seele. Unter französischen Bauern.
1887 Die Inselbauern (Die Leute auf Hemsö). Eine Hexe. *Der Vater. Kameraden.*
1888 Das Inselmeer. Blumenmalereien und Tierstücke. Die Beichte eines Toren (veröffentlicht zuerst französisch 1893). *Einakter* (Fräulein Julia, Gläubiger, Paria, Samum, Die Stärkere).
1889 Tschandala.
1890 Am offenen Meer (An offener See).
1892 Schwedische Natur (dazu Teile aus 88, 91, 96. 1901 veröffentlicht). *Einakter* (Das Band. Mit dem Feuer spielen. Vorm Tode. Erste Warnung. Debet und Kredit. Mutterliebe).
1894 Antibarbarus.
1895 Sylva Sylvarum.
1897 Inferno. Legenden I.
1898 Legenden II (Jakob ringt). *Advent. Nach Damaskus* I, II.
1899 *Rausch.* Historische Dramen: *Die Folkungersage. Gustav Wasa. Erich XIV. Gustav Adolf.*
1900 *Mittsommer. Ostern. Totentanz* I, II.

1901 Historische Dramen: *Carl XII. Engelbrecht. Königin Christine. Gustav III. Die Kronbraut. Schwanenweiß. Ein Traumspiel. Nach Damaskus* III.

1902 Entzweit. Inselmeer. Lyrik; Hexameter.

1903 Einsam. *Luther* (Die Nachtigall von Wittenberg). Märchen.

1904 Die gotischen Zimmer. Schwarze Fahnen.

1905 Historische Miniaturen. Ein freies Norwegen.

Ca. 1905 Der bewußte Wille in der Weltgeschichte.

1906 Schwedische Miniaturen (1905?). Drei moderne Erzählungen. Ein Blaubuch.

1907 Ein neues Blaubuch. Kammerspiele: *Gespenstersonate. Wetterleuchten. Brandstätte. Scheiterhaufen.* Historische Dramen: *Der letzte Ritter. Der Reichsverweser. Der Jarl.*

1908 Das Buch der Liebe. *Abu Casems Pantoffeln.*

1909 Das dritte Blaubuch. *Fröhliche Weihnacht! Die große Landstraße.*

1910 Dramaturgie. Reden an die schwedische Nation. Religion gegen Theologie.

1911 Der Volksstaat. Die Ahnen unserer Weltsprache.

1912 Das Extrablaubuch. Der Kurier des Zaren.

1. Pathographie Strindbergs

Strindbergs ursprüngliche Artung

Strindbergs ursprüngliche Artung ist von ihm selbst anschaulich geschildert. So ungewöhnlich diese ist, nirgends ist darin etwas von einer fortschreitenden Geisteskrankheit zu entdecken. Was Strindberg erlebt, ist vom Durchschnittlichen wohl dem Grade der Entwicklung nach verschieden, aber doch in der allgemeinmenschlichen Veranlagung überall im Keim vorhanden. Manche der Erscheinungen, über die gleich zu berichten ist, nennt man wohl hysterisch, doch ist beim Gebrauch dieser Bezeichnung festzuhalten, daß jeder Mensch in gewissem Maße hysterisch ist. Wir haben uns ein Bild dieser Artung zu machen, um den Boden zu sehen, auf welchem die spätere Geisteskrankheit Strindbergs gewachsen ist. Zugleich wird durch den Unterschied der zu allen Lebenszeiten so ungewöhnlichen Erlebnisse Strindbergs das Spezifische der Geisteskrankheit um so deutlicher hervortreten. Soviel wir wissen, ist die „hysterische“ Artung Strindbergs keine Vorausdeutung auf die spätere Erkrankung. Viel häufiger ist eine ähnliche Artung ohne nachfolgende Geisteskrankheiten.[1]

1 Seitdem ich die folgende zusammenstellende Schilderung von Strindbergs ursprünglichem Charakter schrieb, ist von einigen Psychiatern die Frage nach dem Zusammenhang von charakterologischer Artung und Schizophrenie so positiv beantwortet worden, daß die Auffassung des ursprünglichen Wesens Strindbergs schon als Auffassung seiner schizophrenen Artung selbst versucht wird, die ich erst seit dem Beginn der späteren Psychose wahrnehme. In diesem Sinne hat Storch (in einem Heft der *Grenzfragen des Nerven- und Seelenlebens*, Wiesbaden: Bergmann) eine Pathographie Strindbergs geschrieben, die psychologisch „verstehend“ vorgeht und also gerade das Gegenteil von dem erstrebt, was ich mir als Ziel gesetzt habe, nämlich auf dem Wege des Verstehens das Unverstehbare zu fassen. Obgleich ich die Fragestellung nach dem Zusammenhang von Charakter und Psychose für sinnvoll halte, halte ich die gegenwärtig sich breit machenden

Als Knabe war Strindberg „äußerst *empfindsam*". Er „weinte so oft, daß er deshalb einen besonderen Schimpfnamen bekam. Jeder kleine Tadel verletzte ihn; er war in beständiger Unruhe, einen Fehler zu begehen".[1] Wenn er einen Polizisten nur sieht, fühlt er sich schuldig.[2] „Er kam erschrocken zur Welt und lebte in beständigem Schreck vor Leben und Menschen".[3] „Er empfand ein Entsetzen davor, Orte zu sehen, wo er gelitten hatte; so abhängig war er von dem Milieu, in dem er sich bewegte".[4]

Diese Empfindlichkeit läßt bei Strindberg *gesteigerte reaktive Zustände* entstehen. Als Neunjähriger, vor dem Erwachen des körperlichen Geschlechtslebens, liebte er die gleichaltrige Tochter des Rektors. „Er wollte nichts von ihr." Aber er „fühlte, daß er an einem Geheimnis trug. Das quälte ihn so, daß er litt und sein ganzes Leben dunkel wurde. Eines Tages nahm er zu Hause ein Messer und sagte: Ich schneide mir den Hals ab. Die Mutter glaubte, er sei krank".[5] – Als Achtzehnjähriger liebte er eine Kellnerin. Er schickte ihr ein nicht selbst verfertigtes unanständiges Gedicht. Die Kellnerin erkannte die Abschrift und sagte: Pfui, Johann! Er lief fort, „stürmte in den Wald hinein, indem er die gebahnten Wege verließ... Er war vor Scham ganz wild geworden und suchte aus Instinkt den Wald auf, um sich zu verbergen... Es war Abend. In einem Dickicht legte er sich auf einen großen Steinblock... Er war unbarmherzig, und er geißelte sich. Er hatte zuerst mit geliehenen Federn glänzen wollen, also gelogen; hatte zweitens ein unschuldiges Mädchen in ihrer Tugend gekränkt... Jetzt hörte er im Park hallohen und seinen Namen rufen. Die

positiven Antworten nicht nur für Antizipationen von etwas, das man noch nicht weiß, sondern für falsch. Die schon gewonnene Einsicht in das Wesen der eigentlichen psychotischen Prozesse, in den Abgrund zwischen diesen und der gewöhnlichen Lebensentwicklung, geht dabei verloren. Die Grenze von Gesundheit und Krankheit, die gegenüber den sogenannten psychopathischen Erscheinungen eine fließende, gegenüber den Psychosen aber bestimmt ist und als ein Sprung sich darstellt, wird so überhaupt verwischt.

1 S. e. M. S. 12. 2 I. c. S. 32. 3 I. c. S. 46.
4 E. e. S. S. 23. 5 S. e. M. S. 43.

Stimmen des Mädchens und des Lehrers hallten von den Bäumen wider, er aber antwortete nicht... Die Rufe verstummten. Er blieb betäubt liegen und malte wieder und wieder an seinem doppelten Verbrechen. Die Dunkelheit senkte sich. Es prasselte in den Büschen; er fuhr zusammen, geriet in Angstschweiß. Dann ging er weiter und setzte sich auf eine Bank. Dort saß er, bis es taute. Er fror und war feucht, stand auf und ging heim".[1] – Als Einundzwanzigjähriger sah er zum ersten Male ein selbstverfertigtes Drama auf der Bühne. „Johann hatte das Gefühl, als stehe er unter einer Elektrisiermaschine. Jeder Nerv zitterte, seine Beine schlotterten, die Tränen flossen die ganze Zeit über vor lauter Nervosität." „Er sah die Unvollkommenheiten seiner Arbeit, schämte sich, daß ihm die Ohren brannten; ehe der Vorhang fiel, lief er hinaus. Er war ganz vernichtet... Alles war gut, nur das Stück nicht. Er irrte unten am Wasser umher und wollte sich ertränken".[2] – Im gleichen Alter erlebte er den Selbstmord eines ihm gar nicht einmal befreundeten Bekannten. „Jetzt spukte der Tod vor Johann; er wagte nicht mehr, sein Zimmer zu besuchen, sondern schlief bei Kameraden. Eine Nacht lag er bei einem Freunde. Der mußte das Licht brennen lassen und wurde in der Nacht mehrere Male von Johann, der nicht schlafen konnte, geweckt".[3]

Als Vierundzwanzigjähriger hat Strindberg Geld geliehen. Er soll unter Vermeidung von Zwangsvollstreckung zurückzahlen. Erwartete Einnahmen treffen nicht ein. „Da bekommt er einen Anfall von gastrischem Fieber. Die Phantasien drehen sich um ein großes Haus und ein rotes Siegel. In den Feuchtigkeitsflekken der Decke sieht er den Vertreter der Reichsbank... Als er von der Krankheit aufstand, blieb ihm das kalte Fieber als Folge, und die Krankheit begleitete ihn viele Jahre, untergrub seine Kräfte..."[4] In diesem Falle handelt es sich vielleicht um Malaria, deren Fieberinhalte durch die augenblickliche Situation bestimmt wurden.

1 l. c. S. 285 ff. 2 l. c. S. 408 ff. 3 l. c. S. 427.
4 E. e. S. S. 91 ff.

Bald darauf lebte er mit einer Haushälterin („drei Tage als Verheiratete"); diese wurde ihm schnell untreu, er geriet in Eifersucht. „Er ging in den Wald, um sich zu beruhigen, jetzt aber war die Landschaft nicht mehr eine Quelle des Genusses wie früher... Die Natur war für ihn tot... Wie er ging, am Strande entlang, über Weiden und in den Wald hinein, begannen Zeichnung und Farbe zusammenzufließen, als sähe er alles durch Tränen... Das Leiden vergrößerte sein Ich; der Eindruck, daß er gegen eine böse Macht kämpfe, reizte seine Widerstandskraft zu wildem Trotz auf; die Lust, gegen das Schicksal zu kämpfen, erwachte, und aus einem Reisighaufen nahm er gedankenlos einen langen spitzen Ast. Der wurde in seiner Hand ein Spieß und eine Keule. Er brach in den Wald ein, schlug die Zweige nieder, als schlüge er sich mit diesen dunkeln Riesen. Er trat mit seinen Füßen Pilze nieder, als habe er ebenso viele leere Zwergschädel eingeschlagen. Er schrie, als habe er Wölfe und Füchse aufgejagt, und »Auf! auf! auf!« rollte der Ruf durch den Fichtenwald. Schließlich kam er an einen Bergfelsen, der sich ihm beinahe lotrecht wie eine Wand in den Weg stellte. Er schlug mit seinem Spieß dagegen, als wollte er sie fällen, und dann stürmte er hinauf. Büsche knackten unter seiner Hand und raschelten, mit den Wurzeln ausgerissen, den Berg hinunter; Steine stürzten herab; er setzte den Fuß auf junge Wacholder und peitschte sie, bis sie wie zertretenes Gras geknickt dalagen. So drang er hinauf und stand bald auf dem Bergplateau. Da lagen die Inseln und dahinter das Meer in einem ungeheuren großen Rundblick. Er atmete auf, als habe er jetzt erst Luft bekommen. Aber auf dem Berg stand eine zerzauste Kiefer, die höher war als er. Mit dem Spieß in der einen Hand kletterte er hinauf, und auf dem Wipfel, der einen Sattel bildete, setzte er sich wie ein Reiter... Jetzt war nur noch der Himmel über ihm. Aber unter ihm stand der Fichtenwald, Kopf an Kopf, wie eine Armee, die seine Burg stürmte; dort hinten brandete das Meer und kam ihm entgegen, Woge an Woge, wie eine Kavallerie von weißen Offizieren; und dahinter lagen die weißen Felseninseln, wie eine ganze Flotte Panzerschiffe. – Kommt! rief er und schwang seinen Spieß! Kommt in Hunderten! kommt in Tausenden! schrie er. Und dann spornte er sein hohes Roß aus Holz und schüttelte den Spieß. Der Septemberwind wehte vom Meer, und die Sonne ging unter: Der Fichtenwald unter ihm wurde die murmelnde Volksmenge. Und jetzt wollte er zu ihr sprechen! ... Die Dunkelheit kam, und ihm wurde bange. Er stieg aus dem Sattel und ging heim. – War er verrückt? Nein! Er war nur ein Poet, der draußen im Walde statt am Schreibtisch gedichtet hatte. Aber er hoffte, daß er wahnsinnig sei. Sein Bewußtsein, das die Nichtigkeit des Lebens durchschaute, wollte nicht mehr sehen, er wollte lieber in den Illusionen leben, wie der Knabe, der glauben will, daß er gesund wird, und es darum hofft! Durch den Gedanken, daß er verrückt sei, wurden die Gewissensqualen betäubt, und er fühlte sich als Verrückter nicht verantwortlich. Daher gewöhnte er sich daran, zu glauben, die Szene auf dem Berge sei ein Ausbruch gewesen, und schließlich glaubte er es; viele Jahre lang, bis er eine neue Psychologie las, die ihn darüber aufklärte, daß er klug sei. Ein Verrückter hätte nämlich niemals so logisch mit Wald und Wiese verfahren, hätte sie niemals so in Übereinstimmung mit seinen inneren Stimmungen gebracht, daß sie den Stoff zu einem recht gut geformten Gedicht abgeben konnten, das sich auf dem Papier gut ausgenommen hätte, wenn es etwas arrangiert worden wäre. Ein verrückter Mensch hätte wohl Feinde hinter den Bäumen gesehen, aber nicht Feinde der Gesinnung; nur Feinde ganz einfach, Mörder; hätte sie vielleicht auch in Personen umgewandelt, die das verlorene Gedächtnis aber nicht in Zusammenhang mit den geschehenen Ereignissen zu bringen vermocht. Er hätte Neger oder Hottentotten gesehen, mit einem Wort Figuren ohne logischen Zusammenhang mit der Wirklichkeit, und diese Figuren hätten volle körperliche Form angenommen, was die Fichten niemals für ihn taten. Er hatte gedichtet; das war alles".[1]

Strindberg hat in der Tat mit seiner eigenen späteren Auffassung das Richtige getroffen. Er war nicht geisteskrank, und er

1 E. e. S. S. 97-101.

nennt selbst einige kennzeichnende Unterschiede von echter Verrücktheit. Was aber ein sehr Charakteristisches aus diesem ganzen Erleben ist, das ist der Wille, sich selbst als geisteskrank zu erscheinen, dieses „Arrangieren“ nach einem nur halbbewußten Ziel. An anderen Stellen schildert er sein Bedürfnis, sich selbst interessant vorzukommen,[1] oder – was alles untereinander eine gewisse Verwandtschaft hat – seine Neigung zu Selbstquälerei, die von früher Jugend an bestand: Er war als Knabe scheu und verschlossen, „verbarg sich ganz hinten, wenn etwas Gutes verteilt wurde, und weidete sich daran, wenn er übersehen wurde“.[2] „Auch Anfälle von Selbstquälerei verfolgten ihn. So blieb er von einem Mittagessen fort, zu dem er eingeladen war, lag auf seinem Zimmer und hungerte bis zum Abend“.[3]

Doch ein letztes Beispiel der gesteigerten Reaktivität mit den besonderen egozentrischen Zügen sei von dem sechsundzwanzigjährigen Strindberg berichtet. Er liebte eine verheiratete Frau (seine spätere Gattin). Als er notwendigerweise von Stockholm, dem Orte ihres Zusammenseins, abreiste, befiel ihn auf dem Schiffe alsbald ein unruhiger Zustand. „Die ganze trostlose Wirklichkeit kam mir zum Bewußtsein... Mein glühendes Gehirn arbeitete unter Hochdruck: tausend Ideen entstanden in der Minute; die zurückgedrängten Erinnerungen stiegen wieder auf, einander drängend und verfolgend. Unter diesem Wirrsal überfiel mich ein Schmerz, dem Zahnweh ähnlich, den ich weder örtlich feststellen noch bezeichnen konnte. Je weiter der Dampfer ins Meer hinaus kam, um so mehr vermehrte sich die innere Spannung ... ich hatte das Gefühl, daß ich den Boden unter den Füßen verlor; und die Einsamkeit flößte mir eine unbestimmte Furcht vor allem und allem ein.“ – Er fragte sich: „Was zwingt dich eigentlich zum Gehen? Wer hat das Recht, dein Betragen zu tadeln, wenn du zurückkehrst? ... Niemand! Und doch! ... Die Scham, die Lächerlichkeit, die Ehre! Nein, nein, ich muß jede Hoffnung fallenlassen! Übrigens legt das Schiff nicht vor Havre an. Also vorwärts und Mut!“ Zehn Tage sollte die Reise dauern. Er schlief

1 E. e. S. S. 105. 2 S. e. M. S. 13. 3 l. c. S. 306.

wie betäubt. „Als ich erwachte, erinnerte ich mich nicht an einen Traum, aber eine fixe Idee verfolgte mich, als sei sie mir während des Schlafes suggeriert worden: die Baronin wiedersehen oder verrückt werden.“ Von Frost geschüttelt sprang er auf. Die Landschaft, die er sah, war ihm schon unbekannt: zerstreute Inseln und felsige Küsten. Da taucht ein ihm bekannter Badeort auf, ein Lotsenboot kommt näher, die Maschine stoppt. „Mit dem Satze eines Tigers springe ich die Treppe hinauf, die zur Wachtbank führt, trete entschlossen vor den Kapitän des Dampfers und rufe: – Lassen Sie mich sofort ausschiffen – ... oder ich werde verrückt... Fünf Minuten später saß ich im Lotsenboot... Ich besitze die bemerkenswerte Eigenschaft, mich, wenn ich will, blind und taub zu stellen. Ich hatte den Weg zum Hotel eingeschlagen, ohne etwas gesehen oder gehört zu haben, was für meine Eigenliebe kränkend gewesen wäre; weder einen Blick der Lotsen, daß sie mein Geheimnis kannten, noch ein verletzendes Wort des Mannes, der mein Gepäck trug... War ich verrückt oder war ich es nicht? War die Gefahr so drohend, daß eine sofortige Ausschiffung nötig war? ... Wie ein Forscher prüfte ich die ähnlichen Fälle, die sich in meinem Leben zugetragen hatten.“ Er schildert noch einmal einige der schon oben berichteten. „Ich kam zu der Überzeugung, daß ich wenigstens für Augenblicke an krankhafter Geistesstörung leide. Was war zu tun?“ Nachricht geben? Lügen? „Ich wollte mir einen Schlupfwinkel im Walde suchen, um mich dort zu verstecken und zu verenden wie ein wildes Tier, das den Tod kommen fühlt... Ich stürzte in den Hochwald hinein, dessen Rauschen einen um so tieferen Ton annahm, je stärker die Stämme wurden. Auf der Höhe der Verzweiflung, in der Heftigkeit des Schmerzes, heulte ich laut auf, während mir die Tränen unter meinen Augenlidern hervorsprangen. Wie ein brünstiger Elch zertrat ich mit Fußtritten die Schwämme und Pilze, riß den jungen Wacholder aus, stieß gegen die Bäume! Was ich wollte? Ich wußte es nicht zu sagen! Eine maßlose Glut erhitzte mein Blut; eine grenzenlose Sehnsucht, sie wiederzusehen, ergriff mich... Und jetzt, da alles zu Ende war, wollte ich sterben, da ich ohne sie nicht mehr leben konnte! Aber schlau, wie die Verrückten zu sein pflegen, wollte ich auf eine gute Art umkommen, indem ich mir eine Lungenentzündung oder etwas Ähnliches zuzog: ich müßte dann wochenlang das Bett hüten, dürfte sie wiedersehen, könnte von ihr Abschied nehmen, indem ich ihr die Hände küßte." Er ging ans Meer. „Mit aufmerksamer Sorgfalt, die nichts von der düsteren Absicht verriet, entkleidete ich mich; meine Kleider verbarg ich unter einer Erlengruppe, und meine Uhr legte ich in ein Felsenloch. Der Wind war rauh, und in diesem Monat Oktober konnte das Wasser nur wenige Grad über Null haben." Er stürzte sich kopfüber ins Wasser, schwamm in die offene See; als die Kräfte sich erschöpften, kehrte er um. Er setzte sich nackt und naß auf den Felsen, der dem Wind am meisten ausgesetzt war. „Schließlich war ich überzeugt, daß ich genug habe, und ich beeilte mich, meine Kleider wieder anzuziehen." – Nun depeschierte er an die Baronin, legte sich zu Bett, erwartete die Krankheit, wurde aber nicht krank. Doch kamen der Baron und die Baronin. Das Ziel war erreicht.[1]

Abweichende zeitlich begrenzte Zustände seines Gemütslebens, also *phasisch auftretende Schwankungen*, hatte Strindberg von früh an. Als Dreiundzwanzigjährigem in Upsala war ihm „das ganze Leben in dieser Kleinstadt, in der er sich nicht heimisch fühlte, zuwider". „Seine Seele befand sich in Auflösung, schwebte wie ein Rauch, war äußerst empfindlich. Die graue, schmutzige Stadt quälte ihn, die Landschaft peinigte ihn." „Er dachte über sich selber nach und kam zu der Schlußfolgerung, wie alle Grübler, er sei gestört. Was war da zu machen? Wenn man ihn einsperrte, würde er verrückt werden; davon war er überzeugt. Besser ist, dem zuvorzukommen, dachte er. Er erinnerte sich, daß man in seiner Gegenwart einmal von einer Privatirrenanstalt auf dem Lande gesprochen hatte, und er schrieb an den Vorsteher." Dieser beruhigte ihn.[2] Hier ist eine Trennung endogen bestimmter Zuständlichkeit von Summation reaktiver Erregungen nicht mehr durchzuführen.

1 Beichte S. 91 ff. 2 S. e. M. S. 450 ff.

Als Zwanziger *erlebte er zum ersten Male seine Produktivität.* Verstimmt durch seinen Mißerfolg als Schauspieler besinnt er sich, wie er sich helfen kann. „Während er so daliegt, fühlt er ein ungewöhnliches Fieber im Körper; während dieses Fiebers arbeitet der Kopf daran, die Erinnerungen der Vergangenheit zu ordnen, einige auszuscheiden und andere hinzuzufügen. Neue Nebenpersonen treten auf; er sieht, wie sie sich in die Handlung einmischen; hört sie sprechen. Es ist, als sehe er sie auf der Bühne. Nach einigen Stunden hat er eine Komödie in zwei Akten fertig im Kopf. Es war eine sowohl schmerzhafte wie wollüstige Arbeit; wenn man es eine Arbeit nennen kann, denn es ging ganz von selber, ohne seinen Willen, ohne sein Zutun".[1]

In *Strindbergs Charakter* ist ein Zug sehr ausgeprägt: ein maßlos empfindliches Selbstgefühl, eine enorme Reagibilität auf jeden Druck und andererseits ein schwankendes Selbst, eine Wandelbarkeit des Charakters. Weich und nachgiebig, suggestibel durch die Situation einerseits, andererseits fanatisch, eigensinnig, reflektierte er immer über seine Stellung zu anderen, zu Oberen und Unteren, zum Aktuellen, auf Geltung bedacht, aber jederzeit geneigt zu empörtem Rückzug auf sich selbst. Er hat mit seiner Aufrichtigkeit auch diese Züge erkannt und geschildert.

„Einen Willen hatte er, der stoßweise arbeitete, und dann fanatisch. Gleichzeitig aber wollte er eigentlich nichts; war Fatalist, glaubte an sein Mißgeschick; war sanguinisch und hoffte alles. Hart wie Eis im Elternhaus, war er oft gefühlvoll bis zur Empfindsamkeit; konnte in einen Torweg treten und sich die Unterjacke ausziehen, um sie einem Armen zu geben; konnte weinen, wenn er eine Ungerechtigkeit sah".[2] Er fand sich: „Ehrgeizig und schwach im Willen; rücksichtslos, wenn es darauf ankam, und nachgiebig, wenn es nicht darauf ankam; großes Selbstvertrauen, gemischt mit tiefem Mißmut, besonnen und unvernünftig; hart und weich".[3] Er konstatiert eine „Doppelheit des Charakters". Diese ist vermöge der Gegensätzlichkeit alles Verstehba-

1 l. c. S. 366. 2 l. c. S. 137. 3 E. e. S. S. 31 ff.

ren eine allgemeine Eigenschaft der Menschen. Aber sie tritt drastischer in die Erscheinung, wenn dem Gegensatz ein geringes synthetisches Vermögen, geringe existentielle Lebensformung gegenübertritt, wenn den Impulsen schnell nachgegeben wird und rückhaltlos die Gegensätze nacheinander durchgemacht werden, im Denken und im Leben, ohne daß ein starkes Bewußtsein vom Sollen eines Zusammenhangs, einer zielhaften Entwicklung besteht. So war es bei Strindberg. Er lebte impressionistisch, für den Augenblick, in Schwärmerei. Er überwand, indem er einfach abstieß. So ist es charakteristisch, daß er zahlreiche Berufe schnell nacheinander ergriff. Keiner konnte ihm genugtun. Er war Student, Lehrer, Journalist, Bibliothekar, Arztgehilfe, Schauspieler. Er suchte etwas, fand aber nirgends die lebensformende Erfüllung, so sehr er augenblicklich befriedigt sein konnte. Seine Unbeständigkeit machte seine Umgebung ihm zum Vorwurf, er empfand sie selbst, aber er empfand darin auch den positiven Wert des Suchens, des Überwindens, des hohen Anspruchs. Seine wissenschaftlichen Neigungen waren enzyklopädisch. Für alles konnte er sich begeistern, und alles unterwarf er seiner Skepsis. Festhalten, Treue wahren, Kontinuität gibt es wenig in diesem Leben; und Strindberg leidet nicht einmal ernstlich unter diesem Mangel. Eine Beschäftigung löst die andere ab, ein Aufenthalt den anderen, ein Einfall den anderen. Nur einige wenige gleichsam „fixe Ideen" ziehen sich – besonders greifbar erst später – durch das Leben als Gegenstand seines Denkens und Gestaltens: Eheprobleme und Probleme der Geschlechtlichkeit überhaupt; Probleme von Macht, Druck, Beherrschen, gegenseitigem Quälen und Intrigieren. Die Grundlage hierfür sind seine persönlichen Erlebnisse. Die Geschlechtsliebe und die eigene Geltung und Rolle spielen von vornherein eine bestimmende Rolle in seiner charakterologischen Artung. Als Eifersuchtswahn und Verfolgungswahn kehren sie in der Geisteskrankheit später wieder. Von allem dem ist hier noch nicht zu reden.

Das Suchen des Eigentlichen nahm in dem endlosen Wandel unter anderem zwei typische Formen an: als Rauschbedürfnis und als Schauspielertrieb. Das Rauschbedürfnis wandte sich dem Alkohol zu, aber er bekam schnell auch Furcht vor dem Alkohol, der so stark auf ihn wirkte. Auf die Dauer hat der Alkohol keinen Einfluß auf ihn gewonnen. Über seinen Trieb, Schauspieler zu werden, sagt er selbst: „Das ist wohl der Kulturtrieb, sich zu vergrößern, etwas aus sich zu machen, sich mit anderen, größeren, erdichteten Personen zu identifizieren." Das Schauspielern wurde durch das Dichten abgelöst. Er habe zuerst Schauspieler und Dichter verwechselt, meinte Strindberg später.

Eifersuchtswahn

Strindberg war dreimal verheiratet, mit der ersten Frau 1877 bis 1892, mit der zweiten 1893 bis 1895, mit der dritten von 1901 bis 1904. Jede Ehe endete durch Scheidung. Über die dritte Ehe ist öffentlich kaum etwas bekannt,[1] die zweite wurde anscheinend von der Frau geschieden in begreiflicher Reaktion auf akute Wahnsinnsäußerungen Strindbergs; dabei spielte Eifersucht keine Rolle. Die erste Ehe wurde von Strindbergs Seite geschieden; allein in ihr ist seine Eifersucht und Untreue der Frau wesentlich. Strindberg hat die erste Ehe in Entstehung und Verlauf geschildert in der *Beichte eines Toren* (1888). Dieses Buch ist die klassische Selbstschilderung eines psychiatrisch gut bekannten Typus von Eifersuchtswahn.[2]

1 Seither erschien: Olaf Molander: *Harriet Bosse*, Leipzig: Haessel 1922. Darin Briefe Strindbergs an seine dritte Frau, aus denen hervorgeht, daß nach der Trennung beider eine freundschaftliche Beziehung bestehen blieb. Anschauliche Mitteilungen über die Ehe selbst und ihre Scheidung, die für unsere Fragestellung ergiebig wären, fehlen.

2 Aus der Zeit, in der Strindberg die Beichte niederschrieb, dieser Zeit des Höhepunkts des Eifersuchtswahns, stammen die „Erinnerungen an Strindberg" von Axel Lundegård (etwa November 1887 bis Anfang 1888). Vgl. *Blätter des deutschen Theaters* Jg. 7, H. 1. September 1920 (dort ein Abschiedsbrief und Testament Strindbergs vom 12. November 1887).

Man könnte etwa denken: Wenn Strindberg zur Eifersucht neigte, wenn diese Eifersucht abnorm war und im Inhalt die Grenzen des Möglichen bis zum Wahn überschritt, so muß erwartet werden, daß er in jeder Ehe eifersüchtig war. Da er es aber nur in der ersten Ehe war, so wird wohl im Verhalten der Frau der genügende Grund zu finden sein. Die Lektüre seiner Aufzeichnungen macht es zudem wahrscheinlich, daß diese Frau homosexuelle Neigungen hatte,[1] einmal wird von einem Geständnis berichtet, das sie getan habe.[2] Also, könnte man schließen, war die Frau wirklich untreu und Strindbergs Reaktion verständlich, wenn sie auch die gesteigerten Formen annahm, die ihm überhaupt eigentümlich waren.

Jedoch beherrschte tatsächlich Strindberg ein typischer Eifersuchtswahn als ein zeitweise in den Vordergrund tretendes Hauptsymptom, aber nicht einziges Symptom einer aus inneren, unbekannten Ursachen wachsenden Geisteskrankheit. Weil diese Geisteskrankheit zu bestimmter Zeit begann, trat wie in ähnlichen Fällen u.a. der Eifersuchtswahn zu bestimmter Zeit, letzthin unabhängig vom Verhalten der Frau, auf. Es gibt eifersüchtige Persönlichkeiten, die im Inhalt ihrer Vorstellungen und im Verhalten bis zum Wahnhaften sich entwickeln, ohne doch an einem Krankheitsprozeß zu leiden. Diese abnormen Persönlichkeiten ohne Prozeß können zu jeder Zeit und gegenüber jeder Frau, die ihnen angehört, eifersüchtig sein, fortwährend in verständlichen Zusammenhängen mit der Situation, den besonderen Erlebnissen und ihrer gesamten Persönlichkeit. Ganz anders werden die an einem Prozeß Erkrankenden nur einmal im Leben in einer ihre ganze seelische Existenz erschütternden Weise eifersüchtig, korrigieren nie, vergessen nie, aber später reagieren sie nicht mehr auf dieselbe Weise und können sogar, wie Strindberg, ein zweites Mal sich verheiraten, ohne eifersüchtig zu werden. Die charakteristischen Merkmale dieses

1 Beichte S. 275, 355, 362, 383 usw.

2 l. c. S. 388. – Einige wenige Angaben über die Frau finden sich bei Ola Hansson S. 1537, 1539; bei Paul 170 ff.

Wahns sind nun zu beschreiben.[1]

Achtet man sorgfältig auf die Art der Angaben, welche Strindberg über die Untreue seiner Frau in der Beichte macht, so fällt die *ungeheure Menge der Verdachtsmomente* ebenso auf wie die *Dürftigkeit des Tatsächlichen.* Aller Wahn ist charakterisiert durch die Art seiner Begründung und Entstehung, weniger durch seinen Inhalt. Marias, seiner Frau Pseudonym in der Beichte, Verhalten ist „auffällig", das Verhalten anderer, vermeintlich Wissender, ist „verdächtig", manche machen ihm „indirekte" stille Andeutungen. Beispiele sind zahlreich zu finden: Als Maria von einem Besuch bei ihrem früheren Gatten (sie war mit Strindberg in zweiter Ehe verheiratet) heimkehrt, ordnet sie ihre Röcke, plaudert mit gezwungenem Aussehen, ordnet heimlich ihr Haar.[2] Ihr Aussehen gleicht dem einer Kokotte, ihre Wollust im intimen Verkehr nimmt ab.[3] – „Unbekannte Reflexe" zeigen sich in ihrem Gesichtsausdruck, und sie zeigt Kälte gegen ihren Gatten.[4] – Er sieht den Ausdruck wilder Sinnlichkeit in ihrem Gesicht.[5]

Auf einer Reise mit Strindberg interessiert sie sich für nichts, hört nichts... Sie scheint nach etwas zu schmachten, vielleicht nach einem Liebhaber?[6] – Gegen ihre Gewohnheit gibt sie sich ein andermal seinen Umarmungen völlig hin, ihre Furcht vor Schwangerschaft ist geschwunden; nach einiger Zeit tritt eine Fehlgeburt ein. Offenbar war sie, so schließt Strindberg, auf einer Reise ihm mit einem Ingenieur, dessen Bekanntschaft sie gemacht hat, untreu.[7] – Als er sie wegen der bedenklichen Massage eines Arztes ausfragt, wird ihr Gesicht blaß. „Ein schamloses Lächeln erstarrte auf ihren Lippen."[8] – Im Herbst sagt sie von einem Fremden „ein hübscher Mann", dieser scheint

1 Die psychiatrische Erkenntnis beruht auf der *Vergleichung ähnlicher Fälle.* Solche finden sich neben anderen Typen publiziert in meiner Arbeit: „*Eifersuchtswahn.* Ein Beitrag zur Frage: ‚Entwicklung einer Persönlichkeit' oder ‚Prozeß'?" *Zeitschr. f. d. ges. Neurol. u. Psychiatrie* Bd. 1, S. 567 ff. 1910.
2 Beichte S. 206.
3 l. c. S. 209.
4 l. c. S. 283.
5 l. c. S. 284.
6 l. c. S. 317.
7 l. c. S. 286.
8 l. c. S. 345.

davon zu erfahren, knüpft mit ihr an, unterhält sich lebhaft mit ihr.[1] – Bei der Table d'hôte tauscht sie mit einem Leutnant „zärtliche Blicke" aus.[2] – Sie erwartet Strindberg, wenn er Erkundigungen einzieht, „mit einer Angst, die nur zu deutlich ist".[3] – „Sie macht geheime Ausgaben".[4] – Es wäre hoffnungslos, solche Angaben auf ihre Richtigkeit prüfen zu wollen. Es mag daran manches Zutreffende sein. Die Gesamtheit solcher Gründe ist es, die auffällt. Die Frau kann nichts tun, ohne Verdacht zu erwecken, kann sich kaum benehmen, ohne aufzufallen. Hat er Fieber und bessert sich, so ist ihm ihre Gleichgültigkeit auffällig; ist sie zärtlich, so wird das als betrügerische Schmeichelei aufgefaßt. Strindberg selbst sagt: „Das sind keine Beweise, die man vor einem Richter anführen kann, aber mir genügen sie, da ich ihr Wesen genau kenne".[5] – Da sich alles dieses auf *eine* Person bezieht, könnte man schließlich glauben, Strindberg habe wohl recht. Aber selbst, wenn er recht hat, wird die *zugleich* wahnhafte Entstehung seines Verdachts durch die weiteren Gründe, die er angibt (und die sich auf andere Personen beziehen), klarer: Der erste Gatte, der im Verdacht steht, das Verhältnis zu seiner Frau fortzusetzen, macht „offenbare Täuschungsversuche", um Strindberg, wie dieser meint, abzulenken; so fragt er nach Adressen schlechter Häuser, „um mich zu täuschen, ohne Zweifel".[6] – Der Arzt, der seine Frau massiert, fällt auf: beide kommen herein, den Scherz auf den Lippen.[7] – Ein Bekannter will ihn hartnäckig in Frankreich festhalten, weil er vielleicht von der Untreue der Frau weiß und Strindberg helfen will.[8] – Alle Leute lächeln heimlich.[9] – Andere machen ihm indirekte Andeutungen. Im Hotel liegt ein Album mit karikierten Porträts berühmter Skandinavier. Auch sein Porträt ist dabei; „es war mit einem Horn geschmückt, das sich verstohlen aus einer Locke meines Haares bildete. Der Zeichner dieses Porträts war einer von unseren besten Freunden. Ich konnte daraus schließen, daß die Untreue

1 Beichte S. 365.
2 l. c. S. 363.
3 l. c. S. 386.
4 l. c. S. 312.
5 l. c. S. 391.
6 l. c. S. 209.
7 l. c. S. 284.
8 l. c. S. 319.
9 l. c. S. 332.

meiner Frau notorisch sei: jeder wußte es, nur ich nicht".[1] – Ibsen hat ihn vermutlich im Photographen Ekdal der *Wildente* dargestellt, bis in die Einzelheiten stimmt es, und wo es noch nicht stimmt, fühlt Strindberg sich auf die rechte Fährte geleitet: das erste Kind ist nicht von ihm. „Photograph" bedeutet Strindberg, da dieser Naturalist ist.[2]

Strindberg *forscht nach*, alle diese Verdachtsgründe genügen doch nicht. Er erkundigt sich nach den Gerüchten über seine Frau, aber man schwört ihm bei allen Teufeln, daß nie etwas zu Ohren gekommen sei.[3] Er schreibt an Freunde in Paris und bittet, alles zu sagen.[4] Er hat viele Freunde gefragt, „ohne ihnen natürlich eine aufrichtige Antwort entlocken zu können".[5] Er reist nach Kopenhagen, um Erkundigungen über seine Frau einzuziehen: „Nachforschen? Es ist, als stürme ich Mauern! Man hört mich an, man lächelt wohlwollend, man betrachtet mich wie ein seltsames Tier. Nicht die geringste Aufklärung erhalte ich".[6] Also ist es so weit, daß alle Leute Bescheid wissen, nur er selbst nicht. Darum muß er durch *direkte Beobachtung*, durch Ertappen in flagranti feststellen, was mit seiner Frau ist. Er belauscht zufällig eine Unterhaltung zwischen dem Arzt und seiner Frau: Er stellt fest, daß sie lachen und sich verblümte Wort zumurmeln.[7] Einmal schreibt er, daß er sich nicht zur Spionage erniedrigen könne und keine Beweise haben wolle.[8] Aber das ändert sich. 1886 spioniert er, „das erstemal in meinem Leben": er blickt durchs Schlüsselloch und sieht, wie seine Frau das Dienstmädchen „mit den Augen entkleidet".[9] Er öffnet Briefe an seine Frau. Was findet er? Eine Freundin spricht in verächtlichen Worten von seinem Wahnsinn.[10] Sie schreibt an seine Gattin einen „richtigen Liebesbrief". [„Mein Puttchen", „mein Kätzchen".[11]]

Mit der Dürftigkeit des Tatsächlichen und der Massenhaftigkeit dieser dürftigen Verdachtsmomente kontrastiert inhaltlich, wie

1 l. c. S. 344.
2 l. c. S. 346 ff., vgl. dazu auch Paul S. 40.
3 l. c. S. 345.
4 l. c. S. 355.
5 l. c. S. 379.
6 l. c. S. 386.
7 l. c. S. 284.
8 l. c. S. 293.
9 l. c. S. 367.
10 l. c. S. 352.
11 l. c. S. 357.

weitgehend sein Verdacht ist: immer wieder nennt er seine Frau Dirne, mit den verschiedensten Individuen männlichen und weiblichen Geschlechts ist sie ihm untreu, manchmal scheint er zu denken, daß sie fast wahllos jeden beliebigen aufgreift. Vor allem fehlt auch nicht der in ähnlichen Krankheitsfällen immer wiederkehrende, erst später auftauchende Verdacht, daß seine Kinder nicht seine eigenen Kinder sind. Die ältere Tochter ist ihm sympathischer, „vielleicht weil die Geburt der jüngeren in eine Zeit fiel, als die Treue der Mutter mir schon zweifelhaft geworden war".[1] Ibsens *Wildente* läßt ihn, wie berichtet, den Verdacht schöpfen, daß das erste verstorbene Kind nicht das seinige war.[2] Schon früh meint er solche Gefühle gehabt zu haben: „Ich fürchte, daß meine Nachkommenschaft gefälscht ist; ich zweifle, ob die Kinder, die vor der Nachwelt meinen Namen tragen, meine Kinder sind".[3]

Wie weitgehend auch sein Verdacht ist, da keine Tatsachen handgreiflich vorliegen, bleibt alles unklar. Er ist subjektiv gewiß, es ist ja ganz evident, und doch zweifelt er. Es ist der für den Wahn in den Jahren der Entstehung so charakteristische *Zustand der Unklarheit.* Diese Unklarheit ist qualvoller als jede noch so schlimme Gewißheit. Von dieser Unklarheit möchte er um jeden Preis befreit sein. Er berichtet darüber: 1885 schon will er zu seiner Frau gesagt haben: „Und du hast mich betrogen... Sage es, ich verzeihe dir! ... Befreie mich von diesen furchtbaren, finsteren Gedanken, die mich heimsuchen! Sag' es..."[4] 1886: „Indem ich sie liebkose, beklage ich sie und frage sie, ob sie nicht endlich ihrem Freund beichten wolle... Was denn? Ich habe nichts zu sagen. Wenn sie mir in diesem Augenblicke alles gestanden hätte, ich hätte ihr verziehen, solches Mitleid erregten mir ihre Gewissensqualen, so liebte ich sie trotz allem..."[5] 1888: „Und doch blieben Zweifel in mir, Zweifel an allem, an der Tugend der Gattin, an der ehelichen Geburt der Kinder; Zweifel, die mich unaufhörlich und erbarmungslos überfielen. – Jedenfalls ist

1 Beichte S. 341. 2 l. c. S. 347 ff. 3 l. c. S. 294, 395.
4 l. c. S. 350. 5 l. c. S. 368.

es Zeit, ein Ende zu machen, diese Flut leerer Gedanken aufzuhalten! Ich muß Gewißheit haben oder sterben! Ein Verbrechen ist heimlich verübt worden, oder ich bin verrückt! Die Wahrheit muß an den Tag! Ein betrogener Gatte sein! Was macht mir das, wenn ich es nur weiß! Dann wäre ich der erste, der darüber lachte... *Das ist die Hauptsache: man muß es wissen*!" – „Was ich aber muß, ist genau wissen. Und dazu werde ich mein Leben gründlich, taktvoll, wissenschaftlich untersuchen. Alle Hilfsmittel der neuen Seelenkunde will ich benutzen; die Suggestion, das Gedankenlesen, die geistige Folter verwerten. Ohne die bekannten altmodischen Mittel wie Einbruch, Diebstahl, Auffangen von Briefen, Fälschung der Unterschrift zu verschmähen – alles werde ich prüfen." „Ist das die Monomanie, der Zusammenbruch eines Wahnsinnigen? Darüber habe ich nicht zu urteilen".[1]

Alles bisher Berichtete bezieht sich nur auf den Verdacht der Untreue der Frau, auf seine Eifersucht. Man könnte schließlich immer noch alles zu verstehen meinen aus dem Wesen eines übersteigerten, nervösen Menschen, der über das Ziel hinausschießt. Irrtümer und in der Erregung entstehende Vermutungen falscher Art, selbst eine subjektive Überzeugtheit von etwas Falschem, sind noch kein eigentlicher Wahn. Allerdings gibt der ganze Komplex des bisher Berichteten für den Psychiater, der ähnliche Fälle kennt, schon ein Bild, das ihm die Krankheit wahrscheinlich macht. Aber auch er wird sich in jedem Fall vergewissern, daß seine Vermutung richtig ist. Er vergewissert sich durch Feststellung von anderen Symptomen, die an sich mit dem Eifersuchtswahn keinen verständlichen Zusammenhang haben, und durch Feststellung der Chronologie im Auftreten der Symptome, damit das Wachsen der Krankheit und der zeitlich bestimmbare Unterschied gegenüber dem früheren Leben sichtbar wird.

Zunächst ist für die Eifersucht selbst die *chronologische Frage* zu stellen. Bisher ist von ihr im ganzen berichtet, ohne auf die Zeitfolge Rücksicht zu nehmen. Vergleicht man die Darstellung in *Entwicklung einer Seele* (geschrieben 1886) mit der Darstel-

1 l. c. S. 413 ff.

lung in der *Beichte* (geschrieben 1888), so besteht in der Auffassung und Wertung seiner Frau ein auffälliger Unterschied. 1886 schreibt er gegen die Frauenemanzipation, gegen die Frauen überhaupt, aber noch nicht gegen seine Frau. In einer Übersicht über sein Schicksal sagt er, „daß der Zufall ihm die rechte Gattin in den Weg führte, so daß er keine schwere Enttäuschung durchzumachen hatte".[1] 1884 schrieb er ein Buch über Frauen (*Heiraten*), über die er, wie er sagt, „bisher nicht hat nachdenken wollen, da er selber in dem glücklichen erotischen Stadium lebte, das die verjüngende und alles versöhnende Ankunft dreier Kinder adelte und verschönte; die Wirklichkeit seiner Ehe war so angenehm, daß er nicht dazu gekommen war, über die Natur des Verhältnisses zu grübeln".[2] Er nimmt seiner Frau das Versprechen ab, das Buch nicht zu lesen.[3] Einen Prozeß wegen Verletzung der Religion, der ihm infolge dieses Buches durch Frauen, wie er meinte, unter Vorschub eines Mannes, angehängt wurde, gewann er, „als Folge kamen einige mißlungene Attentate, seine Familie zu sprengen, alles erwartet, vorherbesprochen und abgewendet".[4]

Dieselbe Zeit bis 1886 sieht Strindberg nun 1888 ganz anders. In diesen zwei Jahren muß die tiefgehende Wandlung erfolgt sein, z.B. sagt er jetzt, als er die Mißhandlungen, die er von seiner Frau zu erleiden hatte, schildert, vom Jahre 1881: „Ich singe ihr Lob und schaffe eine unsterbliche Legende über diese wunderbare Frau, die durch die Gnade Gottes in das schmerzensreiche Dasein eines Poeten gekommen ist... Und ihre verwünschte Person wird von den Kritikern, die nicht müde werden, diesen guten Genius eines pessimistischen Romanschriftstellers zu preisen, mit einer unverdienten Gloriole umgeben... Und je mehr ich unter den Unarten meiner Mänade leide, desto mehr bemühe ich mich, den Kopf der heiligen Maria mit einem Heiligenschein zu vergolden! Je mehr die Wirklichkeit mich niederzieht, desto mehr begleiten mich die Halluzinationen, die ich mir

1 E. e. S. S. 333. 2 l. c. S. 225. 3 l. c. S. 236, 244.
4 l. c. S. 238.

von der geliebten Frau mache! ... Oh, die Liebe!“[1]

Es liegt also zwischen Strindbergs Darstellung der früheren Zeit aus den Jahren 1886 und 1888 ein voller Widerspruch vor. Bei analogen Fällen hat man immer wieder beobachtet, daß die Kranken aus ihrem Wahn heraus alle möglichen Ereignisse der Vergangenheit umdeuten, oder gar, daß sie nie Erlebtes in die Vergangenheit zurückprojizieren. Das letztere wird nun bei Strindberg nicht nachzuweisen sein. Aber ein großer Teil der oben berichteten Verdachtsmomente sind Umdeutungen der Vergangenheit, die er wahrscheinlich während des Erlebens gar nicht so aufgefaßt hatte.[2] Vielleicht hatte er aber schon früher Anwandlungen von Eifersucht, nur gingen diese schnell vorüber, wurden von ihm selbst nicht ernst genommen, entbehrten noch der Auswirkung auf seine ganze Persönlichkeit. Darum kramt er später, nach 1886, in seiner Erinnerung nach Verdachtsgründen herum, und es fällt ihm manches ein, was er fast vergessen hatte.[3] Wir kommen also zum Ergebnis, daß der vollendete Eifersuchtswahn bei Strindberg zwischen 1886 und 1888 ausbrach, daß aber momentane Anwandlungen als Vorboten vielleicht schon Jahre vorhergehen. Wieweit diese normale verständliche Reaktionen waren, wieweit sie selbst schon zur Krankheit gehören, darüber ist, wie immer bei den leichten Anfängen einer Krankheit, ein entscheidendes Urteil nicht möglich. Wir werden auch bei der Frage des ersten Beginnes nach anderen Symptomen suchen müssen. Das Bild von sich mit den Hörnern im Haar hat er nach seiner Angabe 1885 gesehen; dies ist wohl das früheste an sich verdächtige Phänomen der wahnhaften Eifersucht.

Eine zeitlich *genaue* Feststellung ist nicht möglich. Erstens ist ein bestimmtes Datum des Beginns faktisch nicht vorhanden, da die Inhalte des Eifersuchtswahns trotz schubartigen Fortschreitens der Krankheit sich langsam entwickeln. Zweitens sind auch die vorliegenden Angaben

1 Beichte S. 279 ff.

2 Manchmal sagt er selbst von den früheren Ereignissen, daß er damals keinen Verdacht hatte, z.B. *Beichte* 332. Der Verdacht erwacht, verschwindet wieder, wird wieder geweckt und wechselt: l. c. S. 312, 338.

3 Beichte S. 346, 384 ff. („Dirne von Södertelje“).

nicht in übereinstimmenden Zusammenhang zu bringen. Strindberg berichtet, daß er Mai 1886 nach zehnmonatigem Aufenthalt unter französischen Bauern nach der Schweiz zurückkehrte (*Entwicklung einer Seele* 297). Mathilde Prager aber berichtet aus dem April 1886 über Strindbergs Besuch in Wien. Diese Wiener Reise verlegt Strindberg selbst in das Jahr 1887 (Beichte 381). Dezember 1886 will Mathilde Prager den *Vater*, der ein Spiegelbild seines Eifersuchtswahnes ist, in Wien erhalten haben. Bei allen Angaben in der *Beichte* ist zu bedenken, daß die Schilderungen aus dem Gesichtspunkt und der Erregtheit in der Zeit des Schreibens gegeben und die Tatsachen vermutlich überall nachträglich gefärbt und umgedeutet sind. Als sicheres Dokument ist die Schrift nur für die Gegenwart anzusehen (1888), und da bleibt als ganz klar und sicher eigentlich nur die spezifische qualvolle Unklarheit, die Gewißheit will, mit allen Mitteln will, aber nicht finden kann. 1888 ist das Wahnerleben in voller Blüte; wie lange es zurückgeht, ist nicht exakt bestimmbar. Zur Zeit des Schreibens der *Entwicklung einer Seele* (1886) ist dieser Zustand jedenfalls noch nicht da, in jener Zeit können höchstens jene momentanen Anwandlungen eine Rolle gespielt haben.

Die Frage, wann die Krankheit begonnen habe

Bei Geisteskranken, die dem Typus Strindbergs entsprechen, hat man häufig körperliche Beschwerden und heftige anfallsartige Zustände gefunden, die von den Kranken, nicht immer, aber häufig, als Vergiftungen gedeutet werden. In der *Beichte* (1888) berichtet Strindberg aus dem Jahre 1882 Ähnliches. Dieses ist die früheste datierbare Erscheinung, welche auf den ersten Beginn des schizophrenen Prozesses bezogen werden kann:

Strindberg ist allein auf dem Lande. Dort wird er krank. Er glaubt im Sterben zu liegen und ruft seine Frau durch eine Depesche herbei. Bei ihrer Ankunft ist er schon wiederhergestellt.[1] Kurze Zeit nachher wird er wieder krank: „Kopfschmerzen, nervöse Reizbarkeit, Magenbeschwerden." Zuerst schiebt er es auf geistige Überanstrengung, findet aber diese Folge doch merkwürdig. Er leide an dieser geheimnisvollen Krankheit erst am

1 Beichte S. 285 ff.

Tage nach einem Besuch, den er im Laboratorium eines seiner alten Freunde gemacht habe. Dort hat er eine Flasche Zyankali mitgenommen, um sich gegebenenfalls den Tod damit zu geben. Diese Flasche hat er in einem Möbelstück seiner Frau verschlossen. „Gelähmt, zu Boden geschlagen, bleibe ich auf dem Sofa liegen, betrachte meine spielenden Kinder, denke an die schönen Tage der Vergangenheit und bereite mich auf den Tod vor. Aber ich lasse nichts Schriftliches zurück, denn ich will nicht die Ursachen meines Todes und meinen dunklen Verdacht aufdekken".[1] In kurzer Zeit ist er wieder gesund, aber körperliche Beschwerden leichterer Art kehren die nächsten Jahre immer wieder. 1883 nennt er sich öfters kränklich, „nerven- und magenkrank", „zunehmend kränklich", „nervenkrank" und „schwach", so daß er zuweilen das Gefühl habe, am Ende seines Lebens zu stehen.[2] 1884 erzählt er, verschlimmere sich sein Magenkatarrh, daß er nur noch Bouillon zu sich nehmen könne. Nachts erwache er unter furchtbaren Leibschmerzen und unerträglichem Brennen.[3] Ein andermal glaubt er durch Enthaltsamkeit vom Alkohol alle Kraft zu verlieren und zusammenzufallen wie ein Lappen.[4] 1885 befällt ihn wieder einmal das Gefühl, am Ende seiner Laufbahn zu sein. Eine Müdigkeit, die er früher nicht gekannt habe, schlage ihn nieder.[5] 1887 wird er wieder krank, daß er dem Tode nahe zu sein glaubt.[6] Ende des Jahres befällt ihn wieder, zum ersten Male nach 1882, ein noch heftigerer Anfall, den er klassisch schildert: „Mit der Feder in der Hand am Tisch sitzend, fiel ich um: ein Fieberanfall streckte mich zu Boden. Da ich seit fünfzehn Jahren nicht ernstlich krank gewesen war, erschrak ich über diesen Anfall, der so ungelegen kam... Das Fieber schüttelte mich, wie man ein Federbett schüttelt; packte mich bei der Kehle, um mich zu würgen; setzte mir das Knie auf die Brust; erhitzte mir den Kopf so, daß meine Augen aus ihren Höhlen zu treten schienen. Ich war in meiner Dachkammer allein mit dem

1 l. c. S. 291 ff.
2 E. e. S. S. 202, 207, 213.
3 Beichte S. 330.
4 E. e. S. S. 237.
5 l. c. S. 247.
6 Beichte S. 387.

Tod... Aber ich wollte nicht sterben! Ich leistete Widerstand, und der Kampf wurde hartnäckig. Meine Nerven wurden schlaff, das Blut rann durch die Adern. Mein Gehirn zappelte wie ein Polyp, den man in Essig wirft. Auf einmal war ich überzeugt, daß ich diesem Totentanz unterliegen werde; ich ließ los, fiel nach hinten über und ergab mich den schrecklichen Umarmungen des Ungeheuers. Sogleich bemächtigte sich eine unsagbare Ruhe meines Wesens, eine wollüstige Erschlaffung überlief meine Glieder, ein vollkommener Friede umfing Seele und Leib... Mit welcher Inbrunst wünschte ich, daß es der Tod sei! Nach und nach verging mir der Wille zum Leben. Ich hörte auf zu prüfen, zu fühlen, zu denken. Ich verlor das Bewußtsein".[1] Als er erwacht, sitzt am Bett seine Frau, mit der er nun über letzte Fragen in ihren Beziehungen übersteigert spricht, die kommende Nacht schläft er ausgezeichnet. Am nächsten Tage ist er ganz wohl: „Ich glaubte, diese letzten zehn Jahre überhaupt nicht geschlafen zu haben, so ausgeruht und frisch fühlte sich mein überanstrengter Kopf. Meine Gedanken, die vorher regellos dahinstürmten, sammelten sich jetzt wie geordnete, eingeteilte, kraftvolle Truppen".[2]

Nach dieser Zusammenstellung ist es die natürlichste Auffassung, daß im Jahre 1882 der schizophrene Prozeß mit einem ersten leichten Schub begann. Dadurch sind die vereinzelten Anwandlungen, wie das Sehen der Hörner auf seinem Porträt (1885), begreiflich. Aber der erste heftige Schub erfolgte erst 1886/1887. Nun tritt im selben Jahr die Qual der ungewissen Eifersucht auf als etwas, das die ganze Persönlichkeit ergreift, und jene heftigen körperlichen Attacken. Zugleich kommen Symptome anderer Art hinzu, von denen gleich zu berichten ist.

Von der Krise des Jahres 1886/1887 gewinnt man am leichtesten eine Anschauung, wenn man nacheinander die *Entwicklung einer Seele* (geschrieben 1886) und die *Beichte eines Toren* (geschrieben 1888) liest, man spürt die andere Atmosphäre, diese nicht sowohl stärkere als andersartige Erregtheit, diese Fixierung auf den einen Gesichtspunkt, das endgültige und katastrophale

1 Beichte S. 390 ff. 2 l. c. S. 404.

„Erkennen" der Untreue und dann das schnelle Vergessen, das inkonsequente Verhalten, das nicht nur übersteigert und verstehbar wie bei Psychopathen ist, sondern diesen, jetzt noch leichten Anflug des eigentlich „Verrückten" hat, das sich in diesem Stadium so schwer fassen läßt. In der Beichte zeigt vor allem die zweite Hälfte diese neue Atmosphäre, und der Bericht am Schluß über die Zeit von 1886 an bringt die entscheidenden Erscheinungen.

In den langen Jahren, durch die der Beginn eines solchen Prozesses sich erstreckt, ist es schwer, das Kranke vom Gesunden zu trennen. Normal verständliche Eifersucht und schizophrener Wahn, begreifliches Mißtrauen und schizophrener Verdacht, verfolgt zu sein, verwickeln sich in dieser Zeit natürlich miteinander. Dem Laien fallen solche Kranke überhaupt nicht als verrückt auf, wie sie ja auch viel später, wenn die Krankheit unverkennbar geworden ist, vielen noch als gesund gelten. Die nächststehenden Menschen haben wohl die Ahnung der Geisteskrankheit, können sie aber doch nicht fassen und werden von den Bekannten und Freunden des doch „offenbar" ganz Gesunden desavouiert. Der Psychiater könnte bei genauer Untersuchung, wenn der Kranke bereit ist, auf Fragen rückhaltlose Auskunft zu geben, dann wohl die Krankheit feststellen, aber auch er muß manchmal im ersten Beginn die Frage in der Schwebe lassen, wird allerdings nur sehr selten in die Lage kommen, beim ersten Beginn zugezogen zu werden. Lange Jahre hindurch kann der Mensch im ganzen gesund sein, und nur hier und da blitzt wie ein Wetterleuchten schon auf, was später den ganzen Menschen erfaßt. Auch dann bleiben Inhalte und Zusammenhänge bei diesem Krankheitstypus in so hohem Maße verständlich, daß man die Krankheit weniger durch Schilderung dieser Inhalte und des Verhaltens nachweist als durch Aufzeigen des Komplexes psychologisch voneinander ganz unabhängiger letzter Symptome, die zusammen erst das Bild der Krankheit ausmachen. Der Fall Strindbergs zeigt deutlich, wie lange die Symptome einer solchen Geisteskrankheit vereinzelt bleiben können. Der spätere Verlauf läßt diese Krankheit mit größter Drastik sichtbar werden. Aber zunächst muß man durch lange Jahre nach den relativ spärlichen beweisenden Erscheinungen suchen; und auch diese beweisen nicht als einzelne, sondern in ihrer Gesamtheit; und sie sind derart eingebettet in ganz ähnliche, harmlose und psychologisch normal verständliche, daß der Nichtpsychiater bei dem einzelnen Phänomen wohl immer zuerst verwundert fragen wird, wie man das zu einer Geisteskrankheit in Beziehung setzen könne. Ich berichte absichtlich von diesen langen Zeiten des Übergangs, um die Wirklichkeit zu zeigen, wie sie ist. Leicht wäre es, einfach nur die späteren ganz groben Symptome zu nennen, die Krankheit zu diagnostizieren und den Anfang in eine unbestimmte Vergangenheit zu setzen. Aber das wäre auch wenig interessant. Der Mensch ist nicht heute gesund und morgen geisteskrank, nicht so einfach das eine oder das andere, sondern es können sich lange Zeiten des langsamen Übergangs einschieben wie bei Strindberg. Die Veranschaulichung dieser Stadien gibt erst ein wahres pathographisches Bild.

Verfolgung und Flucht

Immer wieder kommt Strindberg der Gedanke, daß seine Frau ihn los sein will und darum tot wünscht. 1882 hat er den Verdacht, von ihr vergiftet zu sein, aber erst 1888 betont er diese Anwandlung, die damals wohl nur vorübergehend war. Ja, er deutet später zurück, daß seine Frau schon 1880 seinen Tod beschlossen habe: „Meine äußere und innere Vernichtung ist vom ganzen Geschlecht beschlossen, und meine rächende Furie übernimmt die undankbare und schwierige Aufgabe, mich zu Tode zu quälen“.[1] Von 1884 heißt es: „Sie triumphiert. Ich bin auf dem Punkt, ein Schwachsinniger zu werden, und die ersten Anzeichen des Verfolgungswahns treten auf. Wahn? Warum dieser Ausdruck? Ich werde verfolgt! Also ist es durchaus logisch, daß ich mich verfolgt glaube“.[2]

1 Beichte S. 272. 2 l. c. S. 331.

Von Zeit zu Zeit faßt Strindberg die Unruhe so heftig, der Druck der Umgebung wird ihm so qualvoll, daß er sein Heil in der Flucht sucht; er geht instinktiv auf die Reise, ohne klare Gedanken, um sich zu befreien. Schon 1882 entwirft er den Plan, „aus dieser von einer Megäre (der Freundin seiner Frau) und meinen dupierten Freunden bewachten Festung zu entweichen". Er schlägt seiner Frau eine Reise ins Ausland vor, die tatsächlich 1888 angetreten wird und zu vierjährigem Aufenthalt außerhalb Schwedens führt.[1] 1885 greift man ihn wegen seines Angriffs auf das weibliche Geschlecht in den *Ehegeschichten* in den Schweizer Zeitungen derart an, daß ihm der Aufenthalt in der Schweiz unerträglich wird. Aber wie gestaltet sich ihm das Bild? „Man verbietet den Verkauf meiner Bücher, und ich fliehe, von Stadt zu Stadt verfolgt, nach Frankreich. In Paris sind meine früheren Freunde von mir abgefallen. Sie schließen mit meiner Frau ein Bündnis gegen mich. Wie ein wildes Tier umstellt, wechsle ich das Schlachtfeld, fast verarmt, erreiche ich einen neutralen Hafen in einem Künstlerdorf in der Umgebung von Paris".[2] Das alles sind aber nur Vorboten. Dieses fluchtartige Fortdrängen wird erst 1887 zweifellos Symptom des Krankheitsprozesses. „Um der Lächerlichkeit, die den betrogenen Mann umgibt, zu entgehen, fliehe ich nach Wien".[3] Jedoch das Bild der früher Angebeteten verfolgt ihn. Seine Liebe entflammt von neuem. Er kehrt zurück aus Sehnsucht zu ihr. „Einen ganzen Monat verbringen wir in einem magischen Frühling".[4] Bald darauf fährt er nach Kopenhagen, um Erkundigungen über sie einzuziehen, ohne Erfolg.[5] Wieder kehrt er zurück: Nach zwei Monaten „entfliehe ich zum vierten Male, mitten im Sommer, dieses Mal nach der Schweiz. Aber die Kette, die mich bindet, ist nicht aus Eisen: ich kann sie nicht zerbrechen! Es ist ein Kabel aus Kautschuk, das sich verlängert... Noch einmal kehre ich wieder".[6] Bald macht er sich wieder davon, heimlich. Er vermag sich von der Frau, die ihn magisch an sich zieht, kaum zu trennen. Auf dem

1 l. c. S. 295.
2 l. c. S. 343.
3 l. c. S. 381.
4 l. c. S. 382.
5 l. c. S. 386.
6 l. c. S. 387.

abfahrenden Dampfer will er in Schluchzen fast ersticken. „Ein einziger Schmerz packt mich und durchbohrt mir das Herz. Ich komme mir vor wie eine Puppe des Seidenwurms, die durch die große Dampfmaschine abgewickelt wird... Ich bin wie ein Embryo, dem vor der Zeit die Nabelschnur abgeschnitten ist... In Konstanz steige ich in den Zug... Jetzt ist es die Lokomotive, die mir die Gedärme, die Gehirnlappen, die Nerven, die Blutgefäße, die Eingeweide so spult, daß ich wie ein Gerippe in Basel ankomme. In Basel packt mich eine plötzliche Leidenschaft, alle Orte der Schweiz wiederzusehen, an denen wir uns aufgehalten haben... Ich verbringe eine Woche in Genf, eine in Ouchy, durch meine Erinnerungen von Hotel zu Hotel getrieben, ohne Rast noch Ruhe, wie ein Verdammter, ein ewiger Jude gejagt." Schließlich kehrt er wieder zurück.[1]

Die Jahre nach 1888

Selten kommt es vor, daß die Krankheit mit der Entwicklung des Eifersuchtwahns ihr Ende erreicht, daß dann der Gesamtzustand durch Dezennien sich ziemlich gleichbleibt. Der Wahn wird nie korrigiert, kleinere Anwandlungen schizophrener Art kommen hier und dort noch vor, aber ein weiterer Schub oder ein weiteres langsames Wachsen findet dann nicht mehr statt.[2] Meistens aber entfaltet sich der Krankheitsprozeß weiter; so auch bei Strindberg. Nachdem 1887 ein schubartiges Wachsen der Krankheit gebracht hatte, breitet sie sich die folgenden Jahre mit Unterbrechungen langsam aus, zeigt sich bei mannigfachen Gelegenheiten, bis das Jahr 1896 wieder ein akutes, alles Frühere an Heftigkeit übertreffendes Wachsen der Krankheit bringt.

Obgleich der Gedanke der Scheidung schon 1887 ernstlich aufgetaucht war,[3] obgleich das Manuskript der *Beichte* schon exi-

1 Beichte S. 389 ff.

2 Ein solcher Fall ist der Fall Klug in meiner oben zitierten Arbeit über den Eifersuchtswahn.

3 Beichte S. 389.

stierte, lebte Strindberg doch wieder mit seiner Frau zusammen.

1888 sah ihn Georg Brandes in Kopenhagen.[1] Gelegentlich fiel die Bemerkung Strindbergs zu Brandes: „Sie wissen wohl, daß meine traurige und lächerliche Ehe aufgehoben ist?“ Bald darauf wundert sich Brandes, daß Strindberg als Junggeselle sich eine Wohnung von sechs Zimmern nehmen will, was Strindberg damit begründet, daß er Frau und drei Kinder habe. Auf Brandes' Erstaunen erklärt er: „Ich habe Frau Strindberg als Frau abgeschafft, sie aber als Geliebte behalten.“ Daß Brandes meint, nach den Gesetzen aller Länder werde sie als Geliebte gleich wieder seine Frau, scheint Strindberg nicht zu berühren. 1889 spielt seine Frau eine Rolle in seinem Einakter *Paria* und in *Fräulein Julie*. Strindberg ist stolz auf ihren Erfolg. Er telegraphiert an Ola Hansson: „Frau Strindberg achtmal hervorgerufen. Man verlangt den Verfasser. Frau Strindberg redet. Stürmischer Beifall.“ Strindberg war ihr nach Ola Hansson damals dankbar. Vierzehn Tage später redet er neuerdings von Scheidung, aus der dann wieder nichts wird.[2] Erst 1892 wird sie vollzogen,[3] unter welchen Umständen, ist nicht zu ersehen; wie über diese Jahre überhaupt wenig berichtet ist.[4] Als Oktober 1892 Ola Hansson im ersten Heft der *Zukunft* für Strindberg eintrat, der ökonomisch in äußerster Bedrängnis war, schrieb er u.a.: „Strindberg klammert sich noch ans Leben, nur um seiner Kinder willen. Diese Kinder hört er nicht – sieht er nicht. Laut schwedischen Gesetzes lebt er von ihnen getrennt, solange sie noch minderjährig sind, denn er war genötigt, sich von ihrer Mutter scheiden zu lassen“.[5]

1 Brandes: *German.-roman. Monatsschr.* Bd. 6, S. 326 ff. 1914.

2 Hansson S. 1545 ff.

3 Datum nicht ganz klar. Vgl. Paul S. 34, 59. Hansson S. 1728.

4 Strindbergs Autobiographie setzt nach der Beichte erst wieder Ende 1892 ein mit *Entzweit* (über die zweite Ehe, geschrieben 1903). In die Lücke treten die Briefpublikationen und Berichte von Ola Hansson, Brandes und, von November 1892 an, von A. Paul.

5 Paul S. 34.

Strindbergs Zustand die Jahre hindurch war offenbar wechselnd, oft unruhig. Januar 1890 schreibt er: „Die Situation, Milieu, Diät, haben mir eine gewisse stumpfe Ruhe gegeben, aber die Wiederholungen verflossener Stadien, die Einatmung schlechter Luft, der Umgang mit kleinen Geistern drücken und zerren an mir... Zeit und Menschen scheinen mir geistesgestört." Drei Wochen später: „Ein elendes Leben in allen Hinsichten! Man stirbt Stück für Stück, und schläft am liebsten".[1] September 1890: „Ich bin todmatt und aufgerieben, fühle, wie das letzte Stadium der Illusionen verschwunden und l'âge critique des Mannes, 40 Jahre, schon da ist, wo alles durchschaut wird, als wäre es Glas." „Es ist mir ganz unmöglich, etwas zu schreiben, wenn ich vom Morgen bis in die Nacht reise, und schwitzend, schmutzig und müde ins Hotel komme, um am andern Morgen fortzusetzen" [er macht eine „Blitztournee durch dieses ganze große Land Schweden"[2]], Mai 1891: „Seitdem ich von Dir Abschied nahm, habe ich grauenhafte Tage durchlebt, grauenhafte! Als ich gestern abend nach Runmarö herauskam – einsam! – und die roten Häuschen und die grünen Wiesen wiedersah, wo ich im vorigen Sommer mit meinen Kindern gespielt!!! Ja, ja, Du! – Ich wohne in einem Hause, wo vor zwei Jahren ein Jugendfreund von mir wohnte, der sich im Teich ertränkte, weil seine Frau ihn verlassen und seine Kinder mitgenommen hatte. Schlief im selben Zimmer, wo er seine letzte Nacht geschlafen, und wurde so schrecklich vom – Teich suggestioniert! Träumte so anschaulich, daß rohe Menschen ins Haus drangen und mich körperlich beschimpften, so daß ich Licht anzündete, die geladene Büchse ans Bett stellte und auf das Tageslicht wartete, das sich glücklicherweise eine Stunde später einfand. Ich habe nie so illusorisch geträumt..."[3]

Hansson bemerkt, daß in Strindbergs Briefen der Einschlag seiner eigenen, Hanssons, Antworten gar keine Rolle spielt. Die Handschrift sei dekorativ, ornamental, bewußt geformt. „Sie sieht leicht lesbar aus, ist es aber nicht. Sie vergrößert und verkleinert

1 Hansson S. 1550. 2 l. c. S. 1727. 3 l. c. S. 1738.

sich, als sehe man sie durch Vergrößerungs- und Verkleinerungsgläser. Mehrere Briefe scheinen ... zitternd geschrieben. Manchmal schreibt Strindberg nachlässig und wie ihm der Stoff einfällt; das ist aber nur selten. Öfters ist der Inhalt vorher auf die Größe des Papiers berechnet, ohne Korrekturen, sauber wie eine Reinschrift, was bei seinem großen Jammer ganz wunderlich wirkte. Hin und wieder elegante Briefchen mit der feinsten Damenpiktur".[1]

Die Entwicklung des Verfolgungswahns

Mitte der achtziger Jahre nahm Strindberg an, daß die Frauen gegen ihn als Antifeministen komplottierten. Er deutete so die Entstehung des gegen ihn angestrengten Prozesses wegen Beleidigung der Religion. Das war noch kein greifbarer Verfolgungswahn, wenn auch eine wunderliche Idee. Dann gewann er die Überzeugung, daß seine Frau dabei beteiligt sei, daß seine Frau ihn aus der Welt schaffen wolle. Aber solche Gedanken erschütterten ihn im Augenblick ebenso heftig, wie er sie schnell vergaß und keine Konsequenzen daraus zog, was für das Entstehungsstadium dieser Krankheit charakteristisch ist. Weiter vermutete er, daß er wenigstens geduckt, hörig gemacht werden solle, ein Gefühl, das tief in seiner Natur wurzelte und später nur als Inhalt in die Formen der Krankheit trat. Als Strindberg 1888 Brandes in Kopenhagen besuchte, erzählte er, daß er eben im Irrenhaus Bistrup in Roskilde war, um sich vom Oberarzt ein Zeugnis zu erbitten, daß er nicht toll sei. „Ich fürchte nämlich, daß meine Verwandten Böses gegen mich im Sinne haben." Der Arzt wünschte, daß Strindberg einige Wochen zur Beobachtung bleibe, da er das Zeugnis aus dem Stegreif nicht geben könne. Darauf verzichtete Strindberg.[2] Wie wunderlich sein Mißtrauen überall war, zeigt seine erste Reaktion auf die auch zu ihm

1 l. c. S. 1738.

2 Brandes: *German.-roman. Monatsschr.* Bd. 6, S. 326.

gelangenden denkwürdigen Wahnsinnsbriefe Nietzsches. Er schreibt Januar 1889 an Brandes: „Nun glaube ich, unser Freund Nietzsche ist verrückt und, was ärger ist, er kann uns kompromittieren, sofern nicht der listige Slawe uns alle zum besten hält".[1] In den Jahren nach 1888 muß wohl hier und da eine Anwandlung von Beeinträchtigungsgedanken ihm gekommen sein. Eine solche Geschichte berichtet er nachträglich aus dem Jahre 1891 oder 1892 im *Inferno*: Ein Freund im Stockholmer Inselmeer ist in seiner Eigenliebe durch einen der Romane Strindbergs verletzt, ladet ihn zum Besuch ein, will ihn in eine Falle locken, um ihn ins Irrenhaus zu sperren. Strindbergs scheinbare Unterwerfung verschafft ihm aber das Wohlwollen dieses Henkers, der bald durch schwere Schicksalsschläge büßen muß, daß er mit dem Donner hatte spielen wollen.[2] So sieht Strindberg es aus der Perspektive seines vollendeten Wahnes, aber eine Grundlage wird diese Erzählung gehabt haben, denn aus dem Jahre 1892 kennen wir durch die Berichte Pauls und Hanssons eine neue Anwandlung von Verfolgungsgedanken.[3] Im November war Strindberg nach Berlin gekommen, Laura Marholm und ihr Gatte Ola Hansson hatten ihm durch jenen Artikel in der *Zukunft* Geld verschafft und verschafften ihm jetzt Beziehungen. Er kam, um einen Erfolg seiner Dramen in Deutschland zu suchen. Laura Marholm war für kurze Zeit seine Schicksalslenkerin geworden. Allerdings, so erzählt Paul,[4] hat sie ihn dabei in einer Weise gemanagert, daß ihm bald angst und bange wurde! Er wohnte bei Hanssons. Es dauerte nur einige Wochen, da war für ihn Laura Marholm, die Mara, wie er sie nannte, die größte Verbrecherin. Sie wollte ihn und das ganze männliche Geschlecht „fressen", an ihm die Unterlegenheit des Mannes demonstrieren,

1 Brief an Brandes S. 1494.
2 Inferno S. 85 ff.
3 Die beiden Berichte weichen zwar erheblich voneinander ab. Aber das Faktum des Paranoischen läßt sich deutlich erkennen. Ob die Initiative zum Zusammenwohnen mit Hanssons von Strindberg ausging oder, wie Paul erzählt, von Laura Marholm, ist für uns unerheblich.
4 Paul S. 28.

ihn ins Irrenhaus bringen. Er floh Hals über Kopf aus ihrer Nähe, gab sich nicht mal Zeit, seine Sachen mitzunehmen, und etablierte sich auf eigene Faust in Berlin. Hansson selbst berichtet,[1] wie unbegreiflich sein Verhalten war: Strindberg war schon nach und nach immer häufiger unsichtbar geworden, und im selben Grad blieben die Menschen von Hanssons fern. Eines Abends kam er überraschend noch spät zu ihnen, die Gitarre in der Hand, ein liebenswürdiges Lächeln auf den Lippen, einen warmen Glanz im Blick. Er ging auf und ab, griff zuweilen in die Saiten, sang einzelne Strophen, macht einige Tanzschritte. Er schenkte ihnen zwei selbstgemachte Bilder. Am andern Morgen war er fort. Eine Zeitlang danach kam ein Dienstmann von Berlin mit dem schriftlichen Auftrag, seine Sachen einzupacken und mitzunehmen. Des Näheren erzählt noch Paul:[2] „Frau Ola war ihm von Anfang an unheimlich... Kaum den Fesseln der Ehe entronnen, sollte er sich jetzt von einer andern Frau am Gängelbande führen lassen? Niemals! ... »Sie ist gefährlich«, sagte er. »Sie stiehlt die geistigen Samentiere anderer Männer und gibt sie als die Frucht ihrer eigenen Ehe aus! An sich unproduktiv, aber mit der ganzen bis ans Äußerste getriebenen Imitationsfähigkeit der schwarzen Rasse... Um selbst als die große Ausnahme dazustehen, proklamiert sie die Minderwertigkeit der andern schreibenden Frauen! ... Dann widerlegt sie sogar das Axiom von der Unfruchtbarkeit der schreibenden Frauen als treibende Kraft ihrer Künstlerschaft, indem sie selbst ein Kind zur Welt bringt! Das reine Tendenzkind... Ich habe die ganze Zeit die Unterlegenheit der Frau gepredigt. Deshalb will sie jetzt, in meiner Person, das männliche Geschlecht knechten und zeigen, daß wir die Unterlegenen sind! Deshalb der Bettelartikel in der *Zukunft*! ... Die Welt soll mich nur durch sie haben können! Ich soll nur durch sie alles erreichen dürfen! Sie will mich sogar mit anderen Frauen verkuppeln, um mich wieder unter das Joch zu bringen! ... Sie will mich kleinkriegen, um meine ganze Weiberphilosophie als Ausfluß eines Monomanen ... hinzustellen! Sie will die Welt

1 Hansson S. 1736. 2 Paul S. 44 ff.

hindern, selbst zu sehen und zu urteilen, – ihr so allmählich meine Verrücktheit ansuggerieren und mich schließlich ins Irrenhaus bringen.« Er ist bei »Frau Blaubart« in »Gefangenschaft«." – Solche Äußerungen macht Strindberg bei allen Bekannten Hanssons, „ließ seine Bosheit je nach Gelegenheit spielen. Einige hielten treu zu ihnen. Viele fielen von ihnen ab". Hanssons verzichteten auf Kampf, gaben ihre kaum gefestigte Position in Berlin auf und zogen im Laufe des folgenden Jahres fort. Die Beziehungen Hanssons zu Paul werden durch „gehässige Äußerungen" gestört, die Strindberg hinterbrachte, und die Paul fälschlich glaubte. – Ganz plötzlich erschien Strindberg eines Tages bei Paul: „Jetzt habe ich das Tischtuch zwischen mir und der ‚Mara' zerschnitten!" Er war aus der „Friedrichshölle", unter Zurücklassung seiner Sachen, geflohen, in der festen Überzeugung, daß ihm dort die größte Gefahr drohte. „Die Frau ist eine Verbrecherin! Ich weiß es jetzt ganz bestimmt! Sie hat sich gestern verplappert, betreffs meiner Nietzschebriefe! (Von denen er fälschlich glaubte, daß Laura Marholm sie ihm gestohlen habe.) Es war höchste Zeit, mich da loszureißen, sonst wäre ich, wer weiß wie bald, im Irrenhause!"

Verfolgt, mit Übelwollen angesehen, glaubte sich Strindberg immer häufiger. Er hatte eine faktische Angst vor dem Irrenhause.[1] Er brachte unbegründete Verdächtigungen vor, war enttäuscht, wenn der „Feind" sich ruhig verhielt, statt ihm mit Gegenmaßregeln zu kommen; und entwickelte dann einen unauslöschlichen Haß, daß der Betroffene sein Leben lang mit den Folgen zu kämpfen hatte.[2] Sein jugendlicher Übermut der Berliner Zeit „hatte einen besonderen Beigeschmack! Sein Mißtrauen – die Ungerechtigkeiten, die er gegen andere begangen hatte –, das Bewußtsein, sie beleidigt zu haben, – die Furcht vor ihrer Rache spielten da stets mit! Seine Phantasie ging da immer mit ihm durch. Imstande, für einen Freund das Letzte herzugeben, bedurfte es nur eines Traumes, und er glaubte von jenem das Schlimmste erwarten zu können und ging aufs schärfste gegen

1 Paul S. 46, 99, 185, 196.

2 l. c. S. 48.

ihn vor!"[1] „Keine Freundschaftsbeziehung, wie intim sie auch schien, hinter der nicht bei ihm das Mißtrauen lauerte und sich, ganz unvermutet, in jähe Eruptionen der bösartigsten und unbegründetsten Verleumdungen entlud".[2]

Ein neues und lange festgehaltenes Zentrum seiner Verfolgungsgedanken waren „Aspasia", Przybysczewski und Lidforss.[3] Mit den beiden Männern war er befreundet, die Frau war vor seiner neuen Verlobung seine Geliebte gewesen. Er vermutete Haß und Rache von allen dreien, besonders nach seiner Verlobung, setzte sich zur Wehr durch Intrigen und Klatschereien. Noch im *Inferno* ist der Pole unter dem Namen Popoffsky eine Hauptperson unter den Verfolgern.

Alle, die mit Strindberg verkehrten, konnten sich auf sein Verhalten im Grunde keinen Vers machen. Ihre Urteile und Deutungen sind zum Teil recht abweichend. Der eine vermutet Niedertracht, bewußte Berechnung und Hintergehung, bewußtes Arrangieren und Intrigieren, der andere erkennt die eigentümliche Unberechenbarkeit als Folge seines eingewurzelten Mißtrauens, wieder andere scheinen das alles als unerheblich und uncharakteristisch zu ignorieren. Offenbar haben immer auch manche, schon seit Mitte der achtziger Jahre, das Gefühl von Irrsinn bei Strindberg gehabt und vermutet, bei ihm sei irgend etwas nicht in Ordnung. Aber irgendeine klare Vorstellung konnten auch sie nicht gewinnen, denn schließlich war alles, was Strindberg sagte und tat, doch auch verstehbar; seine Bedeutung als Schriftsteller lag zutage; und Irrsinn fällt für den Nichtpsychiater oft einfach zusammen mit Unordnung, Chaos, Unverstehbarkeit, die die ganze Seele ergreifen muß. Ein doch immer besonnener, aktiver, überlegener Mensch gilt als „im vollen Besitz seiner Geistesfähigkeiten". Strindberg empfand diese mögliche Meinung, er sei irrsinnig, als unerträglich. Er spürte sie, wo sie war, nur allzu schnell, und wo sie nicht war, vermutete er ihr Vorhandensein. Schon seiner ersten Frau wirft er immer vor, sie behandle ihn als

1 l. c. S. 59. 2 l. c. S. 99.

3 l. c. S. 99 ff., 120, 136, 164, 191. Dazu Briefe an Brandes 1507 ff.

Irren, sie verbreite das Gerücht, er sei irrsinnig. Hier hatte seine sehr reale Angst vor dem Eingesperrtwerden in einem Irrenhaus eine zum Teil verständliche Quelle. Er hat aber nicht nur die Sorge, sondern bald den Wahn, man wolle ihn in eine Falle locken und dann einsperren.

Es besteht eine untrennbare Durchsetzung in Strindbergs Verhalten, wie in dem aller ähnlichen Kranken, einerseits aus in der Situation begründeten und verstehbaren Zusammenhängen, andrerseits aus jenem unverständlichen, nur kausal zu erfassenden Faktor des Krankheitsprozesses, der in die seelischen Reaktionen des Kranken ein qualitativ Anderes, ein eigentümliches Plus und ein Wegfallen einfachster normalmenschlicher Empfindungen bringt. Daraus entspringt in allen ähnlichen Fällen die Ratlosigkeit der Umgebung, das fortwährende Vorbeitreffen aller Beurteilungen und Deutungen, die die eine von beiden Seiten ignorieren. Der Kranke bleibt als Kranker unerkannt, es entstehen groteske Situationen. Charakteristisch schreibt 1893 seine zweite Frau schließlich über ihn: „Ich sehe keine Hoffnung, keinen Ausweg für ihn – denn ich verstehe nichts mehr“.[1]

Wissenschaftliche Studien

Schon in der Jugend hatte Strindberg fast allseitige Interessen, vor allem auch wissenschaftliche Neigungen. Insofern ist das immer stärkere Hervortreten seiner wissenschaftlichen Studien, die ihn jahrelang (etwa 1893–1897) fast ausschließlich beschäftigten, nicht auffallend. Aber die Art dieser Beschäftigung ist charakteristisch. Noch 1884 hat er in den *Französischen Bauern* ein Buch natürlicher, realistischer Beobachtung wissenschaftlichen (soziologischen) Inhalts geschrieben. Ende der achtziger Jahre tritt auch hierin eine Wandlung ein. 1889 schreibt Strindberg an Hansson über Poe: „Ist es möglich, daß er 1849, im Jahre meiner Geburt, sich durch Massen von Medien und bis zu mir

1 Paul S. 162.

durchdrängen konnte!“ Daran knüpft er Betrachtungen über die Fortsetzung der Gehirnvibrationen in andere Seelen und die daraus entstehende „gewisse Unsterblichkeit für die bewegliche Seele“.[1] Ein andermal findet er „ancestrale Erinnerungen“, z.B. arabische Buchstaben in der Handschrift gewöhnlicher Menschen von heute.[2] In Berlin (Nov. 1892 bis Mai 1893) beschäftigt er sich viel mit chemischen und anderen naturwissenschaftlichen Studien, will die Überführbarkeit der Elemente ineinander entdekken, versucht Gold zu machen.[3] Diese Studien und Beobachtungen werden die folgenden Jahre mit größter Intensität fortgesetzt. Ihre Ergebnisse sind niedergelegt vor allem in *Antibarbarus* und in *Sylva Sylvarum*.[4] Man kann dieses wissenschaftliche Verfahren etwa so charakterisieren: Er ist nicht Fachwissenschaftler, sondern mit den letzten Dingen beschäftigt, nicht Spezialgelehrter, sondern Philosoph. Ihn interessiert nicht das Goldmachen, sondern die Überführung der Elemente ineinander, nicht eine Frage der Pflanzenhistologie, sondern die Gemeinschaft alles Lebendigen (weswegen er Nerven und Blutgefäße bei Pflanzen zu finden meint). Aber diese philosophische Einstellung ist insofern wieder gar nicht philosophisch, als er nicht alles mit allem kritisch vergleicht und zusammenstellt, nicht eine Idee von einer Ganzheit hat, sondern im Grunde immer bei Einzelheiten bleibt: dieses Einzelne ist überall das Absonderliche, Geheimnisvolle, das, was alle bisherige Wissenschaft in den Prinzipien umwirft. Immer ist er bei der Entdeckung umwälzender Neuerungen, diese sind aber nicht Teile einer Totalität, sondern in seinem Kopf häuft sich ein Konvolut „fixer Ideen“. Er ist fanatisch und hartnäckig bei seinem experimentellen Arbeiten. Immer in Ekstase, treibt er das unablässige Experimentieren bis zu körperlichen Schädigungen. Aber die Experimente sind keine exakten Experimente, die besonnen und kritisch überlegt und kontrol-

1 Hansson S. 1540 ff.
2 l. c. S. 1542.
3 Paul S. 43, 72, 142, 149. Inferno S. 4, 11, 19, 22–24, 28 usw.
4 Vgl. die tabellarische Zusammenstellung von Strindbergs zahlreichen naturwissenschaftlichen Schriften: *Sylva Sylvarum* S. 163 ff.

liert sind, sondern es ist ein Kochen mit allen möglichen Ingredenzien, ein schnelles Zusehen und Probieren. Ein grober Versuch gibt ein durchaus unklares grobes Resultat, es paßt ihm zu seinen Erwartungen, sofort heißt es „also", und die Bestätigung seiner umwälzenden Entdeckung ist da. Von irgendeinem quantitativen Verfahren ist nie die Rede. Die Einfälle bestehen isoliert, haben zwar irgendeine Plausibilität, sie werden aber nicht zu dem vorhandenen Wissen in allseitige Beziehung gesetzt, sondern er macht überall „Kurzschlüsse". Dabei können die Inhalte bedeutend, tiefsinnig, ja sie können richtig sein (wie der Gedanke der Transformation der Elemente). Dann sind sie aber Zufallsrichtigkeiten; es ist nicht auf die Weise richtig, wie Strindberg es zu finden meint, sondern auf ganz andere Weise. Die Form des Auftretens und der Begründung der Meinungen und Entdeckungen ist für die Art dieser Studien entscheidend.

Nun ist diese Art von wissenschaftlichen Studien nicht spezifisch für die Schizophrenie, sie kommt gerade so bei gewissen abnormen Persönlichkeiten vor (z.B. den Menschen mit Erfinderwahn, bei manchen Theosophen, die ja nicht krank zu sein brauchen im Sinne eines Prozesses). Aber doch ist diese Art häufig bei den paranoischen Krankheitsbildern der schizophrenen Gruppe. Das Entscheidende ist, daß zeitlich diese Art bei Strindberg zusammen mit den anderen Krankheitssymptomen einsetzt und mit der Krankheit wächst und schließlich gleichzeitig mit ihrem Höhepunkt die Herrschaft über Strindbergs Denken gewinnt. Darum ist diese Welt „objektiven Wahns" ein weiteres Symptom für den langsam sich ausbreitenden Krankheitsprozeß.

Diese wissenschaftlichen Studien sind zunächst fast rein naturwissenschaftlich; schon hier gewinnen sie bald eine mythische und metaphysische Richtung. Analog setzt die Betrachtung der Geschichte, des Menschen, der metaphysischen Welt überhaupt ein. Dabei können einzelne Inhalte aus der Zeit vor der Krankheit übernommen sein, aber sie gewinnen jetzt eine qualitativ andere, fixiertere, absolutere Form, so z.B. die Theorien über das weibliche Geschlecht, über die Beziehung der Geschlechter zueinander.

Bei der weiteren Ausbreitung der Studien spielt zunächst vorwiegend das Denken eine Rolle, später kommen die pathologischen primären Erlebnisse hinzu, von denen noch zu reden sein wird: die gesteigerte und spontane Sinneserregbarkeit, das unmittelbare wahnhaft deutende Sehen. Dann bestehen die „Beobachtungen" einfach in Schilderungen solcher schizophrenen Erlebnisinhalte.

Als 1894 der *Antibarbarus* erschien, erwartete Strindberg seine Wirkung als großer Naturforscher. Diese blieb aus, dagegen wurde er hier als Dilettant, dort als „ein Schelm dargestellt, der nachher zum Narren wurde".[1] Strindberg setzt alle Hebel in Bewegung, um ihm günstige Äußerungen in die Zeitung zu bringen.[2] Er bemüht sich wieder um Gesundheitsatteste. Ein Brief von Haeckel, in welchem dieser erklärt, nichts von Verrücktheit zu finden, freut ihn ungeheuer, er will ihn publizieren lassen, dann aber doch wieder nicht, weil ein Satz darin vielleicht schädlich wirken könne. Er findet mit Befriedigung in der französischen Literatur Bücher ähnlichen Inhalts und stellt fest, daß er „in eine Hauptströmung geraten ist".[3]

Anfälle

Mannigfaltige kurze Zustände von Bewußtseinsveränderung, subjektive Lähmung, Abwesenheit usw. kommen bei der Schizophrenie ebenso wie die früher berichteten mehr körperlichen Anfälle vor. Auch Strindberg berichtet solche von sich, wenn auch in ganz anderer Auffassung. Der früheste Zustand, der noch nicht genau geschildert ist, datiert Dezember 1892 (Brief an Paul): „Legte mich zu Bett, blieb ohne Mittagessen, wie ich voraussah, da ich mich nicht zwingen kann, mit einem Hotelwirt, drei Kellnern im Frack usw. zusammen zu sein. Lag bis jetzt

1 Brandes-Brief S. 1500.
2 Vgl. die Briefe an Brandes und Paul.
3 Briefe an Brandes S. 1505.

5.30 ausgehungert, erfroren. Mit zunehmendem Starrkrampf (aus Angst), daß ich in diesem Zimmer verhungern und erfrieren werde, wegen Unfähigkeit, auf den Knopf der Klingelleitung zu drücken und zu sagen, was ich wünsche".[1] In der Berliner Zeit (1892/93) hatte Strindberg einen anderen Anfall, der diesmal für die Schizophrenie spezifisch ist: Im Gespräch mit einem Bekannten im Augustinerbräu schwieg er plötzlich, „hatte halb das Bewußtsein verloren, ohne ohnmächtig zu sein, und saß noch auf dem Stuhle. Nun trat ein Zustand ein, in dem er sich abwesend fühlte und doch wußte, wo er in Wirklichkeit war. Er hatte vergessen, wer ihm gegenüber saß, sagte aber zu diesem: »Warten Sie! Ich bin im Augustiner, aber ich weiß sehr wohl, daß ich an einem anderen Ort bin; sagen Sie nichts ... ich erkenne Sie nicht, aber ich weiß, daß ich Sie kenne. Wo bin ich? – Sagen Sie nichts, das ist äußerst interessant.« Er sah einen Nebel, einen Hintergrund von unbestimmtem Farbenton, und oben von der Decke herab senkte es sich wie ein Theatervorhang..."[2] – 1893/94 in Ardagger träumte er sich in eine ferne Landschaft, so daß sie wahrnehmbar gegenwärtig war. „Plötzlich höre ich einen heiseren Schrei, ich finde mich auf dem Fußboden stehen, ein Krampf dreht schraubenförmig mein Rückgrat um, und bewußtlos falle ich auf einen Stuhl nieder, einen unerträglichen Schmerz im Rücken".[3]

Die Zeit der zweiten Ehe

Kurz bevor Strindberg nach Berlin kam, war die erste Ehe endlich geschieden. In der kurzen Berliner Zeit erlebte er nach Paul „fünf Romane".[4] Im Mai 1893 verheiratete er sich zum zweiten Male.[5] In der neuen Ehe spielte nun die Eifersucht der ersten

1 Paul S. 66.
2 Legenden S. 291 ff.
3 l. c. S. 289.
4 Paul S. 58 ff.
5 Die Zeit dieser Ehe ist autobiographisch geschildert in *Entzweit* (geschrieben über die Jahre 1892/94 im Jahre 1903, daher von den spä-

keine Rolle, die Ehe hat als Faktor seiner Existenz überhaupt keine selbständige Bedeutung mehr, sondern wird nur verarbeitet im Sinne seines Verfolgungs- und Beeinträchtigungswahns. Von Anfang an spürt er in Momenten, daß die Frau ihre Überlegenheit will.[1] Sie bezahlt für ihn im Restaurant und „demütigt" ihn damit.[2] Mit der Liebe ist auch zugleich der Ansatz des Hasses da. Den ersten Kuß empfängt er von ihr, statt ihn zu geben, und ist dadurch wieder als Mann „gedemütigt". „Trotz ihrer Liebe konnte sie nicht verbergen, daß sie ihn auf Gnade und Ungnade in ihrer Gewalt zu haben glaubte, und zuweilen ließ sie ihn es merken".[3] Sie vollziehen die Eheschließung in Helgoland. Zwistigkeiten sind sogleich da, werden gelöst und auf die Schuld einer dritten Macht geschoben. Nach ganz kurzem Glück schildert Strindberg die Lage schon mit den Worten: „Jeder hatte sich und seine Form verloren und sie waren eins... Der Selbsterhaltungstrieb der Persönlichkeit erwachte, und als jeder seinen Teil zurücknehmen wollte, entstand ein Streit um die Stücke".[4] Als Strindberg bald darauf in London einmal allein ist, während sie spazierengeht, „fühlte er, wie seine Nerven sich ordneten und beruhigten. Er fand sich selber wieder als etwas Abgeschlossenes, das für sich existiert. Er strahlte nicht mehr aus, sondern verdichtete sich".[5] Seine Frau bekommt wider seinen Willen *Die Beichte eines Toren* in die Hand, diese rücksichtslose Schilderung seiner ersten Ehe. Strindberg glaubt daraufhin eine ungeheure Veränderung bei ihr zu bemerken. „Sie sagte nicht ein Wort; aber er las in ihrem Gesicht, daß es jetzt mit dem Frieden aus sei; daß diese Frau keine Ruhe mehr haben würde, bis sie seine Ehre vernichtet und ihn gezwungen, sein Leben zu verkürzen".[6] Sie verlangt bald Einschränkung; sie sollen sich mit einem Zimmer begnügen, sie setzt ihm schlechtes Essen vor. Sein Haß

teren Auffassungen in den Formulierungen beeinflußt). Dazu wichtige Berichte und Briefe Strindbergs bei Paul.

1 Ein objektives Urteil über die Frau und Briefe von ihr bei Paul S. 156 ff., 162.
2 Entzweit S. 19.
3 l. c. S. 52.
4 l. c. S. 61.
5 l. c. S. 66.
6 l. c. S. 71.

wird so grenzenlos, daß er sie einmal ins Wasser stoßen möchte.[1] Er fühlt in ihr den Vampir, der sich an seiner Seele festgesogen hat, seine Gedanken bewacht, ihn seelisch und physisch nicht losläßt.[2] Er merkt, daß sie ihm zu verstehen gebe, er sei ihr Gefangener. Das Zimmer sieht aus wie ein Schweinestall, das Essen war so zubereitet, daß es widerwärtig sein sollte.[3] Er reist ab, zunächst nach Hamburg, um „den Gehilfen Ilmarinen" auf Rügen aufzusuchen.

Die gleichzeitigen Briefe an Paul lassen sehen, wie Strindberg voll ist von den Leuten in Berlin und den literarischen Angelegenheiten. Er intrigiert.[4] Von seiner Ehe ist gar nicht die Rede. London verläßt er wegen „Hitze und Rauch". Seine Frau werde in 14 Tagen nach Rügen nachkommen.

Zunächst aber saß er in Hamburg fest. „Es war wie behext; alle waren auf dem Lande oder sonst fortgereist." Er hatte kein Geld mehr und bekam auf Telegramme kein Geld. „Da fühlte er sich wie in eine Falle gelockt... Ohnmächtig und in beständigem Grimm gegen einen Unsichtbaren, der ihm zu grollen schien, wurde er gelähmt, wagte nicht mehr einen Finger zu rühren, um sein Schicksal zu ändern... Er bekam die fixe Idee, er werde von dieser schrecklichen Stadt niemals loskommen. Dieser Eindruck wurde so lebendig, daß er sein Leben in dem greulichen Hotelzimmer beendigen wollte".[5] Die gleichzeitigen Briefe bestätigen ungefähr diese Schilderung.[6] Aber zugleich ist er noch voll von der Aspasia-Angelegenheit.

Jetzt kommt er nach Rügen zu Paul (in *Entzweit* Ilmarinen genannt). Er fand „Ilmarinen verändert, kühl, verlegen". Strindberg hatte das Gefühl, „als stehe er unter irgendeinem Fluch. Diesen unbedeutenden, ungebildeten Ilmarinen hatte er aus dem Nichts gezogen, in seinen Kreis eingeführt, beköstigt und beherbergt... Jetzt verließ der Famulus seinen Lehrer, weil er glaubte, da sei nichts mehr zu gewinnen".[7] Auch alles andere in Rügen stimmte

1 Entzweit S. 74. 2 l. c. S. 75. 3 l. c. S. 78.
4 Paul S. 122 ff. 5 Entzweit S. 83 ff. 6 Paul S. 143 ff.
7 Entzweit S. 87 ff. Aus Pauls Bericht geht hervor, wie offenbar falsch

nicht. „Da wurde ein Essen serviert, das ausgekochtem Schweinefutter ähnlich war... Alles war verfälscht, sogar das Bier".[1] Er hatte eine Bodenkammer erhalten, auf deren Blechdach die Sonne brannte. Die ganze Gegend bestand aus hellem, losem Sand, der jetzt von der Hochsommersonne so erwärmt war, daß er nachts nicht abkühlte. „Ilmarinen wurde zudringlicher von Tag zu Tag; fragte, wann die Frau kommen werde; glaubte, als vierzehn Tage vergangen waren, sie habe ihn verlassen." Sich widersprechende Briefe der Gattin kamen an. „Darauf vernünftig zu antworten, war nicht möglich." „Einen Monat dauerte diese Hexenküche. Während dieser Zeit sah er mit Sehnsucht auf die Stunden in Hamburg zurück; die erschienen ihm als schöne Erinnerungen an eine unbeschreiblich liebliche Zeit, wenn er sie mit diesen verglich".[2] Eine Einladung auf des Schwiegervaters Villa befreite ihn. Er reiste ab, Pauls Bericht ergänzt diese Selbstschilderung auf das beste.[3] Strindberg richtete sich sein Zimmer halb als Wohnzimmer, halb als Laboratorium ein... „Von seiner Ehe wurde nicht gesprochen. Was da eigentlich den jähen Abbruch der Hochzeitsreise und die Trennung bewirkt hatte, ließ er nicht merken." Strindberg war „stets mißgelaunt und verstimmte alle Welt. Er hatte eine ganz infernalische Art, sein Mißvergnügen und seinen Lebensekel über andere loszulassen. Nichts taugte ihm, also durfte es auch nicht andere befriedigen". Niemals, meint Paul, habe Strindberg die schwungvolle Lebenslust wiedergewonnen, die ihn bei der Ankunft in Berlin beseelt habe. Über alles Essen schalt er, z.B. über den Fisch: „Schlammfisch", „in gefälschtem Fett gebraten! Die Fischer haben ihn mit ihren geteerten Stiefeln getreten, ehe er in die Pfanne kam". Die schöne Literatur ist ihm nichts. „Die Wissenschaft ist alles." Vor allem aber: Strindberg glaubte sich in der größten Gefahr, seitdem er nach Rügen kam. Er fürchtete Pauls Rache, der sich tatsächlich und begreiflicherweise von ihm etwas zurückzog. Der finnische Dichter Tavaststjerna, der auch in Rügen war, stand im Ver-

diese Darstellung ist.

1 Entzweit S. 88 ff. 2 l. c. S. 91 ff. 3 Paul S. 147 ff.

dacht, ihn töten zu wollen. Ein Beispiel von Strindbergs plötzlich auftauchender Angst erzählt Paul: Strindberg hatte sich gegen des Finnen Frau früher nicht gerade schön benommen. Er glaubte Rache dafür erwarten zu müssen. Der Finne ließ sich nichts merken. „Das war sehr unheimlich! Das war niederträchtige Hinterlist... Je freundlicher Tavaststjerna sich ihm gegenüber gab, um so unruhiger wurde Strindberg." Der Finne wartete nur auf Gelegenheit! „Als wir nach Hause gingen und aus dem Garten des Waldhotels in den dunklen Weg einbogen, der zu unseren Villen führte, fing Strindberg plötzlich an zu laufen, wie ich noch nie einen Menschen habe laufen sehen! Ein Paar Schuhsohlen nur, die in schnellem Tempo den Sand aufwirbelten, ein flatternder Mantel darüber, und weg war er, vom Dunkel der Nacht verschlungen. Am Tage nachher gestand er: Tavaststjerna wartete nur auf Gelegenheit, ihn gelegentlich, eines Abends – in der Dunkelheit – niederzuknallen! Die Überzeugung sprach er mir gegenüber gelassen aus und war nicht davon abzubringen!"

Strindberg war jetzt kurze Zeit in Mondsee bei seinen Schwiegereltern, dann in Pankow bei Berlin, dann in Brünn. Bei den Schwiegereltern fühlte er sich wieder „in einen Hinterhalt gelockt",[1] fühlte sich „bewacht" und in „Beobachtungsquarantäne".[2] Er erwacht einmal „mit dem bestimmten Eindruck, er befinde sich in einer Schlangengrube, in die der Satan ihn gelockt habe".[3] Seine Frau ist so herrschsüchtig, daß sie nicht einmal ihre Eltern über sich duldet.[4] Schnell reiste er wieder ab und „schüttelte die Kinderkleider ab, die er volle acht Tage getragen".[5] In Pankow ist er „erstaunt, Menschen am Fenster stehen zu sehen, die den Fremdling heimlich mit wilden, verzerrten Blicken betrachten, um sich gleich darauf hinter den Gardinen zu verbergen". Wieder fühlt er sich in eine Falle gelockt, denn hier werden in den Häusern Irre verpflegt. „Die beständige Angst, beobachtet zu sein, drückte ihn so nieder, daß er überall wachende Augen sah, verfängliche Fragen zu hören meinte. Und sensitiv, wie er

1 Entzweit S. 99. 2 l. c. S. 101. 3 l. c. S. 103.
4 l. c. S. 107. 5 l. c. S. 116.

war, glaubte er, das ganze Dorf strahle das kranke Fluidum der Irren aus; ihm wurde beklommen und er fürchtete, verrückt zu werden. Aber er wollte nicht fortziehen, teils weil er auf dem Bahnhof ergriffen zu werden erwartete", teils weil er hier seine Frau erwartete.[1] Als sie da ist, ist er zunächst sehr glücklich, dann aber findet er bald wieder „ihre Herrschsucht grenzenlos".[2] Wieder trennt er sich von ihr, um sich das Leben zu nehmen. Er ist im Hotel. Der Revolver liegt auf dem Tisch. „Hamburg, London, Rügen begannen ihm gegen diesen Verbannungsort wie lichte Erinnerungen zu erscheinen. Er war erstaunt, daß das Schicksal immer neue Marterkammern finden könne, deren Schrecklichkeit stieg. Sein Hotelzimmer war ein Selbstmordzimmer, das heißt eine Verbindung von Ungemütlichkeit, Unbequemlichkeit, Unheimlichkeit. Er hatte wieder die alte, gewöhnliche Vorstellung: aus diesem Zimmer komme ich nicht mit dem Leben davon".[3]

Im Jahre 1894 wird es nicht besser. Seine Frau ist ihm wie ein Gefängniswärter, er hat sie in dringendem Verdacht, an ihn gerichtete Briefe zu unterschlagen. Er wünscht darum von seinen Freunden, die Briefe rekommandieren oder von anderer Hand adressieren zu lassen.[4] Auch denkt er, daß die Frau an seine Freunde in einem ihm unerwünschten Sinne schreibt, und bittet Brandes: „Schließlich, obwohl es peinlich ist: Wenn Sie einen Brief von meiner gegenwärtigen Gattin erhalten, seien Sie so gut, ihn mir zu retournieren. Ich sammle nämlich diese Briefe, da sie die kleine Manie hat, allen berühmten Männern meiner Bekanntschaft zu schreiben, und ich habe schon gehört, daß sie nach Ihnen auslugt, um mich zu beschützen! gegen unbekannte Gefahren, als ob es Gefahren für mich gäbe nach allem, was ich durchgemacht habe!"[5]

Strindberg schreitet von Anfang an zur Gegenwehr, aber: immer nur durch Intrigen, Erkundigungen, Briefe. Doch ist er sich seiner Rache und seiner Kraft bewußt: „Nein, mich rottet man

1 l. c. S. 122 ff.
2 l. c. S. 136.
3 l. c. S. 148.
4 Paul S. 176.
5 Brandes S. 1504.

nicht aus, aber ich kann Feinde ausrotten".[1] Schließlich bricht er ohne den geringsten objektiven Anlaß auch mit Paul, dem er schreibt (31. 7. 1894): „Du sollst keine ruhige Stunde mehr haben." Strindbergs Frau schrieb dazu an Paul aus Paris (Ende 1894): „Warum mein armer Mann Ihnen so zürnt, lieber Herr Paul, hat er mir nie gesagt. Doch kann ich es Ihnen erklären! Es geht ihm mit vielen Menschen so. Sie sind seine Freunde, und er hält sie dafür, und da kommt ein Tag, an dem ihn das Mißtrauen packt. Und was er bloß vermutet, erscheint ihm bald als Tatsache. Ihm diese zu widerlegen, ist umsonst. Er hält daran fest sein Leben lang, sich selbst zum Unglück. Er hörte plötzlich auf, von Ihnen zu sprechen, erklärte, Sie seien sein Feind; – viel später sagte er mir, Sie hätten unsere Ehe im ‚Gefallenen Propheten' geschildert".[2]

Der phasische Verlauf

Bei unserem bisherigen Bericht könnte man die Vorstellung gewinnen, als ob der Krankheitsprozeß in der Zeit kontinuierlich zunehme. Lenken wir die Aufmerksamkeit jedoch ausdrücklich auf den Wechsel in der Zeitfolge, so sehen wir überrascht, daß zwischen Zeiten heftigerer Erscheinungen wieder andere vorkommen, in denen alles ruhiger wird, Strindberg wieder eines reinen Glücks fähig scheint. Bei dem zeitlichen Wechsel der abnormen Erscheinungen unterscheidet die Psychopathologie dreierlei: erstens die sogenannten *Schübe*, d.h. Steigerungen des Krankheitsprozesses, die eine dauernde Veränderung auch bei Abklingen der heftigen Symptome zurücklassen, zweitens *Phasen*, d.h. Veränderungen des Zustandes, die keine dauernde Veränderung der Persönlichkeit bewirken, und drittens *reaktive Zustände*, die gerade so wie bei Gesunden auf äußere Situationen und Erlebnisse hin eintreten, nur in Form und Inhalt durch die Besonderheit des dauernden Krankheitszustandes bedingt sind. Diese drei

1 Paul S. 195. 2 l. c. S. 208 ff.

sind nun zwar begrifflich scharf geschieden, aber im konkreten Fall läßt sich nicht immer entscheiden, was vorliegt, ja es ist denkbar, daß eine Kombination eintritt, so wenn z.B. ein reaktiver Zustand dann eine Phase auslöst.

Bei Strindberg scheinen ausgesprochene Schübe in den Jahren 1887 und 1896 vorzuliegen. In beiden Fällen tritt eine akute Neuentstehung elementarer Symptome ein, wie in den anderen Zeiten Phasen sich verteilen, ist genau nicht festzustellen. Wir zählen einige dahinzielende Angaben auf. Im Anfang der Berliner Zeit hat er gleichsam eine neue Jugend durchgemacht (1892). August 1893 schreibt er: „Nach einiger Zeit der Ruhe habe ich wieder Sammlung und arbeite unglaublich! Alles gut!“[1] Diese Angabe kann sich fast nur auf einen Tag oder Tage bezogen haben. Aber auch längere gute Phasen kamen vor: Herbst 1893 lebt er mit seiner Frau in einem Berliner Pensionat. Darüber sagt er: „Zwei Monate, zwei unvergeßliche ohne eine Wolke. Unbegrenztes Vertrauen, nicht eine Spur von Eifersucht“.[2] Vom Frühjahr 1894 heißt es: „Und jetzt begannen in diesem Häuschen die beiden schönsten Monate im Zusammenleben der Gatten“.[3] Von 1894 schreibt er ein andermal: „Jetzt ist er zum zweiten Male verheiratet, ist Vater eines hübschen kleinen Mädchens, sieht zehn Jahre jünger aus“.[4] Im Winter 1894/95 (Paris) war sein Zustand ziemlich schlecht, anders der Sommer 1895: „Sommer und Herbst (1895) zähle ich, trotz allem, zu den glücklichsten Etappen meines so bewegten Lebens. Alles, was ich angreife, gelingt mir; unbekannte Freunde bringen mir die Nahrung... Geld fliegt mir zu“.[5]

Das Merkwürdigste ist bei dem doch letztlich organisch bedingten Krankheitsprozesse die psychisch-reaktive Abhängigkeit. Insbesondere sieht man immer wieder selbst bei halluzinatorisch-paranoischen Kranken, daß sie bei der Flucht in fremder Umgebung oft für kurze Zeit ihre Halluzinationen verlieren. Ähnlich ist es auch bei Strindberg, die Flucht tut ihm oft, nicht

1 l. c. S. 162. 2 Entzweit S. 135. 3 l. c. S. 162.
4 Beichte, Nachwort S. 420. 5 Inferno S. 31.

immer, sehr gut. Paul bemerkt von ihm, als er nach der äußerst mißgelaunten Zeit in Rügen abreist, daß er „wieder der Alte“ ist, guter Laune, voll Frohsinn, Hoffnungsfreudigkeit und Unternehmungslust. „Er atmete auf wie einer, der einer großen Gefahr glücklich entronnen ist“.[1] Diese Wirkung der Flucht wird noch sonderbarer in der späteren Zeit viel schwererer Krankheit.[2]

Das erste Jahr in Paris

Im November 1894 reist seine Frau ab; im Januar leitet sie die Scheidung ein. Er ist wieder allein, beschäftigt sich unermüdlich mit chemischen Experimenten, meist, um im Schwefel durch langes Verbrennen und Brennen Kohlenstoff zu entdecken (was durch Verunreinigungen bei den wenig sorgfältigen Prozeduren durchaus begreiflich wäre); das große Problem der Überführung der Elemente ineinander ist für ihn gelöst; er ist sich bewußt, die herrschende Chemie gestürzt, für sich Unsterblichkeit erlangt zu haben.[3] Die Hände werden ihm bei den Experimenten aufgerissen. Januar–Februar 1895 muß er deswegen in ein Krankenhaus gehen. In seiner *Beziehung zu Menschen* fühlt er sich immer fremder: „Schweigen und Einsamkeit breiten sich um mich... Niemand besucht mich, und ich kann niemand sehen, da ich alle gekränkt habe“.[4] Weihnachten 1894 verbringt er bei einer skandinavischen Familie: „Eine mich abstoßende Vertraulichkeit der Gebärden und Mienen, ein Ton, der nicht nach Familie klingt, drückt mich in einer Weise nieder, wie ich sie nicht beschreiben kann.“ – „Ich gehe die schreckliche Rue de la Gaieté hinunter, auf der die gekünstelte Fröhlichkeit der Menge mich verletzt.“ Von Kokotten angeschrien, „wie von Furien gejagt“, geht er erst in ein anderes Café, dann nach Hause.[5] Im Krankenhaus fühlt er sich wie ein Gefangener.[6] Er besucht eine Familie: „und ich bin

1 Paul S. 158.
2 Inferno, z.B. S. 95, 101, 179, 347.
3 l. c. S. 4, 11 ff., 19, 22–24, 28 usw.
4 l. c. S. 5 ff.
5 l. c. S. 7 ff.
6 l. c. S. 9.

zu ertragen verurteilt, was ich hatte vermeiden wollen: leichte Sitten, lockere Moral, absichtliche Gottlosigkeit".[1] Er strebt zur Einsamkeit, denn seine Seele ist „von so weichem Charakter, daß ich mich aus reiner Umgänglichkeit und Furcht, undankbar zu sein, der Umgebung anpasse".[2] Im März 1895 schreibt Knut Hamsun an Paul:[3] „Er hat etwas gegen Sie, sagen Sie. Ach ich weiß keinen, gegen den er nichts hätte. Mich mag er auch nicht gern leiden, er behauptet, ich sei ihm eine zu starke Persönlichkeit. Es ist überhaupt kaum möglich, mit ihm etwas zu tun zu haben... Ich kümmere mich nicht darum. Er ist ja trotz allem August Strindberg."

Während Strindberg so immer einsamer wird, häufen sich zugleich die *Eindrücke von etwas Unerklärlichem und einem Unbekannten.* Die Straßennamen fallen ihm auf: Rue Alibert – Alibert-Graphit hat er in seinem Schwefel gefunden – „es ist eine Grille, aber der Eindruck von etwas Unbekanntem bleibt mir". Rue Dieu – „Warum Gott, wenn er von der Republik abgeschafft ist?" Rue Beaurepair – „Ein schöner Aufenthalt für Missetäter". „Führt mich ein Dämon? Ich lese die Straßennamen nicht mehr, gehe irre, kehre um... Ich habe Furcht vor dem Unbekannten; wende mich rechts, dann links, und gerate in eine schmutzige Sackgasse... Wer legt mir diesen Hinterhalt, sobald ich mich von Welt und Menschen trenne? Irgend jemand hat mich in diese Falle gehen lassen! Wo ist er? Daß ich mit ihm kämpfe!"[4]

Strindberg fühlt sich in einem Café als Bettler gedemütigt: „Wenn ich über mein Schicksal nachdenke, erkenne ich wieder die unsichtbare Hand, die mich *straft.*"[5] „Sobald ich gesündigt habe, ertappt mich jemand auf frischer Tat, und die Strafe stellt sich mit einer Pünktlichkeit und einer Spitzfindigkeit ein, die keinen Zweifel lassen, daß hier eine Macht eingreift, die verbessern will. Der Unbekannte ist mir eine Bekanntschaft geworden: ich spreche zu ihm, ich frage ihn um Rat ... und das Bewußtsein, durch den Unbekannten unterstützt zu werden, gibt mir eine En-

1 l. c. S. 19.
2 l. c. S. 20.
3 Paul S. 212.
4 Inferno S. 14.
5 l. c. S. 16.

ergie und Sicherheit".[1] „Mit den Menschen zerfallen, werde ich in einer anderen Welt wiedergeboren, in die mir niemand folgen kann. Nichtssagende Geschehnisse ziehen meine Aufmerksamkeit auf sich." Z.B. auf einem Schaufenster stehen die Anfangsbuchstaben seines Namens. Sie schweben auf einer silberweißen Wolke, über ihnen ein Regenbogen. „Ich nehme das Omen an!"[2]

Nach dem schlechten Winter 1894/95 folgt jene gute Zeit Sommer und Herbst 1895, die er zu den glücklichsten Etappen seines Lebens rechnet. Alles gelingt ihm. Religiös bestürmt ihn „ein Wirrwarr von Empfindungen, die sich mehr oder weniger zu Gedanken verdichten".[3] Er schreibt *Sylva Sylvarum*.[4] Gegen Schluß dieser Zeit, die von Strindberg gar nicht eingehender geschildert ist, folgt ziemlich schnell der Sturz, und nun bricht eine Zeit kontinuierlichen Wahnsinns an, demgegenüber alles Vorhergehende wie eine Reihe von Kleinigkeiten wirkt. Der Winter 1895/96 brachte die Wendung, das Jahr 1896 den Gipfel des psychotischen Prozesses.

Der Höhepunkt des Prozesses

Der Widerwillen gegen Menschen blieb unverändert selbst in der guten Zeit. Unbedeutende Zwistigkeiten führten zum Bruch mit dem letzten Kreis, in dem er in einer Cremerie verkehrte. Er war rasch völlig vereinsamt. „Die erste Folge war eine unerhörte Ausdehnung meiner inneren Sinne... Ich glaubte mich im Besitz grenzenloser Kräfte, und der Hochmut flößte mir die tolle Idee ein, zu versuchen, ob ich ein Wunder tun könne".[5] Er dachte an Fernwirkung auf abwesende Freunde. Eine neue Sehnsucht, mit Frau und Kind anzuknüpfen, trat auf. Vielleicht könnte eine Kata-

1 Inferno S. 20. 2 l. c. S. 21. 3 l. c. S. 32.
4 An dem Anfange von *Sylva sylvarum* eine charakteristische aber geformte Schilderung seines schon fast an Sinnestäuschungen herankommenden paranoischen Erlebens. 5 Inferno S. 34.

strophe, eine Krankheit des Kindes dazu den Anlaß geben. Er versucht eine magische Einwirkung auf das Porträt des Kindes. Darauf hatte er sogleich das Gefühl „eines unerklärlichen Unbehagens", die „Ahnung eines Unglücks".[1] Auf der Platte seines Mikroskops sah er im Keim einer Walnuß zwei Händchen, weiß wie Alabaster, erhoben und gefaltet zum Gebet, wie in Beschwörung ausgestreckt.[2] Ihn befällt ein Schrecken. Jetzt „ist der Fall getan". Alles ändert sich. Der anonyme Freund zieht sich zurück. Die Korrekturbogen von *Sylva Sylvarum* kommen zu ihm in einer fürchterlichen Unordnung des Drucks.

Im Februar 1896 erlebte er etwas Neues, eine ganz unmittelbar ihn treffende Verfolgung, jetzt zum ersten Male: Im Hotel sind neben seinem Zimmer auf einmal drei Klaviere. Es ist das „offenbar" ein Komplott skandinavischer Damen, die im Hotel wohnen. Morgens wird er durch unerwarteten Lärm geweckt. Man hämmert im Nebenzimmer einen Nagel ein. Gerade wenn er nach Tisch schlafen will, ist Lärm über seinem Alkoven. Er beschwert sich beim Wirt. „Doch hört der Lärm nicht auf, und ich verstehe, daß diese Damen mich glauben machen wollen, es seien Klopfgeister. Wie einfältig." „Gleichzeitig änderten auch die Kameraden in der Cremerie ihr Benehmen gegen mich, und eine geheime Feindseligkeit äußert sich in versteckten Blicken und tückischen Worten".[3]

Unter Zurücklassung aller Sachen verläßt er sein Hotel und quartiert sich im Hotel Orfila ein (21. Februar 1896). In diesem Hotel, einem Pensionat für studierende Katholiken, werden keine Frauen zugelassen. Er liebt das Klosterartige und diese Atmosphäre von Mystik. Aber Ruhe tritt nicht ein, im Gegenteil: „Nun beginnt eine Reihe von Offenbarungen, die ich nicht erklären kann, ohne die Mitwirkung der unbekannten Mächte anzunehmen; und von diesem Augenblick an mache ich Aufzeichnungen, die sich allmählich anhäufen und ein Tagebuch bilden, aus dem ich hier Auszüge gebe".[4]

1 l. c. S. 36. 2 l. c. S. 37. 3 l. c. S. 39 ff.
4 l. c. S. 43.

Zunächst hat er eine Reihe wunderlicher *Einzelerlebnisse:*

Er beschäftigt sich noch fortgesetzt mit dem Goldmachen. Auf einem Spaziergang fällt ihm eine Kohlenschrift auf Kalkmauer auf: verschlungene Buchstaben F und S, d.h. das chemische Zeichen von Eisen und Silicium. Auf dem Boden liegen zwei Bleistempel, die durch einen Bindfaden vereinigt sind. Der eine trägt die Buchstaben V P., der andere eine Königskrone. „Ohne dieses Abenteuer näher deuten zu wollen, kehre ich nach Paris zurück, unter dem lebhaften Eindruck, etwas Wunderbares erlebt zu haben".[1]

Die Kohlen im Kamin formen sich zu phantastischen Gestalten: Eine Gruppe zweier berauschter Kobolde, „ein Meisterwerk primitiver Skulptur"; „eine Madonna mit dem Kinde, im byzantinischen Stil". „Es liegt eine Wirklichkeit hinter diesem Spiel der trägen Materie und des Feuers".[2] Niemals hat er Visionen, aber viele Illusionen (Pareidolien): Das Kopfkissen sieht aus wie ein Marmorkopf im Stil des Michelangelo. Im Halbschatten des Alkovens steht ein riesenhafter Zeus. „Es ist entschieden kein Zufall, da an gewissen Tagen das Kopfkissen häßliche Ungeheuer, gottische Drachen zeigt; eines Nachts, als ich von einem Gelage heimkehre, begrüßt mich der Dämon, der wahrhafte Teufel im Stil des Mittelalters, mit dem Bockskopf. Nie ergriff mich Furcht ... aber der Eindruck von etwas Regelwidrigem, gleichsam Übernatürlichem blieb in meiner Seele haften".[3] Die Stiefmütterchen im Fenster blicken auf eine Art, „die mich entnervte, und plötzlich sah ich ebenso viele menschliche Gesichter".[4] Er sieht Napoleon und seine Marschälle auf der Kuppel des Invalidendoms.[5] Auf einer Zinkwanne sieht er eine Landschaft, die aus verdunsteten Eisensalzen gebildet ist.[6]

Nachmittags im Café gibt es jedesmal Störungen: Sein Platz ist besetzt. Ein Betrunkener forscht ihn mit tückischem und verächtlichem Blick aus. Ein Schornsteinbrand bricht aus, und Ruß fällt in sein Glas. Eine Familie von Kleinbürgern sitzt am

1 Inferno S. 44. 2 l. c. S. 45/46. 3 l. c. S. 58.
4 l. c. S. 59. 5 l. c. S. 60. 6 l. c. S. 78.

Nebentisch und umringt ihn lärmend. Ein junger Mann legt einen Sou auf seinen Tisch und erklärt ihn dadurch als Bettler. Es riecht nach Schwefelammonium.[1]

Am 15. Juni macht er wieder eine neuartige Erfahrung: „Der Quai Voltaire schwankt unter seinen Füßen ... heute morgen setzt sich die Bewegung bis in den Hof der Tuilerien und die Opernstraße fort".[2]

Während dieser Zeit *entfaltet sich* der alte *Verfolgungswahn* drastischer: Briefe, die er an der Tafel unten im Hotel sieht, weisen auf eine Intrige hin, die hier gegen ihn gespielt wird. Da liest er den Namen des österreichischen Dorfes, in dem seine Frau wohnt; einen verstellten Namen für Przybysczewski; einen schwedischen Namen (eines Feindes in seiner Heimat). Ein Brief aus einem chemischen Laboratorium steckt da: „das heißt, man spioniert nach meiner Goldsynthese". Ein Brief ist „in so herausfordernder Art hingelegt, als habe man die Absicht, ihn zu zeigen". Er fragt den Diener nach dem verstellten Namen und erhält „die dumme Antwort, es sei ein Elsässer".[3]

Es ist ihm *alles nicht klar*. „Die Ungewißheit, die beständige Drohung seiner Rache waren mir sechs Monate lang genügende Tortur".[4] Nach einiger Zeit wird es ihm deutlicher.[5] Unter seinem Fenster hört er den *Aufschwung* von Schumann auf dem Klavier spielen. Es ist Przybysczewski! „Er ist von Berlin nach Paris gekommen, mich zu töten... Und warum? ... Weil das Schicksal gewollt hat, daß seine jetzige Gattin, bevor er sie kennenlernte, meine Geliebte gewesen ist." Alle Tischgenossen in der Cremerie zerkratzen ihm mit feindlichen Blicken das Gesicht. Er fragt nach Popoffsky (Pseudonym für Przybysczewski im *Inferno*). Man leugnet, daß er in Paris sei. Einen ganzen Monat dauert die Musik, jeden Abend von 4 bis 5 Uhr. Im Luxemburggarten findet er auf der Erde zwei Zweige, die die Buchstaben P und y bilden. Das ist die Abkürzung des Namens. Die Mächte wollen ihn warnen.[6]

1 l. c. S. 70 ff., 80 ff. 2 l. c. S. 75.
3 l. c. S. 46 ff. 4 l. c. S. 47. 5 l. c. S. 63 ff.
6 Vgl. weiter Inferno S. 76 ff.

Die *innere Spannung*, die *unklare Erwartung* wachsen. Ende Juni ergreift ihn „neue Unruhe". „Es kommt mir vor, als beschäftige man sich irgendwo mit mir..." Der Haß des, wie er jetzt hört, in Berlin gefangenen P. kann ihn zwar in Paris direkt nicht fassen, läßt ihn aber wie unter dem Fludium einer Elektrisiermaschine leiden.[1] Er ahnt in Augenblicken „eine neue Peripetie". Am 1. Juli schreibt er: „Ich erwarte einen Ausbruch, ein Erdbeben, einen Blitzschlag, ohne zu wissen von welcher Seite. Nervös wie ein Pferd beim Nahen der Wölfe, wittre ich die Gefahr, packe meine Koffer zur Flucht, ohne mich indessen rühren zu können".[2] „Ich erwarte eine Katastrophe, ohne sagen zu können, was für eine".[3]

Anfang Juli wird ihm deutlicher von neuem *gleichsam auf den Leib gerückt.*[4] Im Zimmer nebenan zieht ein Unbekannter ein. „Seltsam ist jedenfalls, daß er seinen Stuhl zurückschiebt, wenn ich meinen bewege; daß er meine Bewegungen wiederholt, als wolle er mich durch seine Nachahmung necken. Das dauert drei Tage. Am vierten mache ich diese Beobachtung: wenn ich schlafen gehe, legt sich der andere in dem Zimmer neben meinem Tisch nieder; bin ich aber im Bett, so höre ich, wie er sich in das andere Zimmer begibt und das Bett neben meinem Bett einnimmt. Ich höre ihn, wie er sich parallel mit mir ausstreckt... Er bewohnt also beide Zimmer. Es ist unangenehm, von zwei Seiten belagert zu werden."

Aber recht drastisch wird die Attacke erst am 18. Juli und den folgenden Tagen:[5] „Ich sinke auf den Lehnstuhl nieder; eine ungewohnte Schwere bedrückt meinen Geist (er hat gerade eben zum ersten Male an seinen wissenschaftlichen Untersuchungen gezweifelt), ein magnetisches Fluidum scheint von der Wand auszuströmen, der Schlaf übermannt meine Glieder. Ich sammle meine Kräfte und stehe auf, um auszugehen. Als ich durch den Korridor komme, höre ich Stimmen, die in dem Zimmer neben meinem Tisch flüstern. Warum flüstern sie? In der Absicht, sich

1 Inferno S. 78.
2 l. c. S. 80.
3 l. c. S. 88.
4 l. c. S. 89 ff.
5 l. c. S. 91.

vor mir versteckt zu halten. Ich gehe die Rue d'Assas... Ich schleppe meine Beine. Ich bin von den Hüften bis zu den Füßen gelähmt, ich sinke auf eine Bank. Ich bin vergiftet. Das ist der erste Gedanke, der mir kommt. Und Popoffsky ist hierhergekommen... Zur Polizei gehen? Nein! Wenn ich keine Beweise habe, wird man mich als einen Narren einsperren..." An dem folgenden Abend: „Da schleicht sich ein beruhigendes Gefühl durch meinen Körper: ich bin das Opfer eines elektrischen Stroms, der zwischen den beiden benachbarten Zimmern läuft. Die Spannung wächst... Man tötet mich!" Er steht auf, bittet um ein anderes Zimmer für die Nacht. Doch das andere liegt gerade unter dem seine Feindes. Am nächsten Tage flieht er und zieht zunächst in die Nähe des Jardin des Plantes. Doch nun beginnt eine Flucht von Ort zu Ort.

Er hat *einen Augenblick Ruhe* in seinem Gartenhaus. „Diese Ruhe, die nach meiner Flucht eingetreten ist, beweist mir, daß mich keine Krankheit befallen, sondern daß mich Feinde verfolgt haben".[1] Jedoch als er der Post wegen seine neue Adresse im Hotel Orfila angegeben, ist der Frieden aus:[2] Im Zimmer nebenan werden Gegenstände aufgestapelt, Gegenstände, aus denen man nicht klug wird. Er hörte Geräusche über seinem Kopf: man zieht Stricke, schlägt mit Hämmern, als montiere man eine Höllenmaschine. Die Wirtin ändert das Benehmen, sucht ihn auszuforschen, grüßt auf herausfordernde Art. Er erwartet das Äußerste, nimmt Abschied von der Welt. Die kommende Julinacht ist der Gipfel dieser heftigen Erschütterungen. Er kann sich ihrer nur zum Teil erinnern. Alles war neu, fürchterlich, unbegreiflich. Später blieben wohl dieselbe Art von Erlebnissen, aber er hatte sich gewöhnt. Diese Nacht war die Akme: Als er nach Hause kam, witterte er die Gegenwart eines Menschen. „Ich sehe ihn nicht, aber ich fühle ihn." Alles ist verändert, doch so, als ob man allem ein unschuldiges Aussehen hätte geben wollen. Er flieht nicht, weil er zu stolz ist. Zwei Arbeiter zielen von einem benachbarten Dach nach seiner Glastür. Leute sprechen mit leiser Stim-

1 l. c. S. 95. 2 l. c. S. 96–102.

me und zeigen mit dem Finger nach seiner Tür. „Um zehn Uhr ist meine Lampe gelöscht, und ich schlafe ruhig ein, resigniert wie ein Sterbender. Ich erwache; eine Uhr schlägt zwei; eine Tür wird zugemacht, und ... ich bin aus dem Bett, wie gehoben durch eine Saugpumpe, die mir das Herz aussaugt. Als ich auf den Füßen bin, trifft eine elektrische Dusche meinen Nacken und drückt mich zu Boden." Er zieht sich an. Erster Gedanke: die Polizei rufen. Die Haustür ist verschlossen. „Von dem Gedanken, wenn ich mich täusche, bin ich verloren, geleitet, kehre ich in mein Zimmer zurück." „Ich schleppe einen Sessel in den Garten und, unter dem Sternengewölbe sitzend, denke ich an das, was sich zugetragen hat..."

„Eine Krankheit? Unmöglich, da es mir gut ging, bis ich mein Inkognito lüftete. Ein Attentat? Offenbar, da ich selber die Vorbereitungen gesehen habe. Übrigens, hier in diesem Garten, außer Bereich meiner Feinde, bin ich wiederhergestellt..."

Am nächsten Tage flieht er nach Dieppe zu Freunden.[1] Dieselben Ereignisse treffen ihn überall wieder, z.B. nachts zwei Uhr: „Da macht sich ein Fluidum, wie ein elektrisches, fühlbar, zuerst schwach. Ich blicke auf meine Magnetnadel, die ich als Zeugen aufgestellt habe; aber nicht die Spur einer Abweichung: also keine Elektrizität. Aber die Spannung nimmt zu, mein Herz schlägt kräftig; ich widerstehe, aber schnell wie ein Blitz erfüllt ein Fluidum meinen Körper, erstickt mich und saugt an meinem Herzen... Ich stürze die Treppe hinunter, um den Salon im Erdgeschoß zu erreichen, wo man mir für den Fall der Not ein provisorisches Bett bereitet hat. Da liege ich fünf Minuten und denke nach. Ist es strahlende Elektrizität? Nein, da die Magnetnadel nichts angezeigt hat. Eine Krankheit, veranlaßt durch die Furcht vor der zweiten Stunde? Auch nicht, da mir nicht der Mut fehlt, den Angriffen zu trotzen. Warum mußte ich denn die Kerzen anstecken, die das unbekannte Fluidum, dessen Opfer ich war, anzogen? Ohne Antwort zu erhalten, in einem endlosen Labyrinth verirrt, zwinge ich mich, einzuschlafen; da aber greift mich eine

1 Inferno S. 102 ff.

neue Entladung an, gleich einem Zyklon, reißt mich aus dem Bett, und die Jagd beginnt wieder. Ich ducke mich hinter der Wand, ich lege mich unter das Gesims der Türen, vor die Kamine, überall finden mich die Furien. Die Seelenangst nimmt überhand, der panische Schrecken vor allem und nichts ergreift mich so, daß ich von Zimmer zu Zimmer fliehe; schließlich flüchte ich mich auf den Balkon, wo ich mich zusammenkauere."

In Dieppe sieht er sein Gesicht im Spiegel:[1] „Es war ein Ausdruck in den Zügen, der mich erschreckte. Das war weder der Tod, noch das Laster, das war etwas anderes ..." „die vom bösen Geist hinterlassene Spur".[2]

Von jetzt an bleiben die elementaren Erlebnisse bestehen und vermehren sich noch. Er reist unablässig, hier und dort länger bleibend, bis 1898. Ende Juli 1896 ist er nach Dieppe gefahren, dann reist er innerhalb weniger Tage nach Schweden, ist 30 Tage in der Nähe Lunds, im August in Berlin, dann an der Donau, im Dezember wieder in Lund,[3] im August 1897 geht er wieder für acht Wochen nach Paris. Von 1898 an bleibt er in Schweden, zunächst in Lund. Hier feiert er seinen 50. Geburtstag (1899), zu dem viele Sympathiebeweise aus ganz Schweden kamen, dadurch ermutigt, siedelt er nach Stockholm über[4] und bleibt hier bis zum Lebensende (1912).

Niemals kehrt die furchtbare Erregung des Anfangs (1896) wieder, es tritt Abstumpfung und Gewöhnung ein. Und die Deu-

1 l. c. S. 103.

2 Die *Wandlung seines Gesichtsausdrucks* ist deutlich, wenn man die vielen Photographien vergleicht, die aus allen Zeiten seines Lebens der deutschen Ausgabe der Werke beigegeben sind. Mit 20 Jahren sieht er frisch und kräftig aus, 1884 ein teils müder, teils gequälter Ausdruck. Anfang der 90er Jahre sieht er energisch, aber wie mit Affekt geladen aus. 1897 sieht der Kenner in seinem Gesicht den typischen „paranoischen Blick". Spätere Bilder zeigen den beruhigen Ausdruck nach Ablauf der akuten Zeit.

3 In November 1896 sah ihn Georg Brandes und berichtet über die Zusammenkunft: *German.-roman. Monatsschr.* Bd. 6, S. 329 ff.

4 Paul S. 216.

tungen geben Ruhe. Die furchtbare Spannung und Erwartung wird geringer. 1897 und 1898 beschreibt er seine Erlebnisse, 1898 gestaltet er sie in einem Drama (*Nach Damaskus*), und nun beginnt die Zeit des „Endzustands".

Den weiteren Verlauf schildern wir nicht mehr chronologisch. Der Interessierte kann sich die Ereignisse in dieser Gestalt durch Lektüre der autobiographischen Schriften (*Inferno*, *Legenden*, *Einsam*) leicht vor Augen führen. Wir ordnen vielmehr die pathologischen Phänomene nach einigen systematischen Gesichtspunkten.

Inventar der Erlebnisse des Gegenstandsbewußtseins

In welche Welt Strindberg durch den schizophrenen Prozeß hineingewachsen ist, veranschaulichen wir zunächst durch eine geordnete Aufzählung der unmittelbar erlebten sogenannten elementaren Phänomene, wie sie vor aller Reflexion durch den Prozeß als solchen auftauchen und gegeben sind. Bei Strindberg wird über das Ichbewußtsein, über Gefühle und Triebe nichts Wesentliches, das schizophren wäre, deutlich geschildert, vielmehr macht er allein von den Inhalten des Gegenstandsbewußtseins und der Form ihrer Gegebenheit Mitteilung. Das Gemeinsame, das uns hier interessiert, ist, daß diese Inhalte nicht erlebt werden, „als ob" etwas so sei, z.B. fremde Einflüsse, telepathische Wirkungen usw., sondern daß diese Erscheinungen unmittelbar als real da sind und höchstens im nachträglichen Urteil als Täuschungen beurteilt werden könnten. In der Form des „als ob" können wir uns alle diese Erfahrungen leicht selbst vergegenwärtigen, uns in sie hineinsteigern, aber wir vermögen sie nicht zu „realisieren". Strindbergs schizophrene Inhalte sind so unmittelbar und letztlich gegeben wie uns die Inhalte unserer Sinneswahrnehmung.

1. *Sinnestäuschungen.* a) In Tastsinn und Gemeingefühl:

Das Pflaster bewegt sich unter den Füßen gleich einem Schiffsdeck in langen Schwankungen. Nur mit merkbarer

Schwierigkeit kann er zur Höhe des Luxemburggartens hinaufgehen.[1] Von der magnetisch-elektrischen Einwirkung war schon die Rede. Er kämpft gegen die sogenannten elektrischen Anfälle, die ihm die Brust zusammendrücken und in den Rücken stechen.[2] „Ein elektrischer Strom sucht mein Herz, die Lungen hören auf zu arbeiten, ich muß aufstehen, wenn ich dem Tode entgehen will".[3] „Als ich die Schlummerbetäubung mich überfallen lasse, trifft mich ein galvanischer Stoß gleich einem Donnerschlag, ohne mich jedoch zu töten".[4] Er empfindet einen „elektrischen Gürtel"[5] und wird durch diese drohende körperliche Vernichtung von Hotel zu Hotel gejagt.[6] Noch direktere körperliche Attacken erfährt er: „Als der Wagen durch den Schlagbaum vor dem Dorfe fährt, fühle ich auf einmal meinen Brustkorb von hinten zusammengeklemmt, ganz als ob jemand mir seine Knie in den Rücken stemme, und die Illusion ist so vollständig, daß ich mich umwende, um den Feind, der hinten aufsitzt, in Augenschein zu nehmen".[7] „In der Nacht bekam ich einen schrecklichen Anfall von Alpdrücken. Jemand klammerte sich fest an meinen Rücken und schüttelte mich an den Schultern".[8]

b) Geschmack und Geruch: Alle Gerichte flößen ihm Ekel ein, als ob sie faul wären.[9] Er hat Angst, als sei die Luft vergiftet.[10] Oft findet er die Luft dick, wie vergiftet, und muß bei offener Türe und offenen Fenstern arbeiten.[11] „Eine erstickende Atmosphäre, auch wenn die Fenster aufgemacht werden, verkündet eine schwere Nacht".[12]

c) Gesichtssinn: „Die sepiafarbenen Wolken zeigen seltsame ungeheuerliche Formen, die meine Verzweiflung vermehren".[13] Auf dem Getäfel bilden „wie gewöhnlich die Holzfasern Figuren. Hier zeigt sich ein Bockskopf in meisterhafter Ausführung".[14] In Steinen sieht er Formen von Tiertypen, Hüten, Helmen. Er will

1 Inferno S. 340.
2 l. c. S. 157.
3 l. c. S. 161.
4 l. c. S. 322.
5 l. c. S. 406.
6 l. c. S. 186.
7 l. c. S. 235.
8 l. c. S. 252.
9 l. c. S. 348.
10 l. c. S. 149.
11 l. c. S. 157, 160.
12 l. c. S. 252.
13 l. c. S. 106.
14 l. c. S. 120.

sie einem Altertumsforscher zeigen: „Aber welche Hexerei, ich konnte dem gelehrten Manne nichts zeigen, weil er nichts sah; auch ich selbst, wie mit Verblendung geschlagen, vermochte nicht mehr in ihrer Gestalt etwas wie Abbildung organischer Wesen unterscheiden. Am folgenden Tage dagegen, als ich mich wieder an die Stelle begeben hatte, dieses Mal allein, sah ich die ganze Menagerie“.[1] Er sieht „fliegendes Feuer, das vor dem Gesicht sich herabzulassen scheint“,[2] Irrlichter am hellen Tage, Flackerflammen[3]. Einmal sieht er eine Frauensperson in einen Wartesaal gehen, den sie nicht verlassen könnte, ohne von ihm gesehen zu werden. Nachher ist sie nicht darin.[4]

d) Gehörsinn: „Sobald ich in ein Hotel eingezogen bin, bricht ein Lärm los: Schritte schleppen und Möbel werden gerückt ... sobald ich mich im Speisesaal an den Tisch setze, beginnt das Gepolter“ (durch Befragen meint er festzustellen, daß auch andere es hören).[5] Er spricht oft von „dem gewöhnlichen Geräusch: man schleppt Möbel und macht Tanzschritte“,[6] von dem „üblichen Poltern“ über seinem Kopfe,[7] von „dem gewöhnlichen Hexensabbath oben“ (er sieht nach: „ein großer Saal, der leer ist, ist alles, was ich dort finde“)[8]. „Da höre ich plötzlich, wie eine unsichtbare Tatze an der Papierbekleidung der Decke gerade über meinem Kopf kratzt“.[9] „Ein Ohrensausen verfolgt mich, seit ich das Hotel Orfila verlassen habe, wie das Stampfen eines Wasserrades“.[10] „Habt ihr dieses Sausen in den Ohren gehört, das dem Geräusch einer Wassermühle gleicht?“[11] Selten nur hört er Stimmen, und zwar nur beim Erwachen. Einmal ruft „eine unbekannte Stimme: Drogist Luthardt“.[12] Ein andermal erweckt ihn der Schrei „Alp“.[13]

1 Inferno S. 253 ff. 2 l. c. S. 193. 3 l. c. S. 322.
4 l. c. S. 237. 5 l. c. S. 185. 6 l. c. S. 227.
7 l. c. S. 233. 8 l. c. S. 234. 9 l. c. S. 239.
10 l. c. S. 110 11 l. c. S. 200. 12 l. c. S. 116.
13 l. c. S. 106. Die Zeit des Erwachens ist, wie bei ähnlichen Kranken so auch bei Strindberg, eine für viele Phänomene, die dann erweckend wirken, günstige Zeit, so für elektrische Schläge, Lärm usw.

2. *Leibhaftige Bewußtheiten.* So heißen Erlebnisse unmittelbar realer Gegenwart von Wesen, ohne daß ein bestimmtes Sinnesorgan diese wahrnimmt. „Ich wittere die Gegenwart eines Menschen... Ich sehe ihn nicht, aber ich fühle ihn".[1] „Ich fühle, daß jemand im Dunkeln auf mich lauert, mich berührt, nach meinem Herzen tastet, saugt".[2] „Oft ist es mir, als stehe jemand hinter meinem Stuhl. Dann richte ich Dolchstöße nach hinten, indem ich mir einbilde, einen Feind zu bekämpfen".[3] „Als ich wieder die Tür meines Zimmers öffne, ist es mir, als sei die Stube von lebendigen und feindlichen Wesen bewohnt. Das Zimmer ist davon erfüllt, und ich glaube durch eine Menge zu dringen, als ich mein Bett zu erreichen suche".[4] „Da gleitet das unsichtbare Gespenst über meinen Leib, und ich erhebe mich".[5] „Tretet nachts wieder in euer Zimmer, und ihr werdet dort jemand finden; ihr seht ihn nicht, aber ihr fühlt deutlich dessen Anwesenheit".[6] „Es gibt Abende, da ich überzeugt bin, daß sich jemand in meinem Zimmer befindet. Dann bekomme ich infolge der furchtbaren Angst Fieber mit kaltem Schweiß".[7]

3. *Primäre Wahnerlebnisse.* Bisher war von sinnlichen Erlebnissen die Rede, nun soll von mehr gedanklichen, deutenden gehandelt werden: Doch sind auch diese an Wahrnehmungen, aber an reale geknüpft, die in unmittelbarer Evidenz in einer besonderen Beziehung, meistens zum eigenen Ich aufgefaßt werden. Von bloßen Deutungen bis zu solchen unmittelbaren Erlebnissen zwingendster, evidentester Art scheinen Übergänge zu bestehen, doch muß prinzipiell irgendwo zwischen beiden Phänomenen ein Sprung sein. Die Bereitschaft zu solcher Auffassung wird durch anscheinend ganz verständliche Formeln ausgedrückt, wie: „Übrigens fällt mir alles auf die Nerven",[8] oder: „Es ist eine gewisse Unruhe in den Nerven".[9] Bei einem Gewitter sagt er: „Ich empfinde das wie einen persönlichen Angriff: jeder Blitz zielt auf mich, ohne mich zu tref-

1 l. c. S. 99. 2 l. c. S. 110. 3 l. c. S. 158.
4 l. c. S. 161. 5 l. c. S. 162. 6 l. c. S. 199.
7 l. c. S. 252. 8 l. c. S. 149. 9 l. c. S. 228.

fen".[1] „Die Windstöße versuchen uns auf eine ganz persönliche Weise umzuwerfen, stellen uns ein Bein, reißen uns am Haar, heben den Rockschoß auf".[2] In Gesellschaft: „Mitten in einem Gespräch ergreift mich ein Gefühl des Unbehagens, das von Kopfschmerzen begleitet wird; ich werde stumm, bin unfähig, ein Wort hervorzubringen. Und ich sehe mich genötigt, den Kreis zu verlassen, der nie zu zeigen versäumt, wie zufrieden man ist, eine unerträgliche Figur loszuwerden".[3]

„Ich fühle mich bedroht. Durch wen? Ich weiß nicht".[4] Vor allem ist hier aber an die Erlebnisse im Hotel Orfila zu erinnern, die im vorigen Abschnitt berichtet sind. – Andere Menschen erklären immer alles für „Zufall". „Immer dieser teuflische Zufall." Er kommt in ein Zimmer, in dem er wohnen soll, das Sofa steht dem Fenster gegenüber, dieses hat keine Vorhänge. Die schwarze Fensteröffnung, die in die Dunkelheit der Nacht hinausgeht, gähnt ihn an. „Ich verwünsche diesen allgegenwärtigen und unvermeidlichen Zufall, der mich in der offenbaren Absicht verfolgt, den Verfolgungswahn in mir hervorzurufen".[5] Jedesmal, wenn er dem Altertumsforscher die Tierformen in Steinen zeigen will, stellen sich auf dem Wege dahin „Hindernisse ein, die zu merkwürdig sind, als daß ich sie dem Zufall auf Rechnung setzen könnte"; eine Zwecke in seinem Stiefel geht los und sticht; der Eingang ist durch Schmutzhaufen versperrt, die auf ironische Weise dahin gelegt sind.[6]

4. *Gesamterlebnisse*. Die Erlebnisse werden nur künstlich in der Beschreibung isoliert. Oft stehen sie in Zusammenhängen, die eine Folge, ein neues Rätsel, einen Sinn in sich bergen, oft auch wirbeln sie chaotisch durcheinander. Der Zusammenhang kann wieder ein unmittelbar, selbst direkt und evident gegebener sein, oder er kann erst in der Reflexion durch Deutung entspringen. Einige Beispiele für unmittelbar erlebte geheimnisvolle Zusammenhänge, wobei dann meist mehrere Sinnesorgane das

1 Inferno S. 146. 2 l. c. S. 228. 3 l. c. S. 348.
4 l. c. S. 160. 5 l. c. S. 162.
6 l. c. S. 253, vgl. dazu S. 188, 208 ff., 249, 258, 300.

Mittel der Wahrnehmung sind, seien berichtet: „Als ich in mein Zimmer trat, bekam eine zugleich eisige und erhitzende Angst Macht über mich. Und als ich den Überrock ausgezogen habe, höre ich, wie sich die Garderobentür von selbst öffnet. – Ist jemand da? Keine Antwort! ... glücklich im Bett, nehme ich ein Buch, um mich zu zerstreuen. Da fällt die Zahnbürste vom Waschtisch auf den Boden herab! Ohne sichtbare Ursache. Weiter und unmittelbar danach hebt sich der Deckel von meinem Eimer und fällt mit einem Knall wieder zu. Und zwar vor meinen Augen, ohne daß eine Erschütterung stattgefunden haben könnte, so vollkommen still war die Nacht... Ich war bange, schrecklich bange... Da fällt ein Funken oder ein kleines Irrlicht wie eine Schneeflocke von der Decke herab und erlischt über meinem Buch..."[1] Ein anderes Beispiel: Beim Abendessen ist eine „unglückverheißende Stille... Da dringt ein Windstoß, ein einziger, durch die Ritzen der Fenster und stößt ein Gebrüll aus, das dem Laut der Maultrommel ähnlich ist. Dann ist es zu Ende..." Um elf Uhr ist „dicke Luft". „Ich öffne ein Fenster: ein Luftzug droht die Lampe auszulöschen; ich schließe es wieder. Die Lampe beginnt zu singen, zu seufzen, zu wimmern. Dann Schweigen..."[2] Ein anderes Mal: „Um zehn Uhr abends beginnt ein Windstoß meine Tür, die sich auf den Flur öffnet, zu rütteln. Ich befestige sie mit hölzernen Keilen. Es hilft nichts: sie zittert weiter. Dann klirren die Fenster, der Ofen heult wie ein Hund, das ganze Haus schwankt wie ein Schiff".[3]

Ein solches phänomenologisches Inventar der Erlebnisse ist dem kundigen Psychiater fortwährend durch den Vergleich mit ihm bekannten Erscheinungen klärend. Er erkennt ähnliche Fälle wieder. Dabei ist es auffallend, wie manche Phänomene reich entwickelt sind, andere kaum vorkommen (so fehlen bei Strindberg die meist so häufigen Stimmen, auch die Pseudohalluzinationen usw.). Diese verschiedenartige Verteilung der Phänomene

1 Inferno–Legenden S. 321 ff. 2 l. c. S. 159 ff.

3 Inferno–Legenden S. 183. Ganze Landschaften umgedeutet in die Hölle: 138 ff., 145 ff., als Himmel: 180.

bei sonst ähnlichen Krankheitsprozessen hat man wohl zum Gegenstand der Betrachtung gemacht, ohne bisher wesentliche Einsichten gewonnen zu haben. Der billige Gedanke, das beruhe auf verschiedener Lokalisation des Krankheitsprozesses in der Hirnrinde, besagt in dieser Allgemeinheit gar nichts und auch in gedanklich-konstruktiver Durchführung so lange nichts, als man nicht im Gehirn etwas darauf Beziehbares finden kann. Auch typische Zusammenordnungen hat man bisher eigentlich nicht feststellen können. So hat vorläufig eine nähere Erörterung der Frage mit einer Anwendung auf den Fall Strindberg keinen Sinn.

Das Zerreißen des Zusammenhangs im Leben zugunsten der Form der Gegebenheit bei der Beschreibung der Phänomene gibt das deutliche Bewußtsein dieser Gegebenheit als eines letzten, psychologisch Unzurückführbaren, das durch den Krankheitsprozeß als solchen auftaucht. Demgegenüber ist nun zu sehen, wie die Reflexion reagiert, was der Mensch in verstehbaren Zusammenhängen daraus macht. Diesen gehen wir in den beiden folgenden Abschnitten nach.

Entwicklung und Deutung im Verfolgungswahn

Anfangs meint Strindberg einzelne bestimmte Feinde zu haben. Er bricht mit einzelnen Freunden, einem nach dem anderen, schließlich fast allen. Immerhin bleiben einige ausgenommen. Dann vermutet er einen dieser Feinde in Paris, ohne ihn zu sehen. Faktisch ist gar nichts da, aber Strindberg beobachtet von ihm ausgehende Angriffe und Komplotte. Dann im Juli 1896, als die körperlichen Attacken in den Vordergrund traten, werden es Feinde, die er nicht kennt: Schwarzkünstler, Magier, Theosophen, Elektriker, deren Zweck er nicht weiß. Nun werden die meisten Menschen, auch die Unbekannten, als Feinde empfunden; die Freunde, bei denen er einige Tage in Dieppe ist, jedoch nicht. Er untersucht, prüft, um festzustellen, was eigentlich los ist, was es ist, was für Mittel es sind, deren sich diese Feinde bedienen. Aber er findet nie einen Beweis. „Es ist seltsam, daß nie jemand da ist, wenn man mich angreift. Immer diese Alibis: es ist also ein Komplott, an dem alle teilnehmen".[1] Gegen den Arzt, bei dem er im August 1896 in Schweden ist, hat er alsbald Verdacht: der ist sein Feind wegen des Goldmachens. Denn einmal war sein letztes Wort, als sie vom Goldmachen redeten, man müsse den Erfinder töten. Strindberg meint Anzeichen zu finden, daß der Arzt seine Experimente nachmacht, obgleich der Arzt es ableugnet.[2]

Im November 1896[3] liest er in einer französischen Zeitung: „Der unglückliche Strindberg, der mit seinem Frauenhaß nach Paris kam, war bald zur Flucht gezwungen. Und seitdem schweigen seinesgleichen vor dem Banner der Weiblichkeit. Sie möchten nicht das Los des Orpheus erleiden, dem die thrazischen Bacchantinnen den Kopf abrissen..." Triumphierend stellt Strindberg nun fest: „Endlich eine Tatsache, eine greifbare Wirklichkeit, die mich von den furchtbaren Zweifeln, ich könnte geisteskrank sein, befreit. Es ist also wahr, daß man mir in Paris eine Falle gestellt hatte. Ein Mordversuch, der die Kränklichkeit zur Folge gehabt hat, deren Symptome sich noch zeigen! O diese Frauen! ... Alles ist vergessen, die Rotschilde, die Schwarzkünstler, die Theosophen, selbst der Ewige. Ich bin das Opfer ... und die Frauen haben Orpheus, den Autor von ‚Sylva sylvarum' ... töten wollen."

Doch auch diese Vorstellung ist nicht lange herrschend. Schon ganz früh hatte er den Gedanken, der immer wiederkehrt und schließlich an der Herrschaft bleibt: das alles sei Züchtigung und Erziehung. Vom Dezember 1894 heißt es noch ausdrücklich, daß ihm der Züchtigungsgedanke (seine Leiden seien die Folge eines von ihm begangenen Verbrechens) nicht kam.[4] Schon im Januar 1895 glaubt er, „die Hand des Unsichtbaren" zu spüren: daß seine Erlebnisse der Anfang einer Erziehung seien, daß die Vorsehung ihn zu einer Mission bestimmt habe. Er empfindet Mißgeschick als Strafe von der Hand des Unsichtbaren,[5] hat die

1 Inferno S. 111.
2 l. c. S. 112.
3 l. c. S. 175 ff.
4 l. c. S. 8.
5 l. c. S. 27.

Gewißheit, daß sich ein höherer Zweck dahinter verbirgt.[1] Er liest Balzacs *Seraphita*,[2] lernt darin zum erstenmal einige Swedenborgische Gedanken kennen und meint nun mit einer etwas anderen Wendung: „Kein Zweifel, ich werde für ein höheres Dasein vorbereitet... Ich sehe in mir den Gerechten ohne Schuld, den der Ewige auf die Probe gestellt hat und den das Fegefeuer dieser Welt einer baldigen Erlösung würdig machen wird. Dieser Hochmut, den die vertrauliche Stellung zu den Mächten hervorruft, wächst immer dann, wenn meine wissenschaftlichen Untersuchungen gut fortschreiten."

Die Erlebnisse vom Juli 1896 an unterbrechen zunächst diese Gesichtspunkte zugunsten der Annahme direkter Verfolger, sei es welcher Art. Aber sie kehren in anderer Form, ohne jenen „Hochmut" wieder: Der Unsichtbare verfolgt ihn; Strindberg kennt ihn nicht: „Möge er sich enthüllen, auf daß ich mit ihm kämpfe, ihm Trotz biete! ... Aber gerade davor hütet er sich, um mich mit Wahnsinn zu schlagen, mich mit dem schlechten Gewissen, das mich überall Feinde suchen läßt, zu geißeln. Feinde, das sind die, welche durch meinen bösen Willen verletzt worden sind. Und jedesmal, wenn ich einen neuen Feind aufspüre, wird mein Gewissen getroffen".[3] Die „Verfolgungsmanie" hat ihren Grund „in der Gewissensqual nach schlechten Handlungen".[4]

Entscheidend wird der Erziehungs- und Züchtigungsgedanke erst, als Strindberg durch Swedenborg selbst alle seine Erfahrungen gedeutet findet. Durch ihn macht er sich ein Gesamtbild, in das jener Gedanke als ein Hauptelement aufgenommen wird. Seine Wertschätzung Swedenborgs hat sich sehr gewandelt. Im

1 Inferno S. 28. 2 l. c. S. 55. 3 l. c. S. 163.

4 l. c. S. 294. Diese Umsetzung seines Wissens, irgendwelchen Menschen Übles getan zu haben, in den Gedanken, nun müßten sie als seine Feinde ihn verfolgen, hat Strindberg gewiß treffend erkannt. Nur wird dadurch nicht die Entstehung des Verfolgungswahns, sondern nur dieser oder jener Inhalt begriffen. Diese Umsetzung findet auch beim Gesunden statt. Erst durch den Krankheitsprozeß nimmt sie jene wahnhafte Form an.

Sohn einer Magd berichtet er vom Jahre 1867, „Swedenborg kam ihm albern vor. Der war von der Krankheit der Einsamkeit, dem Größenwahn, ergriffen worden".[1] „Swedenborg lesen ist stumpfsinnig".[2] Jetzt aber gewann Swedenborg für Strindberg eine geradezu beherrschende Bedeutung, wurde ihm der Philosoph und der Deuter des ganzen Lebens. Nach vorübergehenden indirekten Eindrücken lernte er ihn erst im November 1896 durch Vermittlung der Verwandten seiner zweiten Frau genau kennen. Er las ihn nun sorgfältig und kam von einer Überraschung in die andere. Die Swedenborgsche Beschreibung der Hölle trifft genau zu auf die Landschaft von Klam, in welcher er sich befindet, und auf die Landschaft der Zinkschale, die er im Hotel Orfila sah: „die Erde ist die Hölle, wir sind schon in ihr".[3] „Der Realismus seiner Schilderungen zermalmt mich. Alles findet sich darin wieder, alle meine Beobachtungen, meine Eindrücke, meine Gedanken".[4] Auf der Rückreise von Ardagger nach Schweden sieht ihn Georg Brandes noch im November 1896.[5] Er findet ihn ganz erfüllt von Swedenborg; in Balzacs *Seraphita* ist von Strindberg geweissagt: Er zeigt Brandes die Stelle: „Noch einmal wird das Licht von Norden kommen", und erklärt: „Ich bin damit gemeint."

Einige Monate später setzt er das Swedenborgstudium in Schweden fort. „Durch ein Wort, ein einziges, wird es Licht in meiner Seele, und verschwunden sind die Zweifel, die furchtbaren Grübeleien über eingebildete Feinde, Elektriker, Schwarzmagier. Dieses kleine Wort ist: devastatio (Verödung). Alles, was mir geschehen ist, finde ich bei Swedenborg wieder: die Angstgefühle, die Brustbeklemmung, das Herzklopfen, den Gürtel, den ich elektrisch nannte, alles ist da; und die Summe dieser Erscheinungen bildet die geistige Reinigung." „Er hat dieselben nächtlichen Martern wie ich erduldet." „Was mich besonders packt: die Symptome gleichen einander so, daß ich über die Natur meiner Krankheit nicht mehr im Zweifel bin." Es gibt die

1 S. e. M. S. 240. 2 l. c. S. 242. 3 Inferno S. 136.
4 l. c. S. 140. 5 German.-roman. Monatsschr. Bd. 6, S. 329 ff.

Hölle, ich habe sie eben durchgemacht. „Die Ähnlichkeit, die seine Hölle mit der Dantes und der griechischen, römischen, germanischen Mythologie hat, läßt mich glauben, daß die Mächte sich fast immer der gleichen Mittel bedient haben, um ihre Pläne zu verwirklichen. Und diese Pläne? Den menschlichen Typus vervollkommnen..." Dämonen sind Zuchtgeister. „Swedenborg hat mich, indem er mich über die Natur der Schrecken aufklärt, die ich während des letzten Jahres durchgemacht habe, von den Elektrikern, Schwarzkünstlern, Zauberern, den Neidern des Goldmachens, dem Wahnsinn befreit. Er hat mir den einzigen Weg gezeigt, der zum Heil führt: die Dämonen in ihrem Zufluchtsort, in mir selber, aufzusuchen und sie zu töten durch ... Reue".[1] „Swedenborgs Werk ist unermeßlich umfassend, und er hat mir auf alle meine Fragen geantwortet".[2] „Von den allgemeinen Verfolgungen ermattet, habe ich schon längst eine sorgfältige Prüfung meines Gewissens vorgenommen: getreu meinem neuen Programm, mir selbst dem Nächsten gegenüber unrecht zu geben, finde ich mein verflossenes Leben abscheulich..."[3]

Diese Swedenborgischen Deutungen beherrschen Strindberg nicht in jedem Augenblick. Er erlebt häufig „Rückfälle" in den Verfolgungswahn:

In der Vorperiode, als Swedenborg ihn hatte die „Hölle" kennenlernen lassen, hat er doch alsbald wieder den Argwohn, er könnte der Gegenstand geheimer Freveltaten sein von seiten der Okkultisten und Theosophen.[4] Der Juli läßt dann alle Deutung zunächst zusammenbrechen. Als der November 1896 volle Aufklärung wieder bekommen zu haben schien, heißt es doch im Dezember: „Obgleich ich bei Swedenborg Aufklärung über die Art meiner Leiden gewonnen habe, kann ich mich nicht dazu bringen, mich auf einmal unter die Hand der Mächte zu beugen. Mein Hang, Einwendungen zu machen, erhebt sich, und ich will

1 Inferno S. 191–197. 2 l. c. S. 311.

3 l. c. S. 313; vgl. zu Einzeldeutungen nach Swedenborg ferner: S. 207, 223, 225, 249, 254, 278, 280, 303, 307, 309, 374, 376, 414, 416.

4 l. c. S. 145.

immer noch die eigentliche Ursache nach außen verlegen..."[1] Etwas später: „Da vergesse ich die Dämonen und die Unsichtbaren und verfalle von neuem auf die Vermutung, daß ich von sichtbaren Feinden verfolgt bin." „Trotz aller Marter, die ich ausgestanden habe, hält sich der Geist des Aufruhrs aufrecht und redet mir Zweifel ein, ob die Absichten meines unsichtbaren Wegführers wohlwollend sind".[2] Über den elektrischen Gürtel: „Ungeachtet ich dessen Natur und innere Bedeutung kenne, werde ich sogleich gezwungen, die Ursache außer mir zu suchen, denke, nun sind sie hier! Sie! Wer? ..."[3] „Obwohl ich volle Gewißheit gehabt habe, daß niemand mich verfolgt, so muß ich gleichwohl in dem alten Gedankenkreis, daß es jemand tut, gepeinigt werden".[4]

Stellung zur Krankheit („Krankheitseinsicht") und aktive Konsequenzen aus seinen Erlebnissen

Strindberg ist zu allen Zeiten „besonnen" und „orientiert" geblieben, d.h. er war imstande, klare Überlegungen anzustellen und aus einem Sinn heraus zu handeln, und er war immer über Zeit und Raum, über seine gegenwärtige reale Situation orientiert, so sehr diese auch durchsponnen wurde von den Wahninhalten. Wir haben gesehen, wie die auffassende und deutende Verarbeitung seiner schizophrenen Symptome und Erlebnisse erfolgte. Wir fragen jetzt, wieweit er sie selbst als krank, als bedingt durch einen Prozeß, als irreal und bedeutungslos für die Wirklichkeit erkannte. Die Psychopathologie spricht von Krankheitseinsicht dann, wenn der Kranke die Auffassung des Psychopathologen sich zu eigen machen kann, wenn z.B. der Depressive erkennt, daß er an einer Phase leidet, die abklingen wird, oder der Alkoholhalluzinant nach seiner Heilung alle Erlebnisse für halluzinatorisch, für sein weiteres Leben gleichgültig erklärt. Zur Krankheits-

1 l. c. S. 223. 2 l. c. S. 317. 3 l. c. S. 406.
4 l. c. S. 407.

einsicht gehört keineswegs, daß die Symptome aufhören, sondern nur, daß sie vom Standpunkt der Wirklichkeit aus aufgefaßt werden. Es ist durchaus möglich und kommt tatsächlich vor, daß jemand halluziniert und doch diese Halluzinationen durch indirekte Prüfungen als solche erkennt, ohne daß sie dadurch aufhörten. Zu den Merkmalen des schizophrenen Prozesses gehört es nun, daß die Kranken zu restloser Krankheitseinsicht unfähig sind. Wo man diese doch fände, würde man an dem Vorliegen eines schizophrenen Prozesses zunächst zweifeln. Aber die Erkenntnis der Krankheitseinsicht im Einzelfall ist gar nicht leicht. Die Kranken sind manchmal imstande, mit ihrem Denken die Auffassung des Gesunden völlig zu übersehen und, wenn sie es für zweckmäßig halten, in formulierten Urteilen als scheinbar eigene vorzutragen. So vermochte z.B. eine Kranke ihre Krankheit mit den verschiedenen Kategorien der Krafft-Ebingschen und Kraepelinschen Psychiatrie nacheinander richtig und mit einer Ironisierung der Psychiatrie zu explizieren. Trotzdem findet man bei intimerer Kenntnis, daß den Kranken die Halluzinationen und die Wahnerlebnisse nicht bedeutungslos sind, wenn sie hinter ihnen liegen, sondern daß sie ihnen eine reale Bedeutung beimessen, deren Ausdruck allerdings wechselt und ihnen rechte Schwierigkeiten machen kann. Fragen wir, worin denn der Zwang zur Realisierung und zum Festhalten an der realen Bedeutung begründet sei, so können wir nur antworten, daß uns das unbegreiflich sei und nur auf die „Krankheit“ zurückgeführt werden kann. Es ist erstaunlich, wie hochintelligente, ja souveräne Köpfe nicht anders können. An irgendeiner Demenz im Sinne einer intellektuellen Schwäche liegt es nicht. Gerade diese Fixierung des Kranken in einer fremden Realität ist das, was man als „Verrückung“ empfindet. Dagegen unterscheiden ältere Psychiater diese Krankheit als „Krankheiten der Persönlichkeit“ von allen anderen. Es hört die Kontinuität und Kommunikabilität in der Sphäre des Vernünftigen irgendwo auf. Der Kranke wird isoliert.

Auch Strindberg hat zu keiner Zeit volle Krankheitseinsicht. Aber auch bei ihm ist es von großem Interesse, zu sehen, wie nahe er ihr manchmal zu kommen scheint, wie sein Fragen eigentlich nie aufhört. Keine Auffassung ist endgültig, so entschieden die Stellung im Augenblick auch sein mag. Kritisches Denken arbeitet fort. Er hat nur ein neues Material an immer wiederkehrenden und an unerwarteten schizophrenen Erlebnissen, die sich von den natürlichen nirgends subjektiv trennen lassen. Die Deutungen, die oben in dem Wandel des Verfolgungswahns berichtet wurden, sind solche Stellungnahme des „gesunden“ Denkens zu abnormem Material. So gewiß Strindberg im Moment ist, er wird immer wieder skeptisch; nichts steht für immer fest.

Er kritisiert sich selbst, seine Auffassungen, er macht Prüfungen: z.B. stellt er eine Magnetnadel auf und erkennt an der fehlenden Ablenkung, daß es sich nicht um elektrische Ströme bei seinen körperlichen Insulten handeln kann.[1] Er denkt über die Wirkung seiner Flucht nach und findet, daß das Ausbleiben der Erscheinungen in ihrem Gefolge beweist, daß diese von den Verfolgern herrühren, denen er für einen Augenblick entronnen ist, und nicht von innen durch eine Krankheit kommen.[2] Er stellt wiederholt sich direkt die Frage, ob nicht alles in ihm selbst liege: „Nimmt man an, es sei keine Intrige gewesen, so hätte ich selber durch meine Einbildung diese Zuchtgeister geschaffen, um mich zu strafen“.[3] In Dieppe meint er:[4] „Da ich den Gedanken, daß übersinnliche Mächte in mein Schicksal eingreifen, noch immer zurückweise, bilde ich mir ein, eine Nervenkrankheit zu haben. Darum will ich nach Schweden fahren, um einen befreundeten Arzt aufzusuchen.“ Er erzählt diesem Arzt. Der antwortet: Schweig, Unglücklicher, du leidest an einer Geisteskrankheit. Strindberg: Untersuche doch meinen Verstand, lies, was ich täglich schreibe und was man druckt. Arzt: Die Bücher der Irrenhäuser kennen diese elektrischen Geschichten aus dem Grunde. Strindberg: Ich kehre mich so wenig an eure Irrenhausbücher, daß ich, um mir Klarheit zu verschaffen, morgen nach Lund fahren werde, um mich im dortigen Irrenhaus untersuchen zu las-

1 Inferno S. 105. 2 l. c. S. 101. 3 l. c. S. 97, vgl. S. 197.
4 l. c. S. 107.

sen! Arzt: Dann bist du verloren...[1] Ein andermal hält er die Krankheit für eine Nachwirkung des Attentats vom 19./20. Juli.[2] Im Januar 1897 besucht er wieder Ärzte: „Der erste nennt es Nervenschwäche, der zweite Brustklemme, der dritte Verrücktheit, der vierte Luftgeschwulst... Das genügt mir, um sicher zu sein, daß man mich nicht in ein Irrenhaus sperrt".[3] „Die Ärzte erklären nichts! Sie sagen, man sei krank, aber heilen nicht!"

Wenn man verfolgt wird, wehrt man sich und ergreift Gegenmaßnahmen. So auch die Kranken und auch Strindberg. Seine wiederholte Flucht, sein Bruch mit Freunden, seine brieflichen Erkundigungen, Anschuldigungen, Intrigen sind solche aktiven Konsequenzen seines Wahns. Doch ist es bei diesen Kranken immer wieder erstaunlich, wie sehr sie zugleich die Wirklichkeit im Auge behalten und wissen, was objektive Beweise sind. Strindberg hütet sich bewußt, zur Polizei zu gehen und deren Hilfe zu erbitten, da er verloren sei, wenn er keine Beweise habe.[4] Als er glaubt, durch jenen Zeitungsartikel einen Beweis gegen die Frauen in Händen zu haben, schreibt er sogleich zwei Briefe, einen an die Pariser Polizeipräfektur, einen an Pariser Zeitungen.[5] Manchmal passiert es aber doch, daß die unmittelbaren körperlichen Attacken zu direkten Gegenmaßnahmen verleiten, die der Umgebung natürlich völlig unbegreiflich sind. So erregt Strindberg einmal in einem Hotel Skandal, weil er in ein Zimmer neben dem seinen eindringen will, überzeugt, dort Feinde zu finden, die ihn beunruhigen.[6]

Wie unendlich verschieden die mangelnde Krankheitseinsicht Schizophrener von dem Verrücktseinwollen zur Erleichterung der Verantwortung bei Hysterischen ist, läßt sich durch Gegenüberstellung von Strindbergs eigenen Berichten aus seiner Jugend gut veranschaulichen,[7] die oben wiedergegeben wurden.

1 Inferno S. 111. 2 l. c. S. 175. 3 l. c. S. 185.
4 l. c. S. 101. 5 l. c. S. 176. 6 l. c. S. 244.
7 Vgl. E. e. S. S. 101, 105.

Der Endzustand

So nennt man den relativ gleichbleibenden Zustand, der nach dem letzten größeren Schub der Krankheit dauernd zurückbleibt. Der Krankheitsprozeß macht keine Fortschritte mehr, aber eine Reihe merkwürdiger Erscheinungen halluzinatorischer oder wahnhafter Art deuten neben einer Veränderung der gesamten Persönlichkeit auf die zum Stillstand gekommene Krankheit hin. Es tritt gegenüber der akuten Zeit eine relative Ruhe durch Gewöhnung und Resignation ein, die wunderlichen Erscheinungen sind ein selbstverständlicher Bestandteil des Weltbildes geworden. Die Art der Deutung und Bewertung der Ereignisse, das Alltagsverhalten in der Lebensführung zeigen die uns im Grunde unbegreifliche und nicht nachfühlbare Veränderung des Gemütslebens an.

Von Strindberg wissen wir über die Zeit des Endzustands nicht viel. Er hat in seinem Buche *Einsam* 1903 eine Selbstschilderung gegeben, die aber im Vergleich zu früheren viel mehr geformt, weniger unmittelbar ist. Jedenfalls ist zu erkennen, daß sein Leben durchsetzt ist von den fortdauernden aber wenig erschütternden pathologischen Inhalten. Es läutet in seinen Ohren, er vernimmt seine eigenen Gedanken, als sprächen sie Worte.[1] Auf der Straße unterscheidet er unter den Menschen Freund und Feind. „Es gibt Personen, unbekannte, die eine solche Feindseligkeit ausstrahlen, daß ich aufs andere Trottoir hinübergehe".[2] Papierfetzen auf der Straße, die seine Aufmerksamkeit auf sich ziehen, haben in dem auf ihnen Gedruckten irgendwelche Beziehungen zu seinen Gedanken.[3]

Über Strindbergs dritte Ehe habe ich keinerlei Mitteilungen gefunden. Aus dem Jahre 1905 berichtet Schleich von einem Besuch bei Strindberg und seinem sonderbaren Benehmen.[4] Er suchte Strindberg unangemeldet auf und klingelte. „Ich hörte seinen schweren Schritt im Flur, die tiefliegende Briefkastenklappe

1 Einsam S. 276. 2 l. c. S. 213. 3 l. c. S. 215.
4 Schleich S. 44 ff.

wurde gehoben, ich sah seine scharf spähenden Augen, dann tönte ein schnelles und tiefes: Herr Gott! Schleich!" Ein Jahr später hat Max Reinhardt Strindberg aufgesucht. „Strindberg hat ihn aber nicht empfangen. Er empfing niemand, wie er mir sagte, er mochte sich eigentlich vor niemand sehen lassen! Er hat es sogar abgelehnt, gelegentlich eines großen Arbeiterumzuges ihm zu Ehren, trotz dreimaligen Erscheinens einer Deputation, sich auf dem Balkon zu zeigen... In diesen Tagen aber war er doch wie aufgerüttelt. Zum großen Erstaunen seiner wenigen Vertrauten ging er mit mir sogar durch Stockholms Straßen... Anfangs aber weigerte er sich heftig, mit mir zur Erwiderung seiner Gastlichkeit ins Grand Hotel zu kommen. »Ich mag es dir nicht sagen, warum ich nicht kommen will. Es ist wie ein Verhängnis!« Schließlich kam er doch eines Abends. Als ich ihn an einen reservierten Tisch führte, sagte er: »Siehst du! Es ist der Tisch, an dem ich mit meiner Frau zum letzten Male gesessen habe. Ich wußte, daß du ihn wählen mußtest. Darum habe ich mich gesträubt.« Das war echt Strindbergisch. Sein Mystizismus war in voller Blüte... Er ging so weit, mir zu erzählen, er habe durch seine nächtlichen Gebete vor dem Kruzifix einen schlechten Menschen zu Tode gebetet."

Hansson berichtet über einen Besuch bei Strindberg etwa in dem Jahre 1907:[1] eine ähnliche wunderliche Vorsicht beim Öffnen der Tür; ein in 15jähriger Zwischenzeit verändertes Aussehen: „wir blicken in ein Menschengesicht mit rotfleckiger Nasenspitze, kleinen, zwinkernden, tränenden Augen und dem Ausdruck unendlicher Angst", Wohnung und Möbel werden von Hansson als Strindberg fremd, nicht zu ihm gehörend empfunden. In der Unterhaltung entwickelt er eine endlose Suada. Unter anderem erzählt er: „Kennst du den Dozenten Galenius nicht, den Irrenarzt? ... Ja, er war hinter mir her in Lund. Er und ande-

1 *Zukunft* 1911, September. Die besondere persönliche Auffassung und Deutung (Strindberg als Schauspieler, Zweifel an Strindbergs in früheren Jahren behaupteter Geldnot usw.) interessiert uns in diesem Zusammenhang nicht.

re auch. Wollte mich untersuchen; ob ich verrückt sei. Verstehst du? Ich sah, wo sie hinaus wollten; aber ich ließ mir nichts merken. Das war der einzige Ausweg, der mich retten konnte. Ich aß mit ihnen, ich soff mit ihnen, ließ mir nichts merken, ließ mir meinen Schädel messen, regte mich nicht auf, behandelte sie höflich, sah die Fallen, die sie mir stellten, und wich ihnen aus; verkehrte mit ihnen wie mit guten Freunden, gegen die man kein Mißtrauen hat, aß mit ihnen, soff mit ihnen..."

Im Jahre 1911 versuchte ein anderer Berichterstatter, Nexö[1], Strindberg zu besuchen: „Ich wußte, daß es schwer war, Zutritt zu Strindberg zu erlangen... Er lebte ganz allein – fast versteckt – und öffnete seine Tür nur ein paar nahen Freunden... Wo Strindberg eigentlich wohnte, wußte fast niemand; einige meinten, er sei sehr krank, andere – und zwar die meisten –, er leide an Verfolgungswahnsinn, und man dürfe ihm nicht nahe kommen." Nexö fand schließlich die Wohnung: „Am folgenden Tage suchte ich ihn auf. An der Tür war kein Schild, der Schellenstrang war entfernt. Ich klopfte dreimal an die Wand neben dem Türrahmen – wie auf Verabredung – und wartete. Nachdem eine Weile verstrichen war, wurde die Klappe des Briefspalts, der sich knapp einen Meter über dem Fußboden befand, vorsichtig von einem bläulichen Finger gehoben, ein Auge mit grauer Braue spähte heraus. »Da hab' ich den Rücken des mächtigsten Schweden gebeugt«, sagte ich und steckte meine Visitenkarte durch die Öffnung. Wieder verging eine lange Zeit. Hinter der Tür war es totenstill, und auch ich stand still und wartete; ich merkte, wie der einsame Dichter dort jenseits der Tür stand und hin und her überlegte – und schwankte... Schließlich ging die Tür leise auf, und Strindberg kam zum Vorschein. Er sah mich scharf an. »Ich bin krank«, sagte er flüsternd, »ich mache sonst nie auf. Aber Sie haben Rolf Krake zitiert?« Ein ganz flüchtiges Lächeln huschte über sein Gesicht. Er blieb in der Türöffnung stehen, wie um mir den Zutritt zu verwehren, und starrte mich prüfend an mit einem Ausdruck zwischen tiefem Mißtrauen und Neugier."

1912 starb Strindberg an Magenkrebs.[2]

1 S. das Literaturverzeichnis.

2 Schleich S. 49.

Zusammenfassung

In seinem Bericht über die Wunderlichkeiten im Benehmen Strindbergs fährt Schleich fort: „Man glaube darum gar nicht, daß Strindberg jemals geistesgestört gewesen ist. Er war stets klar, logisch, denksicher und respektierte alle Einwände mit größter Seelenruhe. Vielleicht neigte er etwas zu Verfolgungsideen, aber diese hatten nie etwas Zwanghaftes, sondern waren stets der Ausfluß eines, wo ich ihn kontrollieren konnte, nur allzu berechtigten Mißtrauens." Das letztere ist jedenfalls unrichtig; allein die Lektüre des *Inferno* überzeugt vom Gegenteil. Ob aber Strindberg „geistesgestört" gewesen sei, das so im allgemeinen zu entscheiden, ist ganz nichtssagend. Denn wenn man nach einer vorausgesetzten Definition Geistesstörung nur dann annimmt, wenn der Mensch Besonnenheit, Orientierung, Ordnung der Gedanken verliert, so war es Strindberg nicht. Aber Strindberg litt an einem bekannten, charakterisierbaren, mehr als zwei Dezennien in seinem Leben erfüllenden Prozeß, den man schizophren, paraphren oder Paranoia nennen kann, ohne daß diese Namen etwas ausmachen. D.h.: Bei Strindberg finden sich eine Fülle psychologisch unverstehbarer, heterogener, aber empirisch zusammengehöriger – in ähnlichen Fällen in ähnlicher Zusammenordnung wiederkehrender – Erscheinungen, die eine bestimmte Form des Ablaufs durch die Folge der Jahre haben. Der Prozeß beginnt in den 80er Jahren. Er schreitet in zwei großen Schüben voran, die ihre Gipfel 1887 und 1896 haben. Der erste Schub bringt neben den charakteristischen subjektiven körperlichen Erscheinungen und anfallsartigen Zuständen den klassischen Eifersuchtswahn, dann die beginnenden Verfolgungs- und Beeinträchtigungsgedanken und die Neigung zu den sonderbaren wissenschaftlichen Studien. Der zweite Schub wandelt vor allem seit 1894 seine ganze Weltanschauung und bringt dann eine Fülle halluzinatorischer und paranoischer Erlebnisse, die den Kranken völlig ausfüllen, bis seit 1897 eine größere Ruhe im Endzustand eintritt. In diesem bestehen eine Menge von Symptomen fort, aber ohne ihn so wie früher zu okkupieren. In dem relativ gleichmäßigen Zustande vermag er von neuem eine große Arbeitsamkeit zu entfalten.

Es ist das Erstaunliche, daß es solche Krankheitsprozesse gibt, die nicht „verwirren“, nicht in einem groben Sinn zerstören, sondern die eine eigentliche „Verrückung“ bringen. Die uns bekannten greifbaren Gehirnprozesse wirken auf das Seelenleben, als wenn man mit einem Hammer in ein Uhrwerk schlägt und damit chaotisch zerstört; dagegen wirken diese Prozesse so, als ob man das Uhrwerk auf eine verwickelte Weise modifiziere, so daß es anders, unberechenbar geht, so daß man sagt, die Uhr gehe verrückt. Die hohe und ungetrübte Intelligenz könnte – so meint man – die Sinnestäuschungen und Wahnerlebnisse, wenn sie sie auch natürlich nicht aufheben kann, doch vielleicht in ihrer Auswirkung unschädlich machen, so daß diesen primären Erscheinungen keine Bedeutung zukäme und die Persönlichkeit sich nicht in ihrer besonderen Welt faktisch isolierte. Aber die Intelligenz tritt statt dessen in den Dienst des Wahns, des unbegreiflichen neuen Faktors, der mit diesem Prozeß in das Leben eines solchen Menschen tritt. Zwischen den Phänomenen, die spezifisch durch einen schizophrenen Prozeß entstehen, und dem nichtschizophrenen Seelenleben gibt es keine Übergänge. Äußerlich vielleicht viel auffälligere Erscheinungen, z.B. hysterischer Art, können dem Unerfahrenen auf den ersten Blick vielleicht als viel „verrückter“ erscheinen gegenüber manchen schizophrenen Phänomenen der Art, wie sie bei Strindberg vorkommen. Und doch sind die hysterischen nur extreme Variationen von etwas, das in Ansätzen in allen Menschen steckt. Man kann sich vieles aus einem schizophrenen Prozeß nahezubringen versuchen durch Vergleich mit eigenen Erlebnissen, aber es bleibt ein Versuch, und man darf nie vergessen, daß immer etwas ganz Unzugängliches, Fremdes bleibt, das die Sprache eben darum das „Verrückte“ nennt.

2. Die Entwicklung der Weltanschauung bei Strindberg

„Was hatte er denn von sich selber und in sich selber? Nichts! Aber zwei Grundzüge waren in seinem Seelenkomplex, die für sein Leben und sein Schicksal bestimmend wurden. *Der Zweifel!* Er nahm die Gedanken nicht kritiklos an, sondern entwickelte sie, verglich sie miteinander. Darum konnte er nicht Automat werden und sich nicht in die geordnete Gesellschaft eintragen lassen. *Empfindlichkeit gegen Druck!* Darum versuchte er teils den Druck zu verringern, indem er sein eigenes Niveau hob, teils das Höhere zu kritisieren, um einzusehen, daß es nicht so hoch steht, also nicht so erstrebenswert sei." So schildert Strindberg sich selbst in der Darstellung seiner Jugend.[1] Zweifel und Empfindlichkeit gegen Druck existieren aber beide in Gegensätzlichkeiten. Dem Zweifel steht das apodiktische Fürwahrhalten gegenüber. So finden wir bei Strindberg zwar immer die skeptisch-relativierende Erwägung, aber ebenso häufig, ja fast immer im jeweiligen Augenblick, ist er fanatisch behauptend: so ist es. Dem Gefühl des Gedrücktseins steht das Bedürfnis nach Überlegenheit gegenüber. Strindberg fühlt sich sein Leben lang geduckt: als Kind gegenüber den Erwachsenen, als Plebejer gegenüber den Vornehmen; er spricht von seinem Klassenhaß (als geborener Sklave, der „Sohn einer Dienstmagd"), von seiner Kulturfeindschaft. Aber er entwickelt immer wieder ein überlegenes Selbstgefühl: als Städter und Aristokrat den Bauern und Arbeitern, als Gebildeter den Ungebildeten gegenüber. Er hat von Natur ein Bedürfnis, zu verehren, aber er zieht sich im Verkehr mit bedeutenden Menschen immer wieder zurück, weil die andere Persönlichkeit ihm „zu stark" ist. Das sind allgemeinverständliche, oft vorkommende Zusammenhänge. Bei Strindberg treten sie in den Vordergrund. Aus seiner hysterischen Veranlagung neigt er dazu, sich einerseits als nichtig zu fühlen, andererseits Selbstgefühl durch eine gleichsam geliehene Existenz zu gewinnen. Er fühlt sich als Schauplatz von zeitgenössischen Bewegun-

1 S. e. M. S. 234 (geschrieben 1886).

gen und Einflüssen, aber nicht als ein bewegender Mittelpunkt.

Dem entspricht die Erfahrung beim Lesen seiner vielen Schriften. Es ist wohl schwer darin fühlbar, was man eine Idee, eine substantielle Weltanschauung nennen kann, die aus elementarer Kraft in der gesamten Existenz sich entfaltet, sondern jene formalen Beziehungen treten in den Vordergrund, das Zweifeln und Bekämpfen, das fanatische Behaupten und darum das endlose Wechseln der Weltanschauungen. Wohl zweifelt und relativiert Strindberg, aber nicht um alles aufeinander zu beziehen, um nichts zu vergessen, um unter der Idee eines Ganzen des Geistes zu „werden", sondern um in immer neuem Verneinen dessen, was er eben bejahte, nur zu einer Aneinanderreihung vieler Möglichkeiten zu kommen. Sein geistiges Leben gibt nicht die Idee humaner Totalität, sondern eines Konglomerats jeweils vehement vertretener Standpunkte. Wirksame Antithesen, sich ausschließende Entweder–Oder stehen ihm in seinen Erörterungen jederzeit zur Verfügung. Darum ist er überall leicht verständlich, setzt nichts voraus, ist immer im Aperçu. Dieses ist aber nicht ein ruhiges Plätschern und Spielen des bloßen Intellekts, sondern meistens von einer wilden Unbedingtheit des Behauptens. Es ist, als ob er fortwährend schreit. Sein Sinn ist jederzeit auf die Gegenwart, auf Wirkung gerichtet. Ängstlich fragt er sich, ob er auch zeitgemäß ist, und lugt aus, ob auch die neue Jugend ihm nicht schon vorauskommt, ob nicht neue Strömungen sichtbar sind, die er sich zu eigen machen muß. Er ist der geborene Literat, der durch das Wort agitatorisch wirksam sein will, aber nicht zu wirklich umgestaltender Arbeit in der Welt, sondern zur bloßen Bewegung, zu bloßer Wirkung als solcher, ohne Verantwortung.[1] Er ist zu allen Zeiten auf das allerheftigste interessiert daran, was die Öffentlichkeit, d.h. die Zeitungen und Theater sa-

1 Bei der Behandlung sozialer Fragen sagt er von sich selbst: „Er wollte sagen, wie er es haben wolle und wie es werden würde... Er als Dichter hatte nicht die Pflicht, die Gründe auszudenken, das mußten die Philosophen tun; und er hatte keine Schuldigkeit, Reformvorschläge vorzubringen, das war Sache der Politiker." E. e. S. S. 211.

gen, und mit allen Mitteln bemüht, sich zu lancieren.[1] Nur darf man das nicht als kluge Berechnung auffassen – Strindberg ist wohl oft sehr unklug gewesen –, sondern es handelt sich hier um eine in ihrer Art elementare Lebenserscheinung: ein Sich-erst-existierend-Fühlen, wenn man in der literarischen Welt Europas als Führer letzter Neuheiten gilt, ein ganz und gar gegenwärtiges und ein nur formales Leben ohne Idee, aber ein Leben in fortwährender Gebärde, in fortdauernder Ekstase, immer mit einem Zug des Schauspielers, und doch als solcher unverschleiert und darum nicht unecht.

In der Zeitfolge ist Strindberg schnell nacheinander und nebeneinander: Sozialist und Individualist, Demokrat und Aristokrat, fortschrittsgläubiger Utilitarier und Entwicklung ebenso wie Fortschritt bestreitender Metaphysiker. Nach einer gläubigen Jugend wird er Atheist, Materialist, Positivist; dann schließlich – aber im Zusammenhang mit seiner Schizophrenie – theosophischer Mystizist.

Ein Beispiel, wie schnell Strindberg assimiliert und als eigen empfindet, was er eben von außen bekommen hat, wenn es nur auf einen vorbereiteten Boden bei ihm fällt, ist seine Reaktion auf Nietzsche, dessen letzte Gedanken er ziemlich im Sinne der dann bald Mode werdenden Art (ohne eigentlichen Sinn für Nietzsche) auffaßt und sofort als die seinigen vertritt. So schreibt er 1890 in einem Briefe, in dem er zugleich seine Begeisterung für Nietzsche ausspricht, folgende zum Teil fast wörtlich Nietzschesche allerdings mißverstandene Gedanken als seine eigenen nieder, so völlig sind sie assimiliert: „Das Christentum ist mir nämlich eine Barbarei, die nur durch die Völkerwanderungen zustande kommen konnte... Während die gebildeten Römer und Griechen sich niemals taufen ließen, nahmen Goten, Langobar-

1 Hier wie überall ist Strindberg von brutaler Aufrichtigkeit, z.B. beim hartnäckigen Bemühen um Übersetzer sagt er: „Mein Ritter ist, wer gewinnt, d.h. der ist mein Übersetzer, der zuerst einen Verleger schafft... Den Mantel nach dem Wind, sonst verliert man noch Mantel und Kragen!“ Hansson S. 1730.

den, Germanen, Sachsen und Nordländer die Treber des degenerierten Christus hin. Das Christentum ist für mich ein Rückschlag in der Entwicklung, die Religion der Kleinen, der Erbärmlichen, der Kastraten, der Weiber, der Kinder und der Wilden, darum steht sie im strikten Widerspruch zu unserer Evolution, die den Starken gegen die schlechte Art schützen will... Nietzsche ist mir daher der moderne Geist, der das Recht des Starken, des Klugen gegenüber den Dummen, den Kleinen (den Demokraten) zu predigen wagt, und ich kann mir die Leiden dieses großen Geistes unter der Gewalt der vielen Kleinen in dieser Zeit allgemeiner Verweibischung und Verdummung denken".[1] Eine treffende Selbstcharakteristik über die Entwicklung seiner Weltanschauung folgt 1890: „So begann ich mich schon nach meinem Prozeß 1885 von Theismus, Deismus und Demokratismus zu operieren, die noch in meinem Blute zurückgeblieben waren und in Form kategorischer Postulate auftraten. Auch den Sozialismus, in welchem mein altes Christentum in leidendem Gesamtbefinden aufgetaucht war, ging ich experimentierend durch und säuberte mich von ihm... Als ich dann in Nietzsche, den ich teilweise antizipiert hatte, die ganze Bewegung formuliert fand, nahm ich seinen Standpunkt ein und beabsichtigte von nun an mit diesem Standpunkt zu experimentieren, um zu sehen, wohin er führt. Die nächste Folge war ja ein unermeßlicher Christushaß, und darum liebte ich Voltaire, auch in dessen Eigenschaft als ‚Aristokrat des Geistes'..., daher mein Abfall von den Katholischen Barmherzige-Schwester-Verehrern Goncourt in Sœur Philomene".[2] Im selben Jahr erklärte er, daß er „auf Grund 41jähriger Erfahrungen keine Ansichten mehr zu haben wage".[3]

Dem Unverantwortlichen, zwischen dem augenblicklichen pathetischen Vertreten einer Weltanschauung und dem Nihilismus Schwankenden, kommt jederzeit leicht die Verzweiflung, da immer wieder nach dem fanatischen Sicheinsetzen die Zerstörung des Geglaubten schnell folgt. Darum liegt Strindberg auch immer wieder der Gedanke des Selbstmords nahe, von früher Jugend

1 Brandes S. 1493. 2 l. c. S. 1496. 3 l. c. S. 1498.

an; und die Neigung zu diesem Gedanken verläßt ihn auch in der schizophrenen Zeit nicht.[1] Aber ebenso schnell, wie er eine neue Anschauung gewinnt und vertritt, überwindet jederzeit der elementare Lebenswille jene Selbstmordanwandlungen.

Die Psychose hat bei Strindberg eine Wandlung seiner Weltanschauung bewirkt. Nun wird er z.B. entzückt vom Katholizismus. Der Zeitpunkt dieser Wandlung und ihre Art sind zu bestimmen.

Als Kind hatte er eine religiöse Potenz in sich. Man glaubt ihm, wenn er sagt: „Mit Heimweh nach dem Himmel geboren, weinte ich schon als Kind über den Schmutz des Daseins, fühlte mich fremd und heimatlos unter meinen Verwandten und in der Gesellschaft... Seit meiner Kindheit habe ich Gott gesucht, und ich habe den Teufel gefunden".[2] In seiner Jugend kommen ihm gelegentlich Gedanken von einer bösen Macht, von „zwei lenkenden Mächten, einer bösen und einer guten, die sich in der Herrschaft teilten und ablösten".[3] Das *Mysterium*, welches, etwas bearbeitet, dem *Inferno* vorangestellt ist, hat er als religiöses Nachspiel zum *Meister Olof* in den 70er Jahren gedichtet.[4] Doch sind diese Ansätze sehr vereinzelt, später von ihm wieder hervorgeholt. Diese Potenz zur gedanklichen Beschäftigung mit dem Transzendenten blieb kaum sichtbar unter der leidenschaftlichen Art, diesseitige weltanschauliche Kräfte zu verfolgen: in seinem Interesse für Sozialismus, Aristokratismus, Frauenfrage, Wissenschaft usw. Die Wandlung seiner Weltanschauung skizziert Strindberg 1897 kurz: „Alles, was mich begeistert hat, habt ihr für nichtig erklärt. Und wenn ich mich der Religion weihe, so bin ich sicher, in zehn Jahren werdet ihr sie widerlegen." Er spricht jetzt von seinem „lächerlichen Widerruf", von „Zu-Kreuze-Kriechen und Buße tun".[5]

1 Vgl. z.B. S. e. M. S. 364, 409, 427, E. e. S. S. 94 ff., Beichte S. 106, Entzweit S. 147, Inferno S. 88, 186, 221. Die Briefe über Weininger.

2 Inferno S. 100. Über seine Religiosität in Kindheit und Jugend vgl. S. e. M. S. 53 ff., 368.

3 S. e. M. S. 385.

4 Vgl. Meister Olof S. 111 ff., 124 ff.; Inferno S. 212.

5 Inferno S. 198.

Strindberg ist sich also 1897 bewußt, eine letzte entscheidende Krise zum Religiösen hin durchgemacht zu haben. Diese Krise steht in Zusammenhang mit seiner Krankheit. Allerdings nicht so, daß er mit Beginn der Krankheit auch religiös geworden wäre. Vielmehr ist die äußerst nihilistische Entwicklung erst während der Krankheitszeit erfolgt, hat um 1890 ihren Höhepunkt erreicht. Das erste Neue ist seine wunderliche Art, Wissenschaft zu treiben, sein Goldmachen u.dgl., für die damals schon Beispiele vorliegen. Immer hat er sich für letzte Fragen interessiert, aber bis dahin war dies Interesse in dieser Welt rein und frei, war empirisch gerichtet und kritisch beweglich. Es wird jetzt unkritischer, fixierter.

Die eigentliche weltanschauliche Wandlung beginnt erst im Herbst 1894 in Ardagger mit dem langsamen Einsetzen des zweiten Schubs der Krankheit. Dahin verlegt wenigstens Strindberg den ersten Beginn seiner „religiösen Krisis". Allerdings waren es jetzt nur sehr unbestimmte Gedanken. „Er träumt seinen alten Traum vom Kloster." In Berlin schon hatte man in seinen Kreisen davon gesprochen, ein bekenntnisloses Kloster für die Intelligenten zu gründen.[1] In der damaligen Zeit lag ihm auch der Gedanke, „daß ein bewußtes persönliches Wesen seinen Lebensweg lenke". Das Wort Schicksal änderte er in „Vorsehung" und nannte sich Providentialist. An anderer Stelle heißt es von dieser Zeit: „Als der Verfasser 1894 prinzipiell seine Skepsis verließ, die alles intellektuelle Leben zu verwüsten gedroht hatte, und sich experimentierend auf den Standpunkt eines Gläubigen zu stellen begann, erschloß sich ihm das neue Seelenleben, das in *Inferno* und *Legenden* geschildert ist... Im Laufe der Sache, als der Verfasser allen Widerstand eingestellt hatte, sah er sich von Einflüssen, Kräften überfallen, die ihn in Stücke zu zerreißen drohten".[2] Oder er charakterisiert diese Zeit: „Die große Krisis mit 50 Jahren; Revolutionen im Seelenleben, Wüstenwanderungen, Verödung, Swedenborgs Höllen und Himmel."

Wenn hier von ihm die schizophrenen Erlebnisse als Folge

1 Entzweit S. 180. 2 Legenden S, 425 ff.

seiner weltanschaulichen Wandlung, nicht umgekehrt, betrachtet werden, so ist das eine nachträgliche Deutung, mit der sogar viele andere Auffassungen Strindbergs selbst in Widerspruch stehen. Die Kräfte, die ihn zu zerreißen drohen, sind erst seit 1896 da und werden zunächst gar nicht religiös, sondern als sehr leibhaftige, verbrecherische Kräfte diesseitiger Art in mannigfachen Verfolgungsvorstellungen gedeutet. Die Umdeutung in übersinnliche Kräfte erfolgt langsam, am entscheidendsten wird sie durch die Lektüre Swedenborgs gefördert. Wie in den vorhergehenden Jahren die „Verfolgungen" und „Zufälle", so werden jetzt die elementaren halluzinatorischen Erlebnisse nicht sofort, sondern erst allmählich transzendent aufgefaßt.

Die Krise, wenn man sie so nennen will, erstreckt sich in Schwankungen von 1894 bis 1896 und läuft durchaus parallel dem Wachsen des schizophrenen Prozesses. Erst mit seinem Abschluß konsolidiert sich auch ein neues transzendentes Weltbild. Der Bruch, der durch einen Zeitraum von drei Jahren entstanden ist, erscheint Strindberg nun so stark, daß er seine eigene „Vergangenheit verleugnet".[1] Wenn er die Jugend seine Gedanken vortragen hört, so fühlt er, wie er Krieg mit seinem alten Ich führt.[2] Von dem Strindberg, der in der Entwicklung einer Seele geschildert ist, sagt er später (im neuen Vorwort): „Die Persönlichkeit des Verfassers ist mir ebenso fremd geworden, wie sie dem Leser fremd ist – und ebenso unsympathisch. Da sie nicht mehr existiert, fühle ich keine Gemeinschaft mit ihr, und da ich sie selber getötet habe (1897), glaube ich das Recht zu besitzen, diese Vergangenheit als gesühnt und als ausgestrichen aus dem großen Buch zu betrachten."

Fragt man, was Strindberg denn nun durch den Wandel der Weltanschauung geworden sei, so läßt sich keine einfache Antwort geben.

Strindberg wird nicht etwa Christ, trotzdem unter seinen vielfachen Neigungen solche für Katholizismus und Kloster vorkom-

1 Legenden S. 315. 2 Inferno S. 221 ff.

men,[1] äußerlich besucht er z.B. auch später nicht die Kirche.[2] Nur gelegentlich trat er einmal in eine Kirche, z.B. in Paris im Laufe seiner Erlebnisse, in denen er nicht allzuviel prüfte, was er tat, sondern „experimentierend“ verfuhr, z.B. sich auch einmal einen Rosenkranz kaufte. Er wurde von Zeit zu Zeit von der katholischen Kirche fasziniert, aber alles mögliche faszinierte ihn, und tatsächlich sind eine ganze Menge religiöser Möglichkeiten in sein Leben getreten. Er liest im Jahre 1903 je nach Gemütsstimmung in einem katholischen oder protestantischen oder aufklärerischen Andachtsbuch, in verschiedenen Ausgaben der Bibel aus verschiedenen Kulturkreisen (weil sie den ganz verschiedenen Geist dieser Zeiten mit sich trügen), schließlich in buddhistischen Werken.[3] Wie Strindberg früher alle Möglichkeiten versuchte, so auch jetzt: „Ich habe alle Ansichten und bekenne alle Religionen, ich lebe in allen Zeitaltern und habe selbst aufgehört zu sein. Das ist ein Zustand, der ein unbeschreibliches Glück gibt“.[4]

Würde man meinen, Strindberg sei zwar nicht irgendwie konfessionell, aber doch tief religiös geworden, so läßt sich wohl eine ganz seltene Bemerkung in seinen Werken dafür heranziehen. So bekennt er einmal den Irrationalismus seiner Religion: Er hat im zweiten Teil der Legenden in sinnbildlicher Schilderung seinen religiösen Kampf zeichnen wollen. Diesen Versuch erklärt er für mißlungen. „Deshalb ist es ein Fragment geblieben und hat sich wie alle religiösen Krisen in ein Chaos aufgelöst. Daraus scheint hervorzugehen, daß das Forschen in den Geheimnissen der Vorsehung wie alles Himmelstürmende mit Verwirrung getroffen wird, und daß jeder Versuch, auf dem Wege des Räsonnements sich der Religion zu nähern, zu Absurditäten führt“.[5] Wenn solche Auffassung auch wohl einmal bei Strindberg wiederkehrt, so ist doch das Charakteristische bei ihm gerade um-

1 Einmal will Strindberg in ein Benediktinerkloster eintreten: *Legenden* S. 335. Seine Neigung zum Katholizismus z.B. S. 207 ff., 209, 337.

2 Einsam S. 235. 3 l. c. S. 246–250. 4 l. c. S. 245.

5 Legenden S. 425.

gekehrt, daß er eine Menge sehr anschaulicher, sehr rationaler Vorstellungen vom Jenseits, handgreifliche religiöse Weltbilder liefert, ohne allerdings an ihnen, besonders an den Einzelheiten irgendwie ständig festzuhalten. Seine massenhaften Erlebnisinhalte, welche ihm durch den schizophrenen Prozeß zugeflossen sind, dienen zur Ausbildung der metaphysischen, religiösen, mythischen Vorstellungen (wie man sie nun nennen mag), die den theosophischen zum großen Teil verwandt sind. Er hat sie wohl durch die Lektüre Swedenborgs und die ihn nunmehr interessierende theosophische Tradition ausgebildet, aber doch im Kern aus eigenster Erfahrung entnommen. Er widerstrebt dem bloßen rationalen Konstruieren, ihm widerstrebt auch, wie er einmal ausdrücklich sagt, die Theosophie.[1] Jedoch ist er voll von ihr, soweit ihn seine eigene originale Erfahrung, nämlich die schizophrene, dazu zwingt. Diese Erlebnisse sind in dem Wechsel der weltanschaulichen Erscheinungen neben der ganz allgemeinen und ursprünglichen philosophischen Richtung auf Welterkenntnis das Konstante. *Seine Skepsis bleibt ihm immer*, auch nach der Krise. Er stellt faktisch immer wieder fast alles in Frage, außer seinen leibhaftigen Erlebnissen, die nur verschieden gedeutet, nicht als krank oder nichtig beurteilt werden. Es ist selbstverständlich, daß Strindberg auch ein Feind aller konfessionellen Dogmen bleibt. „Solange Swedenborg ... sich an Offenbarungen, Prophezeiungen, Auslegungen hielt, da machte er mich religiös[2], aber wenn er ... anfängt, über die Dogmen zu räsonnieren, dann ist er Freidenker, Protestant... Ich will die Religion haben als eine stille Begleitung zu der eintönigen Alltagsmelodie des Lebens, aber hier handelt es sich um Berufsreligion, Kathederdisputation, also um Machtkampf".[3]

Es ist also nicht festzustellen, daß Strindberg in seiner religiösen Krise eine neue, festgehaltene Gesinnung oder ein nun sich

1 Inferno S. 85.
2 Diese Begriffsbestimmung von „religiös" ist charakteristisch für den älteren Strindberg. 3 Legenden S. 416.

gleichbleibendes oder entwickelndes weltanschauliches Gebäude erworben habe. Da vielmehr das Konstante, sofern es neu, für ihn neu ist, eigentlich nur das schizophrene, inhaltliche Erleben ist, so ist auch am wenigsten wechselnd, was unmittelbar darin gegeben ist oder in nächsten Deutungen sich daran anschließt. So ist ziemlich gleichbleibend etwa die Gegenüberstellung von Diesseits und Jenseits, das Dasein von Dämonen, Geistern, unmittelbar eingreifenden Kräften und Mächten, dann auch der Gedanke von gegebenen Zeichen, von Erziehung und Züchtigung durch diese Mächte. „Eins scheint mir sicher zu sein unter all meinem Schwanken, und das ist, daß ein Unsichtbarer Hand an meine Erziehung gelegt hat".[1]

Man kann schließlich versuchen, zusammenzustellen, was für ein *Weltbild von der gegenwärtigen Zeit* im Zusammenhang mit dem Weltgeschehen überhaupt bei Strindberg als Resultat der vielen leibhaftigen Erlebnisse, Deutungen und Gedanken im Zusammenhang mit traditionellen Vorstellungen entstanden ist.

Strindberg glaubt in der Gegenwart eine allgemeine Verbreitung dämonischer Wirkungen zu beobachten. „Soviel unheilvolle Ereignisse, soviel unerklärliche Vorfälle haben wir erlebt, daß selbst die Ungläubigsten unruhig geworden sind. Die Schlaflosigkeit nimmt zu, die Nervenkrisen vermehren sich, die Visionen sind häufig geworden, wahre Wunder erfüllen sich. Man erwartet etwas".[2] Nicht nur er selbst also macht solche Erfahrungen, sondern viele; sie nehmen an Zahl ständig zu. Tatsächlich scheint Strindberg mit manchen Kranken der schizophrenen Gruppe Austausch gepflogen zu haben; und wie er erleichtert war, als er Swedenborg kennenlernte und alle seine Erlebnisse wiederfand, so jetzt, wenn ihm andere erzählen, was er aus eigener Erfahrung kennt.[3] Also es „scheint eine allgemeine Er-

1 l. c. S. 423. 2 Inferno S. 205.

3 Stellen, die auf Verkehr mit ähnlichen Kranken hindeuten: *Inferno* S. 190, 205, 206, 224 ff., 244 ff., 257 ff., 269 ff., 280 ff., 300 ff. Eine sichere Entscheidung ist in dieser Frage nicht möglich. Auch Hysteriker und andere Kranke können von Strindberg so genützt werden.

weckung zu sein, die durch die Welt geht, und ich brauche nicht zu verbergen, wie es mir geht".[1] „Die Mächte bereiten ihre Rückkehr vor ... alle Menschen klagen über Alpdrücken, Brustbeklemmungen, Herzbeschwerden".[2]

Dazu kommt, daß nach Strindbergs Meinung offensichtlich die Jugend etwas Neues erwartet. „Man wünscht eine Religion, eine Versöhnung mit den Mächten (das ist das Wort), eine Wiederannäherung an die unsichtbare Welt. Die naturalistische Epoche, die kräftig und fruchtbar war, hat ihre Zeit gehabt... Es war eine experimentale Epoche, deren Versuche durch ihre negativen Ergebnisse gezeigt haben, wie eitel gewisse Lehren sind".[2] Ganz ähnlich an anderer Stelle: „Die Jugend wartet auf etwas Neues... Vorwärts zu dem Unbekannten, was es auch sei, wenn es nur nicht etwas Altes ist. Man will freilich eine Versöhnung mit den Göttern, aber es sollen ungeschaffene sein, besser entwickelte Götter, die auf gleicher Höhe mit der Gegenwart stehen... Die Epoche eines Experimentiergeistes ist abgelaufen und die Experimente haben lauter negative Resultate ergeben..."[3]

Diese beiden Zeichen, einerseits die wunderliche Feststellung der zunehmenden Verbreitung der in körperlichen Phänomenen sich kundgebenden dämonischen Wirkungen, andererseits das Fiasko der Epoche und der Wille zum Neuen bei der Jugend, sieht Strindberg gedeutet durch einen alten Gedanken, den Gedanken einer Geschichte Gottes, die gerade gegenwärtig in ein neues Stadium tritt, das sich in jenen Zeichen offenbart: „Ein Gott, bis auf weiteres unbekannt, entwickelt sich und wächst, offenbart sich in Zwischenräumen, in denen er die Welt sich selber zu überlassen scheint... Jedesmal, wenn er sich enthüllt, hat er seinen Gedanken geändert und beginnt seine Regierung wieder, indem er Verbesserungen einführt, die er aus der Praxis gewonnen hat..."[4] Denselben Gedanken findet Strindberg bei einem französischen Schriftsteller der 80er Jahre, welcher schrieb: „Im Jahre 1867 sagte ich in einem Revueartikel *Der providentiale*

1 l. c. S. 225. 2 l. c. S. 189. 3 l. c. S. 242 ff.
4 l. c. S. 190.

Atheismus voraus, daß Gott sich jetzt verbergen werde, um die Menschen zu zwingen, ihn desto eifriger aufzusuchen.“ Und Strindberg fügt hinzu: „Das ist wie zu Hause bei uns, wo um dieses Jahr alle religiöse Erörterung unter den Gebildeten aufhörte... Wenn Gott nun wiederkommt, sind wir nicht sicher, daß er derselbe ist wie früher, wenn er wie alles andere wächst und sich entwickelt. Ist er auch strenger geworden, muß er doch den Agnostikern und den Forschern in dem Verborgenen verzeihen, daß sie ihn nicht fanden, weil er fort war oder nicht empfing...“[1] Mit Befriedigung stellt dann Strindberg fest, daß er schon vor 30 Jahren selbst dahingehende Gedanken gehabt habe, und druckt das in seiner Jugend gedichtete Mysterium vor dem Inferno ab. Er hatte sich die mittelalterliche Lehre zum Gegenstand gemacht, die er jetzt gern spielend wieder aufnimmt: „Lucifer, der gute Gott, von ‚dem anderen‘ verjagt und abgesetzt, wird zurückkehren, wenn sich der Usurpator, Gott genannt, durch seine elende Regierung, seine Grausamkeit und Ungerechtigkeit bei den Menschen verächtlich gemacht und von seiner eigenen Unfähigkeit überzeugt haben wird.“ Wir sind einem Henker überliefert für unbekannte oder vergessene Verbrechen, die wir in einer anderen Welt begangen haben.

Die neue jetzt anbrechende Epoche hat ihre besonderen Merkmale. „Das Zeitalter der Prophetie scheint zu Ende zu sein; die Mächte wollen nichts mehr von den Priestern wissen, sondern haben selber die Regierung über die Seelen wieder aufgenommen...“[2] Unklar bleibt es, was kommt: „Was ist es denn, was sich heute in der Welt zuträgt? Ist es das Gericht, das unerbittlich über Sodom ausgesprochen wurde?“[3] Oder es scheint Strindberg, daß das Mittelalter wieder im Anzuge ist.[4]

Nur eins ist sicher und der ständige Refrain: „Wir befinden uns vor einer neuen Ära, in der »die Geister erwachen und es eine Lust ist zu leben«. Diese Angina pectoris, der Fall der Schlaflosigkeit, all die nächtlichen Schauder..., welche die Ärzte

1 Legenden S. 426. 2 l. c. S. 257. 3 l. c. S. 315.
4 l. c. S. 368 ff.

gern als Epidemien bezeichnen wollen, sind weiter nichts als die Arbeit des Unsichtbaren".[1] Die großartige Weltperspektive einer Geschichte Gottes, wie wechselnd sie auch gesehen werden mag, ist überkommenes Gedankengut, das letzthin dazu dienen muß, dieses entscheidende Symptom der Zeit resp. des schizophrenen Prozesses bei Strindberg zu deuten. So erklärt er geradezu: „Ich stelle das Problem auf, eine natürliche und wissenschaftliche Lösung für alle unerklärlichen Erscheinungen zu geben, die uns auf den Leib gerückt sind".[2] D.h.: für seine schizophrenen Erlebnisse.

Seine Methode im Verkehr mit Menschen, ja mit sich selbst, ist zunächst, sich nicht festzulegen. Er spielt verschiedene Rollen gleichzeitig. „Ich zerspalte meine Persönlichkeit und zeige der Welt den naturalistischen Okkultisten, erhalte aber aufrecht in meinem Innern und pflege den Keim zu einer konfessionslosen Religion. Oft gewinnt die exoterische Rolle die Oberhand; ich mische meine beiden Naturen so durcheinander, daß ich über meinen neu erworbenen Glauben lachen kann; das trägt dazu bei, daß meine Theorien sich bei den widerspenstigen Gemütern einschleichen können".[3] Also auch im Verhalten schließlich dasselbe: *Die eigentliche weltanschauliche Substanz Strindbergs, Skepsis und spielerisches Probieren von allem, ist geblieben; der schizophrene Prozeß hat im wesentlichen nur neues Material gebracht, aber keine Idee.*

Ein Teil von Strindbergs Weltanschauung, der manchmal sogar die eigentliche Weltanschauung zu sein scheinen könnte, ist das, was man seinen *Antifeminismus* nennt. Doch liegen hier die Zusammenhänge verwickelt. Wenn auch etwas sich ähnlich Bleibendes durch fast sein ganzes Leben geht, so werden dabei doch Wandlungen durchgemacht, und diese stehen wieder zum Teil in Beziehung zu dem schizophrenen Prozeß.

Zunächst ist Strindbergs eigenes Liebesleben zu betrachten, dann seine antifeministische Theorie.

Die erste Frau von lebenslänglichem nachwirkendem Einfluß

1 Legenden S. 308. 2 l. c. S. 222. 3 l. c. S. 223.

auf ihn war seine Mutter. „Diese Sehnsucht nach der Mutter begleitete ihn durchs ganze Leben ... er wurde nie er selbst, nie ein abgeschlossenes Individuum ... er wurde eine Kletterpflanze, die eine Stütze suchen mußte“.[1] Es bleibt ihm die Neigung, zu verehren, sich unterzuordnen, indem er von der Frau Mütterlichkeit empfängt, und er neigt dazu, den Wert der Frau später immer wieder darin zu sehen, daß sie Mutter wird. Als Fünfzehnjähriger hatte er eine ganz unsinnliche Beziehung zu einer 30jährigen Frau. „Sie wurde mütterlich. Das packte ihn“.[2] „In jedem Weib, für das er entflammte, sah er ein Stück von einer Mutter. Er verehrte daher nur solche, die mild waren“.[3] Als er später nach zweijähriger Ehe Vater wurde, meint er: „Seine Frau, die ihm bisher eine Kameradin gewesen war, bekam als Mutter einen anderen Wert, und das Unschöne des Verhältnisses, das sich bereits bemerkbar machte, verschwand.“ Später sträubt er sich gegen diese Triebe, von denen er sich befreien möchte. Er sucht „diesen alten Aberglauben, Mutter und Frau hätten eine Ausnahmeverehrung zu beanspruchen“, auszutilgen.[4] Noch 1884 bemerkt er bei sich „eine sehr altmodische abergläubische Ehrfurcht vor der Mutter“.

Noch vor dem Erwachen des körperlichen Geschlechtslebens liebt Strindberg als Neunjähriger ein gleichaltriges Mädchen, die Tochter des Rektors. Seine „Liebe äußerte sich in einer stillen Traurigkeit. Er konnte nicht mit ihr sprechen und würde es auch nicht gewagt haben. Er fürchtete sich und sehnte sich nach ihr... Er wollte nichts von ihr... Er fühlte, daß er an einem Geheimnis trug. Das quälte ihn so, daß er litt und sein ganzes Leben dunkel wurde. Eines Tages nahm er zu Hause ein Messer und sagte: ich schneide mir den Hals ab. Die Mutter glaubte, er sei krank. Was es war, konnte er nicht sagen“.[5]

Als Zwölfjähriger treibt er mit Kameraden eine spielerische Onanie. „Die ganze Sache schien kaum einen Zusammenhang

1 S. e. M. S. 48. 2 l. c. S. 149.
3 l. c. S. 181, vgl. E. e. S. S. 135. 4 E. e. S. S. 31.
5 S. e. M. S. 43.

mit dem höheren Geschlechtsleben zu haben; denn in ein Mädchen war der Junge schon verliebt gewesen, als der Trieb noch vollständig schlief... Übrigens legte er das Laster bald ab... Da aber trat an die Stelle des Lasters ein Kampf gegen die Begierde... Und nicht eher konnte er ruhigen Schlaf genießen, bis er im Alter von 18 Jahren den Verkehr mit dem anderen Geschlecht begann".[1]

Wenn er sich verliebte, so war es eine „Madonnenverehrung".[2] Im Umgang mit Mädchen war er schüchtern, auf dem Ball wußte er nicht, was er zu ihnen sagen sollte. „Er fühlte, daß er es mit einer anderen Art Homo zu tun hatte, die in gewissen Fällen höher, in anderen niedriger stand. Er betete in der Stille die Kleine, Milde an und hatte sie zu seiner Frau erkoren. Nur unter der Form von Ehefrau konnte er sich das Weib denken".[3] „Schwatz' Unsinn mit ihnen, sagte ein Freund. Das aber konnte er nicht. Es gab Dinge, die er begehen wollte: aber davon sprechen? Nein! ... er fürchtete das Weib wie der Schmetterling, der weiß, daß er sterben wird, wenn er befruchtet hat... Der Verkehr mit einem Mädchen war für ihn mit der Vorstellung von nächtlichen Schlägereien, Polizei und furchtbaren Krankheiten verbunden".[4] Noch später, als er längst wiederholten Geschlechtsverkehr hatte, glaubte er Erlebnisse wie folgende mit seiner Schüchternheit in Verbindung bringen zu können: „Er hatte ein Jahr lang eine Verbindung mit einer Kellnerin unterhalten. Da er Frauen mit einer gewissen Achtung behandelte und nicht eher brutal wurde, bis die Situation reif war, begann das Mädchen eine Neigung zu ihm zu fassen, schien an ernste Absichten zu glauben, obwohl er nichts dergleichen andeutete. Sie bewilligt jede Gunst, nur die letzte nicht. Es war ein entnervendes Leben, und er beklagt sich einem Freunde gegenüber. – Du bist zu schüchtern, sagte der Freund. Die Mädchen lieben nun einmal kühnere Männer. – Aber ich bin nicht schüchtern, beteuerte er. – Aber du bist es anfangs ge-

1 S. e. M. S. 82 ff. 2 l. c. S. 83. 3 l. c. S. 179.
4 l. c. S. 180.

wesen. Man muß sofort seine Absichten zeigen".[1]

Als Achtzehnjähriger war Strindberg „zum erstenmal bei einem Mädchen. Er fühlte sich enttäuscht, wie so viele andere. – Das war alles! ... Als es geschehen war, kam eine große Ruhe über ihn; er fühlte sich gesund und froh, als habe er eine Pflicht erfüllt".[2] Der Verkehr mit Dirnen wurde nun eine Selbstverständlichkeit.[3] „Er hatte gewöhnlich zu gleicher Zeit drei Flammen. Eine große heilige reine, wie er sie nannte, aus der Entfernung, mit Heiratsplänen im Hintergrund; also ein Ehebett, aber rein. Dann eine kleine Liebelei mit einem Wirtshausmädchen. Schließlich die ganze große Freischar: blonde, braune, rothaarige, schwarze".[1] 1890 schreibt Strindberg einmal in einem Brief: „Was ist das für eine Begabung, die nicht eine Nacht bei Dirnen und etwas Prügelei mit der Polizei vertragen kann! Ich habe mich immer erbaut und suggeriert nach einer guten Luderei gefühlt".[4]

Es wäre ein großer Irrtum, wollte man nun meinen, für Strindberg wäre bei der Geschlechtsliebe die ganz persönliche Liebe und die Monogamie kein Problem mehr, nachdem er alle Möglichkeiten durchkostet hat und fast nach augenblicklichem Bedürfnis zu dieser oder jener greifen kann. Er behält immer den stärksten Trieb, zu verehren, auch den Trieb, das Verhältnis legitim zu machen, und hat jederzeit die Neigung, das bloße Geschlechtsverhältnis mit tiefen Gemütsbeziehungen fast widerwillig zu verbinden. Im Jahre 1873 lebt er für drei Tage mit einer Haushälterin wie verheiratet. Er war ihr zugetan, weil sie ihm während einer Krankheit Teilnahme gezeigt hatte und ihn jetzt freundlich liebkoste. „Die Leidenschaft mischte sich in die Liebschaft, und bald fühlte er sich an dieses Weib mit stärkeren Banden gebunden, als er gewollt hatte. So stark waren die Bande, daß er beinahe verlorengegangen wäre, als sie sich kurz darauf einem anderen überließ. Ihm wurde schwarz vor den Augen, und die Eifersucht wütete... Er glaubte zuerst Gegenstand einer Ver-

1 l. c. S. 283. 2 l. c. S. 226. 3 Z.B. E. e. S. S. 82 ff.
4 Hansson S. 1730.

räterei zu sein. Sie hatte versprochen und nicht gehalten. Dann fühlte er sich als Übergangener gekränkt. Warum wurde er übergangen? Dann aber kam etwas anderes... Er hatte Stücke seiner Seele in der dieses Mädchen niedergelegt; er hatte sie wie seinesgleichen behandelt, sich für ihre Schicksale interessiert... Ferner hatte er sein Blut mit dem ihren vermischt, ihr Impulse gegeben, die feinen Saiten seiner Nerven so zu ihr gestimmt, daß sie bereits einander gehörten. Jetzt kam ein Fremder und wirrte durcheinander, wo er zu ordnen gesucht... Ausschließlich physisch konnte es nicht sein, denn bei allgemeinen Mädchen, bei denen nur der Körper in Frage kam, war er nicht eifersüchtig. Es war eine Erschütterung seines ganzen Seelenkomplexes, die vor sich ging. Es war ein Teil von ihm selber, der jetzt von einem anderen eingenommen wurde, ein Teil seiner Eingeweide, mit dem man jetzt spielte... Sie hatte einen Teil seines Körpers genommen, als er ihr seine Seele geben wollte".[1] Bei Strindberg trat ein hysterisch-reaktiver Zustand ein, der oben berichtet wurde. Wie stark diese Liebe, die nicht bloße Sexualität, aber doch ganz von ihr durchdrungen ist, ihn als grenzenlose Leidenschaft beherrscht, trat in der Beziehung zu seiner ersten Gattin zutage, der er von 1875 bis 1890 angehörte. Ihr wurde er treu. Einmal erklärte er: „Es gibt Augenblicke, wo ich Freudenmädchen vermisse, aber meine monogame Natur verachtet den Wechsel, unsere Umarmungen, so unvollkommen sie im Grunde auch sind, verschaffen uns vielleicht noch wahrhaftere Seelenfreuden, und dieser unlöschbare Durst ist eine Dauer unserer Liebe".[2]

Diese erste Gattin Strindbergs, Siri von Essen, hat eine einzigartige Rolle in seinem Leben gespielt, nie vorher und nachher hat er so geliebt. Die *Beichte eines Toren*, obgleich diktiert von grenzenlosem Frauenhaß und der Verzweiflung des Eifersuchtswahns, ist dafür das eindrucksvolle Dokument. Strindberg hat die psychischen Faktoren dieser Liebe rückhaltlos enthüllt, sein Bedürfnis zu verehren, eine Madonna aus der Frau zu machen,[3]

1 E. e. S. S. 95 ff. 2 Beichte S. 169. 3 Z.B. l. c. S. 26, 43.

die Art des Erwachens seiner Sinnlichkeit,[1] den auftauchenden Haß gegen das weibliche Geschlecht.[2] Er hat die in die Extreme wechselnden Zustände von berauschter Hingebung bis zu Feindschaft geschildert, den Kampf um die Macht und um Selbständigkeit, die Bedeutung der Mütterlichkeit für ihn und seine Vaterschaftsgefühle. Fragt man ihn, was denn diese Liebe sei, so gibt er mehrere Antworten, z.B. das Gefühl des Besitzes, aber die einleuchtende Formel ist diese: „ein Gefühl, das alle anderen verdrängt, eine Naturkraft, der nichts widersteht, etwas Ähnliches wie der Donner, die steigende Flut, der Wasserfall, der Sturm".[3] Nach der Lektüre des Werks darf man vielleicht hinzufügen: diese Kraft hat sich rein vital entfaltet und zerstört, es ist in dem leidenschaftlichen Zusammenströmen wie in dem feindseligen Kampfe nie ein gegenseitiges Verstehen, eine liebende Kommunikation, ein Kampf um Klarheit statt um Überlegenheit entstanden. Diese Menschen sahen sich nicht als geistige Wesen, darum konnte keine innere Entwicklung im gegenseitigen Durchsichtigwerden, das zugleich ein Sich-selbst-Durchsichtigwerden ist, entspringen.[4]

Während dieser Ehe nun beginnt langsam der Krankheitsprozeß, der zum heftigen Ausbruch des früher geschilderten Eifersuchtswahns in den Jahren 1886/87 führte. Nach Scheidung der Ehe beginnt in Berlin eine neue libertinistische Zeit. Paul spricht von fünf Romanen, die Strindberg in dem einen Winter 1892/93 voll neuer jugendlicher Vitalität erlebte. Im Mai 1893 trat er in seine zweite Ehe, aus der ein Kind stammt, die aber von Anfang an unter dem Einfluß wahnhafter Faktoren bei Strindberg stand und 1895 geschieden wurde.

1 Z.B. l. c. S. 56, 58, 80, 116, 118.

2 Z.B. l. c. S. 49.

3 l. c. S. 44.

4 Der Briefwechsel zwischen den späteren Gatten aus den Jahren 1875/76, als Siri von Essen noch mit dem Baron Wrangel verheiratet war, ist unter dem Titel *Er und Sie* in dem zweiten Teil der nachgelassenen Schriften schwedisch erschienen. Vgl. Oesterlings Bericht in der *Frankfurter Zeitung*.

Inzwischen hatte der Prozeß Fortschritte gemacht. Seit 1894 begann der schwerste Schub, der 1897 in den Endzustand überging. In dieser Zeit macht Strindbergs Sexualität eine bei solchen Kranken öfters beobachtbare Wandlung durch. Die Krankheit kann phasenweise die Sexualität auf das heftigste erregen oder gänzlich bis zur Frigidität lähmen. Das letztere geschah vermutlich in diesen Jahren zeitweise bei Strindberg. Er hat geradezu eine Abneigung gegen das Sinnliche, erträgt nicht die in der Geselligkeit üblichen Anspielungen und lockeren Reden und schreibt charakteristisch, als seine Frau ihn verlassen hat: „Als ich allein im Bett liege, das noch nach der Frau duftet, fühle ich mich selig. Ein Gefühl seelischer Reinheit, männlicher Jungfräulichkeit empfindet das vergangene Erleben als etwas Unreines".[1] 1895 wird Strindberg noch einmal einen Augenblick von einer Dame, einer Engländerin, gefesselt, die er in der Gesellschaft der Cremerie kennenlernte. „Gegen 11 Uhr erhebt sich die Dame und gibt mir ein Zeichen geheimen Einverständnisses. Ziemlich linkisch stehe ich auf, verabschiede mich, biete dem jungen Weibe meine Begleitung an und führe sie hinaus, während die schamlosen jungen Leute lachen. Voreinander lächerlich gemacht, gehen wir davon, ohne ein Wort sagen zu können; wir verachten uns, als hätten wir uns vor der spottenden Menge nackt ausgezogen." Auf der Straße werden sie von Dirnen beschimpft. Es beginnt zu regnen. Er hat kein Geld bei sich, um im Café zu zahlen. So folgt eine „Strafe" auf die andere. „Ich werde nie die Empfindungen vergessen, die mich diese Nacht überfielen, als ich die Dame an ihrer Haustür verließ... Ein Bettler, der die Verpflichtungen gegen seine Familie nicht erfüllt, hatte ich eine Verbindung knüpfen wollen, die ein anständiges Mädchen bloßstellen mußte. Das war ganz einfach ein Verbrechen, und ich legte mir die regelrechte Buße auf." Beim nächsten Treffen benimmt er sich linkisch, fühlt, daß er sie begehrt, geht seiner Wege, „bis auf die Knochen von einer unreinen Flamme verzehrt". Er sagt sich schließlich: „Keine Liebe mehr! Das ist die

1 Inferno S. 5.

Losung, welche die Mächte mir gegeben haben".[1]

Von weiteren Beziehungen zu Frauen hören wir nicht mehr. Von 1901 bis 1904 war Strindberg zum drittenmal verheiratet, hatte ein Kind aus dieser Ehe, wir wissen aber nichts Näheres über sein seelisches Verhalten.

Fragt man nach Strindbergs kritischen *Gedanken über das weibliche Geschlecht, das Geschlechtsverhältnis und die Ehe*, so ist diese Grundlage seiner eigenen Erfahrung einer der Faktoren, aus denen diese Ansichten psychologisch begriffen werden können. Der ersten Zeit freien Ausbreitens der Liebesmöglichkeiten und leidenschaftlicher Bindung an die Gattin entspricht ein Antifeminismus mehr theoretischer Art, der vor dem Beginn des Krankheitsprozesses da ist. Wieweit dabei auch die innere Opposition gegen Ibsen mitspricht, ist nicht feststellbar. In der zweiten Phase wächst mit dem Gipfel verzweifelter Eifersucht der Haß des Geschlechts zu dem Maße, daß er inspiriert wird, *Vater* und *Kameraden* zu schreiben. In der dritten Phase der letzten Lebensjahrzehnte vermindert sich dieser Haß, der alles Böse nur in der Frau sieht, zugunsten einer versöhnlicheren Auffassung von Verteilung der Schuld auf beide Geschlechter und von Abhängigkeit des unseligen Geschlechtsschicksals von einer höheren Macht.

Als Strindberg *Meister Olof* schreibt (1872), ist ihm schon der Gegensatz der Geschlechter ein Problem. Seine eigentliche „Entdeckung" des Problems der Frau datiert Strindberg später einmal auf die Zeit um 1880.[2]

Ursprünglich ist für Strindberg die Frauenfrage anscheinend eine wesentlich ökonomische, eine Frage der Konkurrenz für den Mann und der Ausbeutung des Mannes. Man läßt die Frau auf den Arbeitsmarkt des Mannes, ehe man den Mann von den ökonomischen Pflichten der Ehe und Vaterschaft befreit.[3] 1885 schrieb Strindberg die Ehenovellen, in denen ihm diese Fragen, wie er meint unwillkürlich, fast immer zu moralischen Ungunsten

1 l. c. S. 25 ff. 2 Brief 1903 über Weininger.
3 E. e. S. S. 8.

der Frau beantwortet werden. Das Bild, das er vor sich sieht, im Leben eines Pensionats der Schweiz, wo er beim Niederschreiben sich aufhält, schildert er wie folgt: „Er sah sie bei allen Mahlzeiten, zwischen den Mahlzeiten, immer und überall, beschäftigungslos, schwatzend, anspruchsvoll, genußsüchtig. Da waren gelehrte Damen ..., da waren schreibende Damen, kranke Damen, faule Damen, junge Damen, schöne Damen. Wenn er deren Müßiggang sah ... so fragte er sich: wovon leben diese Parasiten mit diesen Scharen von Kindern? ... Da entdeckte er den Familienversorger. Der Mann saß auf einem finsteren Kontor in der City von London; der Mann war nach Tonkin abkommandiert; der Mann arbeitete auf seinem Bureau in Paris; der Mann hatte eine Geschäftsreise nach Australien gemacht, um seiner Tochter eine Mitgift geben zu können." Strindberg sieht einmal die Unterwerfung des Mannes darin, daß ein Gatte seiner kranken Frau Schritt vor Schritt hilft, ihre Schals trägt, ihre Stühle, ihre Kleinigkeiten. Er findet nur Ehen, in denen der Mann gequält ist, und wundert sich. Schließlich zieht er die Konsequenz: „Die unbedeutenden Frauen sind die einzigen, die einen Wert besitzen, gerade weil sie das leisten, was der Mann nicht leisten kann".[1] Schon 1869 erklärte sich Strindberg „auf sein bloßes Gefühl hin" dagegen, daß die Frau Ärztin werde. „Wollte die Frau in das Gebiet des Mannes eindringen, so mußte der Mann auch von der Pflicht, die Familie zu versorgen, befreit werden, durfte man die Vaterschaft nicht ermitteln".[2]

Tiefer geht Strindbergs Nachdenken, wenn er das Geschlechtsverhältnis nach seinen immanenten Notwendigkeiten aufzufassen sucht und auch hier die unvermeidliche Zwietracht findet, z.B. in folgenden Erörterungen aus dem Jahre 1886: Reine Liebe ist ein Widerspruch. Die Liebe ist sinnlich. „Während des Rausches passen sich die Seelen einander an und Sympathie entsteht. Sympathie ist Waffenruhe, Ausgleich. Darum bricht die Abneigung gewöhnlich aus, wenn sich das sinnliche Band gelöst hat, nicht umgekehrt... Kann Freundschaft zwischen den

1 E. e. S. S. 227 ff. 2 S. e. M. S. 361.

beiden Geschlechtern entstehen und dauern? Nur scheinbar, denn die beiden Geschlechter sind geborene Feinde... Eine geistige Ehe ist unmöglich, weil sie zur Sklaverei des Mannes führt: diese Ehe löst sich denn auch bald auf... Geistige Ehen können nur zwischen mehr oder weniger Ungeschlechtlichen stattfinden; und wo es die gibt, wird man immer etwas Anormales beobachten können... Abneigung, Verschiedenheit der Ansichten, Haß, Verachtung können die wahre Liebe begleiten".[1]

Solche Gedanken sind die Grundlage, auf der Strindberg vermöge seines Eifersuchtswahns und seiner Empfindlichkeit gegen Druck und seiner Verfolgungserlebnisse den schärfsten Blick für alles Dahinschlagende in seiner eigenen Ehe bekommt. Dadurch wird er befähigt, jene haßerfüllten Dramen zu schreiben, Ende der 80er Jahre, und so nie wieder, weil die Krankheit andere Gestalten annimmt.

Aber die Grundgedanken bleiben. Bis zuletzt hat Strindberg die Frage der Beziehung der Geschlechter in ähnlicher Weise gesehen, nur daß er dem Manne das gleiche Maß von Schuld gab, während er in jener vorübergehenden Zeit Ende der 80er Jahre alles Böse in der Frau sah. Doch neigt er auch später immer wieder dazu, die Frau mit seinem „bösen Blick" zu sehen.[2] So freut er sich über Weiningers Buch (Geschlecht und Charakter). Weininger habe seinen Glauben mit dem Tode besiegelt. „Ich war nahe, dasselbe zu tun um 1880; allein mit meiner ‚Entdeckung'. Sie ist keine Ansicht, sie ist eine Entdeckung, und Weininger war ein Entdecker." Etwas später schreibt er: „Der seltsame, rätselhafte Mensch, der Weininger! ... Weiningers Schicksal? Ja, hat er die Geheimnisse der Götter verraten? Das Feuer gestohlen?"

Durch alle Beziehungen Strindbergs zu Frauen und alle seine

1 l. c. S. 145 ff.

2 Z.B. Legenden S. 325 ff. Wenn Strindberg das Weib verherrlicht, so entweder ihren Körper (Beichte S. 422 ff.) oder das Weib als Mutter, sofern er nicht auch hier da wirkliche Verhalten der Frau anders deutet und nur die Idee der Mutter im Kopf des Mannes sieht.

Theorien darüber geht ein Grundzug, den er selbst treffend formuliert: „Nun wird der Mensch von nichts mehr verletzt als davon, daß andere sein Innerstes lesen; und das können nur Gatten tun. Sie vermögen ihr dunkles Inneres nicht zu verbergen, der eine nimmt die Absichten des anderen voraus; sie bekommen daher leicht die Vorstellung, daß sie sich gegenseitig belauern ... darum sind sie wehrlos gegeneinander. Sie finden einen Richter an ihrer Seite, der selbst die sprießende böse Begierde im Keim verurteilt..."[1] Das ist eine letzte Gegebenheit, die wir in aller Weltanschauung bei Strindberg von Anfang an immer wiederfinden. Er sträubt sich gegen das grenzenlose Durchsichtigwerdenwollen, sträubt sich gegen Kommunikation, die keine Schranken kennt. Darum ist ihm letzthin nie eine wirkliche Freundschaft geglückt und darum vor allem nicht die Liebe zur Frau. Er bleibt hier im Vitalen, in der erotischen Leidenschaft, keineswegs bloß im Sexuellen, aber er kennt nicht das spezifisch Geistige, das auf Totalität und Kontinuität geht, auf Hingeben um zu werden, auf Wagen um das Selbst zu gewinnen – oder wie man das nun ausdrücken mag, das an dieser Stelle zu umschreiben nicht unsere Aufgabe ist. Diese Abneigung gegen wirkliche, volle Kommunikation gewinnt nun eine gewaltige Steigerung durch die Krankheit und den mit ihr auftretenden Verfolgungswahn, der schließlich jedes Zusammenleben mit einem anderen Menschen unmöglich macht.

Als Strindberg 1912 starb, wurde er seinem Wunsche gemäß mit seiner Bibel auf der Brust begraben.[2]

3. Strindbergs Werke

Sehen wir die chronologische Folge der Entstehung der Werke an, so fällt eine Beziehung zum Krankheitsprozeß sofort und unausweichlich auf: Die Jahre der größten Heftigkeit des fortschreitenden Prozesses gehen in Bezug auf dichterische Produktivität

1 Entzweit S. 142. 2 Brandes S. 327.

leer aus. Von Ende 1892 bis 1897 hat Strindberg dichterisch nichts geschaffen. Die Zeit von 1892 bis 1895 ist noch erfüllt von den alchemistischen und ähnlichen wissenschaftlichen Studien, 1896 hören auch diese fast ganz auf. Es bleibt die Erfüllung durch die massenhaften schizophrenen Erlebnisse, das ständige Flüchten von Ort zu Ort, das Swedenborgstudium. Nur Tagebuchaufzeichnungen von Anfang 1896 an werden gemacht. Im Jahre 1897 erfolgt dann die autobiographische Verarbeitung dieses Tagebuchmaterials in *Inferno* und *Legenden*, und 1898 beginnt wieder eine quantitativ sehr auffallende Produktivität zunächst dramatischer Werke.

Es fällt ferner auf, daß die dramatische Produktion auf einzelne Zeiten beschränkt ist: 1870–1872, 1879, 1881–1882, 1887–1888, 1892, 1898–1901, 1903, 1907–1909. Alle anderen Jahre scheinen dramatisch fast leer auszugehen. Diese Tatsache ist nicht auf den Krankheitsprozeß beziehbar. Sie entspricht dem phasischen Ablauf allen Lebens.

Was uns vor allem interessieren muß, das ist die Frage, ob eine durchgehende Veränderung der Werke nach jener unproduktiven Zeit der Akme der Krankheit sichtbar ist. Zunächst scheint es richtiger, zu fragen, ob mit dem Einsetzen der Krankheit gleichzeitig eine Wandlung der Werke vor sich geht. Auf beide Fragen ist zu antworten, daß in der Technik, im Formalen, in der artistischen Leistung des theaterkundigen Schriftstellers keine Wandlung erfolgt ist, die prinzipiell, wesentlich wäre. Vielleicht ließe sich aus dem Gesamteindruck der Werke vor und nach jener Zeit der Akme sagen, daß Strindberg in früheren Werken prägnanter, schlagender, akzentuierter, später relativ eintöniger, schleppender wirke. Es kommen Plattheiten und Naivitäten vor, die so vorher nicht da waren. Paul urteilt über Strindberg nach dem *Inferno*: „Es war nicht mehr derselbe Mensch. Der Himmelsstürmer, der geniale Werke auftürmende Künstler, der unerbittliche Wahrheitssucher und Bekenner war er nicht mehr... Die brausende Allgewalt seines Vortrags, dessen immenses Crescendo unwiderstehlich mitriß ... hatte den Atem verloren. Er nahm wohl Anlauf, besonders als die halbfertigen Entwürfe ...

mit dem Elan aus der Zeit, wo sie geplant waren, angepackt wurden. Dann stockte aber der Atem plötzlich, der Stürmer wurde kontemplativ und versank in müde Resignation".[1] Doch solche Urteile sind schwer überzeugend zu machen, und wenn sie auch richtig sind, wofür ich sie halte, so sagen sie doch nur eine gewisse Einbuße, die etwa auch durch normales Altern möglich wäre, und keine Wesensänderung aus. Die schizophrenen Prozesse haben wohl auch bei längerer Dauer immer solche oder ähnliche Wirkungen, aber als spezifisch sind sie kaum zu fassen, vielmehr ist bei ihnen gerade das Erhaltenbleiben der eigentlichen technischen Leistungsfähigkeiten, der Intelligenz u.dgl. das Auffallende.

Dagegen ist ein Einfluß der Krankheit auf den Inhalt der Werke unverkennbar. Der erste Schub treibt den Frauenhaß auf den Gipfel und inspiriert die Werke wie *Vater* und *Kameraden*. Der zweite Schub hatte schon seit Beginn der 90er Jahre eine Wandlung der Weltanschauung gebracht, die den späteren Werken eine Farbe und Atmosphäre gibt, welche so vorher nicht vorkommt. Vorher durchaus realistisch, wird er später geheimnisvoll, wenn er auch die theosophische Intention sich immer im Realistischen – gerade dadurch so eindrucksvoll – auswirken läßt.

Zu allen Zeiten hat Strindberg eigene Erlebnisse direkt in seine Werke übernommen. Im *Roten Zimmer* liegt dafür ein Beispiel aus der Zeit vor dem allerersten Beginn des Prozesses vor. Der *Vater* ist zum Teil geradezu Selbstdarstellung: Das Kind ist nicht sein Kind; die Frau will Macht in jeder Beziehung; sie fängt seine Briefe ab; sie will seine geistige Arbeit nicht; sie erklärt ihn mit Erfolg vor den Leuten als geisteskrank; er kommt in die Zwangsjacke; die Hauptsache ist: Gewißheit haben wollen. Hier sieht man die Welt aus der *Beichte eines Toren*, wie später in *Nach Damaskus* die Welt des *Inferno* bis in die Einzelheiten verwendet. Als stoffliche Quelle dient aber auch in anderen Werken sein schizophrenes Erleben: das Traumartige des Geheimnisvollen, der Windstoß, das schlechte Essen, die weltanschaulichen Pro-

1 Paul S. 213 ff.

bleme, die pseudowissenschaftlichen Studien und Einsichten (später in den *Blaubüchern* gesondert niedergelegt). Man könnte leicht ein Inventar dieser ganzen Stoffwelt der schizophrenen Erfahrung den späteren Werken entnehmen, doch hat das im einzelnen kein Interesse mehr.

Man kann für eine der stärksten Kräfte Strindbergs seinen Drang zur Selbstbeichte halten. Mit einer brutalen Aufrichtigkeit hat er sein Leben der Öffentlichkeit mitgeteilt. Er schonte dabei weder sich noch andere. Darum ist er nicht nur von erstaunlicher Taktlosigkeit, sondern in jeder seelischen Beziehung völlig rücksichtslos. Diese Aufrichtigkeit ist die leidenschaftliche des Augenblicks. Er verdeckt sich nicht, aber er ist schnell zufrieden und hält seine Auffassung, scharf und schlagend formuliert, für die Wahrheit. Er hat nicht den tiefen Drang zum unbedingten und immer weiter fragenden Sichdurchsichtigwerdenwollen, zum grenzenlosen Klarwerdenwollen. Darum ist er, verglichen mit Nietzsche oder Kierkegaard, psychologisch oberflächlich. Er gibt eine leidenschaftliche Mitteilung des jeweils gegenwärtigen Aspekts, aber er forscht und grübelt nicht und stellt sich selbst nie ernsthaft in Frage, so sehr er „experimentierend" verfährt. Es ist eine Wahrheitsliebe, die die Wahrheit in viele isolierbare Bruchstücke zerschlägt, die in Sätzen und Tatsachenbehauptungen einzeln mitgeteilt werden können, es ist keine geistige Wahrheitsliebe, die nichts vergessen will und alles mit allem zusammenstellt. Er würde vermutlich nicht lügen, und seine Mitteilungen können, sofern sie sich auf den Moment beziehen, als völlig aufrichtig gelten; er gibt seinen Aspekt mit subjektiver Wahrhaftigkeit. Aber das hindert natürlich nicht, daß nach allgemeinen psychologischen Möglichkeiten sich ihm die Dinge formen und umformen, zumal retrospektiv, und daß sie, je nach der augenblicklichen immer so leidenschaftlichen Einstellung beleuchtet, dann auch ein wechselndes Bild geben. Darum ist seine Beichte um so treffender, je mehr sie Ausdruck der unmittelbaren Gegenwart ist, so z.B. die *Beichte eines Toren* für 1888, die Zeit des beherrschenden Eifersuchtswahns, das *Inferno* und die *Legenden* für die Jahre 1894 bis 1897. Dagegen ist stark geformt seine erste Ehe in der *Beichte eines Toren* aus der Perspektive von 1888 aus, die Zeit der zweiten Ehe in *Entzweit* aus der Perspektive des Endzustandes, aus dem er zehn Jahre Zurückliegendes betrachtet. Strindbergs Wahrhaftigkeit sucht nicht in vielem Vergleichen, Reflektieren, Zusammenstellen und Fragen, sondern ist nur von momentaner Offenheit; er ist nicht suggestibel, wird nicht bewußt unterdrücken und beschönigen. Oft genug hat er sich selbst preisgegeben. Aber abgesehen von der umformenden Wirkung des Wahns besteht die Grenze der Wahrheit eben in jenem Isolieren und der fanatischen Apodiktizität des Behauptens.

Eine diskrete Zurückhaltung hat Strindberg wohl nie gekannt, aber der Krankheitsprozeß hat ohne Zweifel seinen Anteil an der Brutalität seiner Offenheit in bezug auf sich und andere. Es ist bei solchen Kranken häufig, daß sie in einer objektiv schwer faßbaren Weise die Gefühle verlieren, die der Gesunde unter Worten wie „Takt“, „Verstehen“, „Rücksicht“ kennt und, wenn er sie verletzt, wenigstens in sich überwinden muß. Strindberg scheint in dieser Hinsicht später kaum etwas zu fühlen, jedenfalls nicht ernstlich überwinden zu müssen. Er gewinnt eine Schamlosigkeit, die dann doch wieder irgendwo einmal irrationale Grenzen hat. Es ist erstaunlich, daß er schon Mitte der 80er Jahre den Briefwechsel mit seiner Frau von 1875–1876 veröffentlichen wollte, obgleich nicht nur er selbst, sondern ein ganzer Kreis von Menschen darin in intimsten Angelegenheiten der Öffentlichkeit preisgegeben worden wäre. Die Verleger haben es damals abgelehnt.[1] Vielleicht darf man in diesem Verhalten auch schon ein Zeichen des damals beginnenden Krankheitsprozesses sehen.

1 Oesterling.

ZWEITES KAPITEL

Vergleich Strindbergs mit anderen Schizophrenen von geistigem Rang. Über Beziehungen zwischen Schizophrenie und Werk

Wenn wir die Beziehung zwischen dem schizophrenen Prozeß einerseits und dem weltanschaulichen Verhalten und den Werken andererseits bei Strindberg in einer Formel zusammenfassen wollen, so finden wir im wesentlichen nur eine stoffliche, Material gebende Bedeutung der Krankheit; dazu kommt die besondere Kraft dieses Materials, sich zur Geltung zu bringen, die Vehemenz des Eifersuchtswahns, die Unablässigkeit und Hartnäckigkeit der theosophischen Deutungen der späteren leibhaftigen schizophrenen Erlebnisse. Diese Kraft entspringt bei Strindberg nirgends aus einer Idee, sondern einfach aus der geistigen Existenzfrage des Kranken. Das innerlich Charakteristische seiner weltanschaulichen Artung bleibt während des Prozesses unverändert bestehen. Weder vorher noch nachher ist er Prophet. Er bleibt nicht nur konfessionslos, wird weder Sektenmitglied noch Sektengründer, sondern bleibt Skeptiker, „Experimentierender" trotz allem. In seinen Deutungen, wenn sie sich gedanklich formulieren, ist er nicht irgendwie schöpferisch, sondern beherrscht von altem theosophischem Kulturgut. Dadurch entsteht die Kommunikation mit anderen und die Allgemeinverständlichkeit. Und doch wurzelt das alles in Erlebnissen, die ihn als Schizophrenen durch einen Abgrund von den nichtschizophrenen Menschen trennen. Darum findet er seine Existenz wieder, nicht etwa in den üblichen theosophischen Schriften, sondern in Swedenborg, der auch alte begriffliche Traditionen aufnahm und durchblutete mit seinem originalen schizophrenen Erfahren, das nur viel reicher als das Strindbergs war.

1. Swedenborg

Kranke vom Typus Strindbergs, ein begrenzter Typus innerhalb des riesigen Gebiets der Schizophrenie, sind relativ nicht sehr häufig, aber absolut gibt es von ihnen jederzeit eine große Zahl. Das Gewöhnliche ist, daß diese Kranken andere Kranke als geisteskrank erkennen und beurteilen können, sich selbst aber nicht. Da sie unüberzeugbar sind, können sie sich schwer zusammenfinden. Daher hat man wohl gesagt, daß ein Verrückter eher hundert Gesunde zu Anhängern gewinne als einen anderen Verrückten. Man hat wiederholt gesehen, daß Schizophrene das Zentrum sektenartiger Bewegungen werden können, dann pflegt aber meistens nur dieser eine schizophren zu sein, die anderen gesund resp. hysterisch.

Bei Strindberg haben wir gesehen, daß er vermutlich schizophrene Menschen kennenlernte und mit Befriedigung den seinen ähnliche Erlebnisse bei ihnen feststellte, ohne darum mit ihnen weltanschaulich und in der Gesinnung irgendwie anzuknüpfen. Ähnlich liegt es mit seinem Verhältnis zu Swedenborg, der ihn nicht etwa für seine protestantisch-christlichen Dogmen gewinnt, nicht für seine weltanschauliche Artung, sondern für seine stofflichen Inhalte, die aus der Schizophrenie stammen. Gerade der Realismus der leibhaftigen Erlebnisse ist das Moment der Verbindung; einer Swedenborgischen Sekte hätte Strindberg sich nicht angeschlossen, wie er ja auch mit den heute lebenden Swedenborgianern keine Beziehung gesucht hat.

Swedenborgs Schizophrenie sei in einigen charakteristischen Zügen geschildert. Bei aller Verwandtschaft des Typus zu Strindberg sind natürlich die Abweichungen groß. Das Gemeinsame ist der Prozeß, der den Kranken immer besonnen, geordnet, orientiert bleiben läßt, der zu bestimmter Zeit einsetzt und fortschreitet, und der ganz ähnliche phänomenologische Erlebnisse entstehen läßt.

Swedenborg[1] lebte von 1688 bis 1772. Sein Leben, in dem er

1 Die im folgenden angeführten Materialien sind entnommen aus Imma-

es als Gelehrter von Rang in den Naturwissenschaften zu hohem Ruf und zur Bekleidung erster Stellen in Schweden gebracht hatte, erfuhr im Jahre 1743 eine Umwälzung. Was er bis dahin geschrieben hatte, atmete naturwissenschaftlichen Geist. Dafür hatte er nun kein Interesse mehr; seine weitere sehr große literarische Produktion war von theosophischem und religiösem Inhalt. 1745 bat er um Entlassung aus allen Ämtern. In einem späteren Selbstbericht sagt er: Der Herr „offenbarte sich mir, seinem Knechte, im Jahre 1743, und öffnete mir zugleich das Gesicht in die geistige Welt. So verlieh er mir bis heutigentages die Gabe des Verkehrs mit Geistern und Engeln. Seitdem habe ich manche von mir erschaute und mir offenbarte Geheimnisse drucken lassen. So unter anderen für die Seligkeit und Weisheit höchst wertvollen Dingen: Vom Himmel und von der Hölle, vom Zustande des Menschen nach dem Tode ... vom Worte und seinem geistigen Sinn..." (Brieger-Wasservogel S. 35; statt 1743 muß es wahrscheinlich 1745 heißen).

Wie häufig bei schizophrenen Prozessen, ist wahrscheinlich eine längere Zeit des *Vorstadiums* vorausgegangen. Zwar kam Swedenborg noch nicht in jene Zustände, in denen sich ihm die geistige Welt öffnete und ihm die Geheimnisse des Übersinnlichen leibhaftig offenbarte. Zwar arbeitete er noch weiter an seinen übrigens von jeher auf das Ganze philosophisch gerichteten naturwissenschaftlichen Arbeiten, die er erst 1745 mit dem Druck des letzten Bandes seines *Regnum animale* abbrach. Aber schon 1736 hatte er einen von ihm nicht vergessenen Zustand, den er deliquium nennt, von leichtem Schwindel, Sehen eines

nuel Swedenborg: *Theologische Schriften.* Übersetzt von L. Brieger-Wasservogel, Jena: Eugen Diederichs 1904. Ferner Alfred Lehmann: *Aberglaube und Zauberei*, 2. Aufl., S. 253–260, Stuttgart 1908. Martin Lamm: *Swedenborg*, Leipzig 1922. (Auf Grund des letzten Buches und der Analyse von Swedenborgs Traumtagebuch durch Gruhle, in den *Psychol. Forsch.* Bd. 5, ist meine Darstellung in der 2. Aufl. im einzelnen erheblich korrigiert. Ich hatte mich auf Lehmanns Angaben, die unkritisch gesammelt sind, zu sehr verlassen.)

Lichtes, Schlaf mit dem nachherigen Bewußtsein, im Kopf gereinigt und befreit zu sein. Damals begann er seine Träume aufzuzeichnen, in denen er Zeichen erkannte. Da diese Notizen (1736–1740) verlorengegangen sind, wissen wir nichts Näheres bis zum Jahre 1743. Jetzt beginnt das zwei Jahre geführte *Traumtagebuch*[1]. Die Träume sind nicht wie früher; erotische Inhalte sind zahlreich (Lamm S. 173 ff.), während er am Tage sich wundert, daß die sexuelle Begierde verschwunden ist (Lamm S. 143). Fast alle Träume sind bedeutsam für ihn. Seit Jahren schon trat bei seinen naturwissenschaftlichen Arbeiten das religiöse Interesse immer lebhafter zutage, jetzt wird es beherrschend. Außer den zahlreichen ungewöhnlichen Träumen hatte er, anfangs selten, später regelmäßig, visionäre Zustände.

Die Visionen kamen in zeitlich begrenzten *schizophrenen Anfällen*. Beispiele aus der Anfangszeit sind:

a) 1744 (Lamm S. 156): „Um zehn Uhr ging ich zu Bett... Eine halbe Stunde darauf hörte ich einen Lärm unter meinem Kopfe. Ich glaubte, daß da der Versucher entwich. Alsogleich überkam mich ein Schauer, der vom Haupte ausging und über den ganzen Körper lief. Das wiederholte sich mehrere Male mit einigem Geräusch... Darauf schlief ich ein, und ungefähr um 12, 1 oder 2 Uhr nachts überkam mich ein so starker Schauer vom Kopf bis zu den Füßen mit einem Donnergetöse, als entlüden sich viele Gewitter. Ich wurde auf eine unbeschreibliche Weise hin und her geschüttelt und auf mein Angesicht geworfen ... ich war ganz wach... Wunderte mich und überlegte, was es wohl zu bedeuten hätte. Ich sprach, als sei ich wach, merkte aber doch, daß mir die Worte in den Mund gelegt wurden: O allmächtiger Jesus... Ich faltete meine Hände und betete, da fühlte ich eine Hand, die meine Hand fest drückte. Gleich darauf fuhr ich in meinem Gebete fort... Im selben Augenblick saß ich in seinem Schoß und sah ihn von Angesicht zu Angesicht... Er sprach zu mir und fragte, ob ich einen Gesundheitspaß habe. Ich antwortete: Herr, das weißt du besser als ich. Nun, so tue es, sagte er..."

1 Von Gruhle analysiert in *Psychol. Forsch.* Bd. 5.

b) 1745 (nach dem Bericht Robsahms, der behauptet, Swedenborgs eigene Darstellung der Ereignisse wortgetreu wiederzugeben; Lamm S. 176): „Ich war in London und speiste etwa spät zu Mittag in einem Keller... Ich war hungrig und aß mit gutem Appetit. Gegen Ende der Mahlzeit merkte ich etwas Trübes vor meinen Augen, es dunkelte, und ich sah den Fußboden mit den scheußlichsten kriechenden Tieren bedeckt wie Schlangen, Kröten und ähnlichen Geschöpfen. Ich wunderte mich, denn ich war völlig bei Besinnung und klarem Bewußtsein. Zuletzt nahm die Dunkelheit überhand, zerteilte sich plötzlich, und ich sah in der Ecke des Zimmers einen Mann sitzen. Da ich ganz allein war, erschrak ich bei seiner Rede: Iß nicht so viel. Es wurde mir wieder schwarz vor den Augen, erhellte sich aber ebenso schnell wieder... Ein so unerwarteter Schrecken beschleunigte meine Heimkehr... Ich ging nach Hause, aber in der Nacht offenbarte sich derselbe Mann, und jetzt war ich nicht erschrocken. Er sagte, er sei Gott der Herr ... er habe mich ausersehen, den Menschen den geistigen Inhalt der Heiligen Schrift auszulegen... Mir wurde in derselben Nacht zu meiner Überzeugung die Geisterwelt, die Hölle und der Himmel geöffnet, wo ich viele Bekannte desselben Standes wiedererkannte: Von dem Tage an entsagte ich aller weltlichen Gelehrsamkeit und arbeitete in geistigen Dingen... Seitdem öffnete mir der Herr recht oft meine leiblichen Augen, so daß ich mitten am Tage in das andere Leben hineinsehen und in wachem Zustande mit Engeln und Geistern reden konnte."

c) Aus derselben Zeit berichtet Swedenborg später in seinem ersten großen Bibelkommentar (Lamm S. 177): „Derartige Gestalten (Kröten) zeigten sich mir einmal, da sie von mir aus gingen und dieses so deutlich, daß ich sie vor meinen Augen kriechen sah: Sie sammelten sich plötzlich zu einer Gestalt, wurden zu Feuer und gingen mit einem Laut auseinander, der in meinen Ohren wie ein Knall klang bei ihrem Zerspringen. Darauf war der Platz wieder rein. Dieses geschah zu London im April 1745. Durch meine Poren ging es wie ein Rauch hinaus, aber auf dem Fußboden sah ich kriechende Schlangen in großer Anzahl."

Die Zustände, in denen Swedenborg hört und sieht, was in der übersinnlichen Welt vor sich geht, unterscheidet er von den Träumen, die er deutet und die bloße Zeichen sind, und die ihm relevant waren bis 1745, bevor die direkten Offenbarungen begannen. Die neuen dann lebenslänglich wiederkehrenden Zustände sind zwischen Schlaf und Wachen, „in denselben weiß der Mensch nichts anderes, als daß er vollständig wach ist". Später beschreibt er diese Zustände als Entrücktheit, und zwar in zwei Formen:

1. Der Geist wird dem Körper entrückt: „Was den ersten Punkt betrifft, das Entrücktwerden aus dem Körper, so verhält es sich damit also: Der Mensch wird in einem gewissen Zustand versetzt, der ein Mittelzustand zwischen Schlafen und Wachen ist. In demselben weiß er nichts anderes, als daß er vollständig wach ist. In diesem Zustande habe ich ganz klar und deutlich Geister und Engel gesehen und gehört und merkwürdigerweise auch berührt, als ob mein Körper nicht besonders dabei beteiligt gewesen wäre."

2. „Was den zweiten Punkt betrifft, nämlich das Entrücktwerden (des Körpers) vom Geiste an einen anderen Ort, so habe ich zwei- bis dreimal lebhaft erfahren, was das ist, und wie es geschieht. Ich will ein einzelnes Beispiel anführen. Ich ging durch die Straßen einer Stadt und über Felder, und zwar zur selbigen Zeit im Gespräche mit Geistern, wußte aber nichts anderes, als daß ich wach war, und ich sah auch alles ganz wie sonst, nachdem ich aber so mehrere Stunden gewandert war, merkte ich plötzlich und sah es auch mit leiblichen Augen, daß ich an einem ganz anderen Orte war."

Psychologisch handelt es sich in beiden Fällen um dasselbe: bewußtseinsklare schizophrene Anfälle mit vielfach doppelter Orientierung und anschaulichen Inhalten, die sich der Form nach zwischen echten Halluzinationen (selten) über Pseudohalluzinationen (innere Stimmen und Bilder) zu bloßen gemachten oder zu vernommenen Gedanken bewegen.

Die Sprache der Geister ist so deutlich wie die von Menschen; die Sprache des Geistes, meint er, gelangt erst in die Gedanken und von hier auf dem inneren Wege in sein Gehörorgan. Vielfach treten böse Geister auf, „die einen höllischen Haß gegen den Menschen hegen und nichts so sehr begehren, als ihn sowohl der Seele als dem Leibe nach zu verderben". Jemandem, der auch Geister sehen möchte, sagt er: „Nehmen Sie sich in acht davor. Das ist ein Weg, der gerade zum Irrenhause führt. Denn der Mensch weiß in solchem Zustande, wenn er über geistige und geheimnisvolle Dinge grübelt, sich nicht zu hüten vor den Betrügereien der Hölle..."

Von seinen Visionen sprach Swedenborg anfangs offen, später wurde er zurückhaltend. Aber man hörte ihn oft des Nachts in seinem Zimmer laut sprechen und gegen die bösen Geister eifern, schließlich auch bei Tage. Sein Blick war manchmal ganz verändert, wie Feuer im Auge. Man hielt ihn vielfach für irrsinnig. In die Kirche ging er nicht mehr, da er dort keine Ruhe vor Geistern habe, die dem in der Kirche Gepredigten beständig widersprächen.

Die *Geister* spielen ihm manchmal *unerwartete Streiche*. „Sie machen, daß Zucker wie Salz schmeckt." „Sie geben der Nahrung einen Geruch von Exkrement und Urin." Er spürt die Geister an bestimmten Stellen des Körpers, im Kopf, im Magen usw. Manchmal versteht er ihre lautlose Gedankenrede dadurch, daß sie Veränderungen in seiner eigenen Mundstellung hervorrufen (Lamm S. 255).

Fassen wir die *Form des Verlaufs* – in der der Beweis für den schizophrenen Prozeß neben der Spezifität einzelner Phänomene vor allem liegt – zusammen: Nach einem initialen Stadium, das 1736 beginnt (als Swedenborg 48 Jahre alt ist), tritt 1743-1745 die akute Phase auf, mit beängstigenden Phänomenen, großer Unruhe, Krisen. Dann tritt Ruhe ein (das folgende fast wörtlich nach Lamm S. 180), Swedenborg wird selbstbewußt und harmonisch. Die zahllosen Offenbarungen und Visionen, die sein Leben lang fortbestehen, „haben völlig ihren ekstatischen, erschütternden Charakter verloren, den sie im Traumtagebuch besitzen. Es herrscht ein himmelweiter Unterschied zwischen den ruhigen Erzählungen seiner Erlebnisse in der Geisterwelt, die

Swedenborg im *Diarium spirituale*, in *Arcana coelestia* und anderen Werken der theologischen Periode gibt, und den fieberhaften Schilderungen im Traumtagebuch."

Aus dieser *späteren Zeit* (vom 57. Lebensjahr bis zum Tode im 84. Lebensjahr) teilen wir noch einige Beispiele seiner Einsichten in die Geisterwelt mit. Daß er in zwei Welten verkehrt, ist für alle theologischen Schriften Swedenborgs seit 1745 selbstverständliche Voraussetzung und seine „Erfahrung" in dieser Hinsicht der „Beweis" für seine Behauptungen. „Solche Erkenntnisse vermag nur zu lehren, wer durch die Gnade des Herrn in der Geisterwelt mit Engeln und in der natürlichen Welt mit Menschen zu gleicher Zeit zu verkehren vermag." Der Herr „hat in seiner Güte meinen Geist aufgetan, so daß er Himmel und Hölle zu schauen und ihre Beschaffenheit zu erkennen vermochte".

Was Swedenborg in den visionären Zuständen sah und hörte, diente ihm zum Aufbau gleichsam einer Naturgeschichte der übersinnlichen Welt, einer Topographie ihrer Sphären, des Zustandes des Menschen nach dem Tode, des Zustandes einzelner bestimmter Persönlichkeiten. Die Grundvorstellung ist die von den zwei Welten, der natürlichen und der geistigen, die sich entsprechen, aufeinander bezogen sind, jedoch so, daß die Masse der Menschen von der geistigen Welt nichts weiß.

Von seinen Visionen und seinen Schilderungen genügen ganz wenige Beispiele. Sie sind in ihrer Masse, wie die schriftstellerischen Leistungen zahlloser entsprechender Kranker, eintönig, wiederholend, langweilig, schließlich ganz unerlebt, mittelbar, und einen überkommenen Gedankenstoff in diese pathologische Form des Beweises kleidend:

„Vom Schlafe erwachend, versank ich einst in tiefes Nachdenken über Gott. Als ich aufblickte, sah ich am Himmel ein eiförmiges, blendend weißes Licht. Unter meinem Blicke dehnte es sich weiter und weiter, bis es den Rand des Horizontes umspannte. Da öffnete sich mir der Himmel, und ich sah einiges Herrliche. An der Südseite der Öffnung standen Engel im Kreise und sprachen miteinander usw."

„Ich will hier ein dieses bezeugendes himmlisches Geheimnis

offenbaren: Alle himmlischen Geister wenden dem Herrn als der Sonne ihr Vorderhaupt zu, die höllischen Geister hingegen ihr Hinterhaupt..."

Er hört einen Disput der Schüler des Aristoteles, Descartes und Leibniz: „Sie stellen sich um mich, und zwar die Aristoteliker zu meiner Linken, die Cartesianer zu meiner Rechten, die Leibnizianer hinter mich. Etwas von ihnen entfernt sah ich drei mit Lorbeer Bekränzte, von denen mir die innere Stimme sagte, daß es die Häupter der Schulen selbst wären. Hinter Leibniz stand noch einer und hielt einen Zipfel von dessen Gewand. Das war Wolff..."

Der Herr „vergönnte mir mit allen, die ich während ihres leiblichen Lebens kannte, auch noch nach ihrem Tode zu sprechen. So habe ich mit manchen einige Tage, mit anderen Monate – und mit einzelnen jahrelang weiter verkehrt, ebensowohl noch mit hunderttausend anderen im Himmel wie in der Hölle. Mit einigen sprach ich zwei Tage nach ihrem Abscheiden... Sie wüßten nicht, daß sie etwas verloren hätten, sondern wären nur aus einer Welt in eine andere übergesiedelt. Ihre Gedanken und Triebe, ihre Empfindungen und Freuden sind die gleichen wie auf der Welt. In der ersten Zeit nach dem Tode führt jeder ein ähnliches Leben in ähnlicher Form wie auf Erden, dasselbe wandelt sich erst allmählich dem Himmel oder der Hölle zu..."

Die topographischen Angaben sind oft genau, z.B.: „Diese wohnen in mittlerer Höhe, links unterhalb des christlichen Himmels", oder von einer großen Stadt in der himmlischen Welt sagt er: „Ich sah diese Bauten und mußte das Geschick ihrer Anlage und ihre unendliche Erweiterungsmöglichkeit billig bewundern."

Ein ganz anderer Weg der Beziehung zur übersinnlichen Welt ist das Verstehen des verborgenen Schriftsinns. „Die Verbindung des Herrn mit dem Menschen geht mittels des inneren Sinns des Wortes vor sich. Daher steht das Wort über allem Schriftwerke." Er zählt die Schriften, die einen verborgenen Sinn besitzen, auf. Nicht jeder verstehe sie: „Der menschliche Verstand kann das Geistige und noch vielmehr das Göttliche erst dann begreifen, wenn ihn der Herr erleuchtet hat... Aufgetan wird sein Inneres, im himmlischen Lichte ergeht sich seine Seele. Die Erleuchtung ist wahrhafte Öffnung des innerlichen Gemüts... In ihrer Erleuchtung erschauen sie im Worte Wahrheiten durch den Herrn, nicht aber durch sich..."

Diese Erlebnisse sind ein typisches Symptom: Kranke erkennen z.B. den verborgenen Sinn von Zeitungsannoncen usw. Er ist ihnen unmittelbar klar und gewiß, nicht erdacht. Daran anschließend geschieht dann oft das errechnende Deuten und das Abrunden der Sinnerlebnisse zu zusammenhängendem systematischem Sinn.

Swedenborg ist vor allem berühmt geworden durch einige Geschichten, die sein Hellsehen, und die auf empirischem Wege Mitteilungen von seiten Verstorbener beweisen sollen.[1]

Die Inhalte allen Erlebens – auch des gänzlich „verrückten" – müssen Denkinhalte überhaupt sein. Sie sind daher immer mitteilbar. Soweit etwas gegenständlich, Gedanke geworden ist, ist es grundsätzlich auch sagbar. Diese Gedanken sind überwiegend abhängig vom Milieu, von dem Gedankenmaterial, das überkommen ist.

Die besondere Form des Erlebens bei Strindberg und Swedenborg ist überhaupt nur unter diesen aufzeigbaren pathologischen Bedingungen möglich. Kant drückte das aus: „Die anschauende Kenntnis der anderen Welt kann allhier nur erlangt werden, indem man etwas von demjenigen Verstande einbüßt, welchen man für die gegenwärtige nötig hat." Hier aber haben solche Inhalte allein ihre Erlebnisgrundlagen mit realer Evidenz und unmittelbarer Leibhaftigkeit. Sonst handelt es sich um

1 Diese Geschichten finden sich z.B. Brieger-Wasservogel S. 321 ff. (Jung-Stilling); Kant: *Träume eines Geistersehers*, und Brief an Frl. v. Knobloch (Brand in Stockholm, Verlorene Quittung, Brief an die Königin von Schweden usw.). Swedenborg antwortete nicht auf Kants Brief, wahrscheinlich nicht auf Briefe Lavaters. – Mir sind zweimal besonnene Schizophrene begegnet, die telepathische Fähigkeiten in bezug auf irdische Ereignisse von sich behaupteten und genau beschrieben (auch Nichtschizophrene geben übrigens solche Fähigkeiten von sich an). Versuche, ihre Leistung objektiv festzustellen, schlugen fehl.

unechte, erdachte, poetische, nachgemachte Inhalte.

So spezifisch die einzelnen Erlebnisse sind, die bei Nichtschizophrenen so nicht vorkommen, sie werden doch, sobald die Kranken darüber sprechen, in allgemeinen Kategorien ausgedrückt. Diese Kategorien, diese eigengesetzlichen, formalen Zusammenhänge, die weder gesund noch krank, sondern gar nicht psychisch sind, sie sind das eigentliche Medium der Kommunikation zwischen Menschen. Darum besteht die Übereinstimmung zwischen den bloß rationalen Konstruktionen Gesunder und den existentiell begründeten Mitteilungen dieser Schizophrenen.

Das Zentrum dieser Probleme ist im Grunde die Frage der objektiven Existenz einer Geisterwelt gleichsam in einer anderen Dimension. Diese Geisterwelt soll entweder objektiv mit Mitteln diesseitiger sinnlich-räumlicher Erfahrung, vielleicht gar experimentell, „bewiesen" werden; dann entstehen die Versuche über Telepathie u.dgl., die, wie man weiß, bisher nirgends zu einwandfreien Ergebnissen geführt haben und deren logische Voraussetzungen in den meisten Fällen unklar geblieben sind. Darüber haben wir hier nicht zu reden.[1] Oder diese Inhalte entsprechen einem weltanschaulichen Bedürfnis, einem Glauben, der gar nicht schizophren begründet zu sein braucht, dann aber auch nie die sinnliche Erfüllung findet (es sei denn in hysterischen und anderen ebenfalls psychopathologisch charakterisierbaren, d.h. mit gänzlich heterogenen Symptomen regelmäßig zusammenhängenden Vorgängen). Oder sie entsprechen einem dichterisch mythischen Bedürfnis, für das die Wirklichkeitsfrage nicht ernsthaft gestellt wird, oder für das die Wirklichkeit etwas ganz anderes bedeutet. Schließlich kann die Existenz dieser Welt durch subjektives, sinnlich erfülltes Erleben erwiesen werden, und dieses Erleben war bei Strindberg und Swedenborg der eigentliche Beweis. Sofern solche Kranke nun in ungewöhnlicher

1 Zahlreiche sehr merkwürdige Berichte über einzelne Erfahrungen unter besonderen Umständen (besonders in der angelsächsischen Literatur) sind keineswegs genügend gedeutet, interessieren uns hier aber auch nicht.

Fülle Dinge als leibhaftige Erlebnisse zu schildern vermögen, die jenen anderen Bedürfnissen genug tun, vermögen sie eine kulturelle Bedeutung zu gewinnen. Aber diese ist stofflich, darum äußerlich. Es ist die Frage, ob es bei anderen Typen schizophrener Prozesse auch andere Beziehungen zum Geist gibt.

Die *Diagnose* eines schizophrenen Prozesses bei Swedenborg ist bestritten worden. Gruhle erklärt ihn für nicht unmöglich, aber unwahrscheinlich. Mir scheint er gewiß zu sein, wenn auch die überlieferten Daten nicht ausreichen, die Diagnose so absolut unausweichlich zu machen wie bei Strindberg. Man könnte vermuten, es handle sich um Hysterie wie bei der heiligen Therese u.a. Das wäre in dem Alter Swedenborgs viel merkwürdiger, als das späte Auftreten der Schizophrenie es ist, und würde vor allem die elementaren Phänomene unbegreiflich machen. Man kann weiter die Inhalte seines Denkens sowohl aus der Tradition historisch wie zum Teil aus Bedingungen seines vorpsychotischen Denkens verstehen und hat damit durchaus recht. Aber die erlebnismäßige Realisierung dieser Inhalte, wie sie bei Swedenborg stattfindet, ist kausal ohne Schizophrenie kaum möglich. Man kann schließlich andere Mystiker vergleichen und sagen: so ähnlich sei es bei allen Mystikern: initiale Phase, Krise, Ruhe. Diesen Gedanken halte ich methodisch für unzulässig. Solche Erlebnisse kausal zu begreifen (denn zureichend verstehbar sind sie nicht), ist gerade die Aufgabe, die durch Vergleich *nur* historisch gegebener Biographien ohne Parallele in Menschen der Gegenwart psychologisch nicht lösbar ist. Zudem erweist sich bei näherer Betrachtung der Unterschied der abnormen Mystiker (soweit von ihnen überhaupt eine biographische Anschauung zu gewinnen ist) für den realistisch-psychologischen Blick als erheblich, z.B. zwischen der heiligen Therese und Swedenborg – ein Vergleich, der geradezu zum Vergleich zwischen Hysterie und Schizophrenie werden würde. Schließlich sind die großen Mystiker, die die schöpferischen Gedanken hatten (Plotin, Meister Eckhart, Thomas von Aquino) weder als hysterisch noch als schizophren, überhaupt nicht als abnorm zu erfassen (vgl. den letzten Abschnitt dieser Arbeit).

2. Psychiatrische Erfahrungen über Geistigkeit Schizophrener

Wohl jeder Psychiater, der die Kranken nicht bloß auf greifbare Symptome und in ihm klar und bestimmt gewordenen begrifflichen Kategorien analysiert, sondern sich darüber hinaus in philosophischer Einstellung an die menschliche Gesamtexistenz anschauend hingibt, macht von Zeit zu Zeit eine Erfahrung, die er nicht zu formulieren vermag, und über die zu sprechen ihm wohl unbefriedigend ist, weil alles unbestimmt und unklar bleibt. Es handelt sich um schizophrene Kranke nur in akuten Phasen und meistens im frühen Beginn der Erkrankung, in den Vorstadien und im ersten akuten Schub. Diese Kranken sind von einem ganz anderen Typ als Strindberg und Swedenborg. Sie können später in Zustände schwerer Verblödung oder jedenfalls dauernder Verödung verfallen. Es scheint, als ob sich in diesen Kranken eine metaphysische Tiefe offenbare. Aber es handelt sich für uns dabei um eine schwer greifbare Erfahrung. Wir können versuchen, sie zu umschreiben, und dies gelingt nur sehr indirekt.

Es ist, als ob im Leben dieser Menschen sich ihnen einmal vorübergehend etwas offenbarte, Schaudern und Seligkeit erregt, um dann unter Hinterlassung einiger Reminiszenzen sich in dem Endzustand unheilbarer Verblödung zu schließen. Nicht selten wird berichtet, wie im Beginn der Erkrankung die Menschen so erschütternd auf dem Klavier spielten, daß die Hörenden so etwas nie erlebt zu haben sich bewußt sind. Künstlerische Leistungen in Dichtung und Malerei treten auf, fast immer letzthin belanglos, aber doch für den Suchenden ein Zeichen jener tiefen Erregung. Die Lebensführung wird leidenschaftlicher, unbedingter, gesteigerter im Affekt, hemmungsloser und natürlicher, aber zugleich unberechenbarer, dämonisch. Es ist, als ob ein Meteor in dieser Welt engerer menschlicher Horizonte erschiene, und ehe sich die Umgebung dessen vor Staunen recht bewußt geworden ist, ist dieses dämonische Dasein durch Psychose oder Selbstmord schon beendigt.

Natürlich sind die durch Tiefe auffallenden Menschen unter

der Masse ähnlicher Erkrankungen die seltenen. Häufig bleibt aber die weltanschauliche Einstellung, Problematik und Beschäftigung. Nur das ursprüngliche Talent kann auch in der Psychose bedeutend sein und sichtbaren Ausdruck schaffen für die sonst ganz subjektiven Erlebnisse. Aber selbst diese sind ohne ursprüngliche Idee, die in der Psychose Entfaltung findet, wohl meistens grob, mehr sinnlich als übersinnlich, mehr Angst als religiöses Grauen, mehr Euphorie als metaphysische Seligkeit. Aber auf das Häufige kommt es uns ja hier nicht an. Immerhin sind die Menschen, die uns im Beginn der Psychose als tief erscheinen, nicht ganz selten.

Es handelt sich um Tatsächlichkeiten, die es nach Möglichkeit zu bestimmen und erfaßbar zu machen gilt. Daß das „bloß subjektiv" sei, gilt für alles Psychische. Auch die Angst ist bloß subjektiv, objektiv ist nur Pupillenweite, Gesichtsausdruck usw. Den Ausdruck als Ausdruck von Angst zu verstehen, ist schon subjektiv. So ist in diesem subjektiv weltanschaulichen Erleben objektiv das Gesagte und das, was getan wird, z.B. das Gedicht in Form und Inhalt. Es handelt sich zunächst darum, zu verstehen, damit das bloß Äußerliche für uns innerlich wird. Aber dieses Innerliche ist eine Tatsache, die im objektiven Ausdruck verstanden werden kann. Für die Formulierung bedarf man der Kategorien. Wir reden von Gefühlen, von Wahrnehmungen, von Inhalten usw. Um das jetzt Gemeinte zu fassen, scheint mir folgende Vorstellung zweckmäßig, ohne daß ich damit aus ihr weitere Konsequenzen ziehen möchte: Wenn wir das seelische Leben betrachten, sehen wir das Subjektive, z.B. die Gefühle, und das Objektive, die von der Seele erfaßten, gemeinten, gesehenen Gegenständlichkeiten. Für die Analyse dessen, was es gibt, besteht nun nicht nur die Realität, sondern in ihr die umfassendere Welt des Geistigen. Dieses Geistige ist zum Teil objektiv, gegenüberstehend da. Nun können wir uns vorstellen, daß ein Geistiges subjektiv existiert, daß der Geist etwas Ewiges oder Zeitloses ist, das in zeitlicher Existenz sich offenbart in Formen, die der Psychologe, alles unter einen Begriff bringend und nicht unterscheidend, Gefühle oder Gemütsbewegungen nennt. Das dämonische Dasein, dieses ewige Überwinden und immer Erfülltsein, dieses in nächster Beziehung zum Absoluten, in Seligkeit und Grauen, und doch in ewiger Unruhe Bestehen ist uns ganz unabhängig von Psychose anschaulich zu machen. Es ist nun so, als ob dieses Dämonische, das in gesunden Menschen gedämpft, geordnet, zielhaft und auf lange Sicht schaffend besteht, im Beginn jener Krankheiten sich in größter Vehemenz zum Durchbruch bringen kann. Nicht als ob das Dämonische, der Geist krankhaft wäre: er steht außerhalb des Gegensatzes gesund – krank; sondern der kranke Prozeß gibt Anlaß und Bedingung für dieses Durchbrechen; wenn auch nur für kurze Zeit. Es ist, als ob die Seele aufgelockert würde, in der Zeit der Auflockerung jene Tiefe zeige, dann mit der Vollendung der Auflockerung versteinert, chaotisch, zerfallen sei.

Bei Strindberg und Swedenborg sind die neuen Erlebnisse gegenständlicher Art. Wenn Tiefe in ihnen ist, so ist es durch das Gegenständliche, Greifbare, das umgekehrt auch gerade den platten und grotesken Eindruck macht. Bei unseren jetzt gemeinten Kranken ist die Tiefe und das Neue etwas ganz Subjektives, etwas Erlebtes, das sekundär in schöpferischem Ausdruck (in Form, Bild, Begriff, Gleichnis) sich gegenständlich wird, aber ursprünglich nicht ist und nie ganz wird. Es entspricht dem Unterschied, daß Strindberg nie verworren wird, die Funktionen des Seelenlebens bleiben immer intakt, wenn auch noch so viel Gegenständliches in den elementaren Phänomenen auftritt; während unsere Kranken, deren Tiefe im subjektiven Erleben, im Hingerissensein der ganzen Seele besteht, nachher in den Funktionen selbst gestört, im Sinne des Nichtpsychiaters gänzlich verrückt sind.

Wollen wir hoffen, etwas deutlichere Vorstellungen zu gewinnen, dürfen wir uns nicht an die gewöhnlichen Kranken der klinischen Beobachtung halten, sondern müssen geistig schöpferische Menschen von einziger Art suchen, die am schizophrenen Prozeß erkrankten. Solche Fälle sind Hölderlin und van Gogh. Es ist eine geistige Existenz, deren sich die Schizophrenie bemächtigt und in ihr Erfahrungen und Gestalten schafft, die ganz in dieser geistigen Existenz wurzeln, vielleicht nachträglich aus ihr begreifbar scheinen, und doch ohne die Schizophrenie so nicht manifest geworden wären. Daß wir zwei solche Persönlichkeiten zum Vergleich haben, ist wertvoll, weil erst im Vergleich das Gemeinsame und Typische fühlbar werden kann. Doch ist von vornherein zu gestehen, daß uns eine volle Einsicht in das als wesentlich Gefühlte nicht gelingt.

Allem Gesagten entspricht die Wirkung der Werke, die solche Kranke aus der Aufwühlung der Seele heraus in leidenschaftlicher Unmittelbarkeit – wenn auch unter dem Willen fortwährender Disziplin, die sogar bei diesen Kranken entsprechend der Gewalt des Unmittelbaren von ungewöhnlicher Kraft werden kann – nach außen setzen. Die Inhalte Strindbergs und Swedenborgs sind als rein gegenständliche leicht verständlich. Das Verstehen der Kranken subjektiven Erlebens ist selbst viel subjektiver, auf Form, Rhythmus, Bild bezüglich. Es kann die tiefe „Bedeutung" erlebt werden, ohne daß sie sagbar wird. Es ist eine Erschütterung des Aufnehmenden, ohne daß alles klar wird. Was nach objektiver, gegenständlicher Analyse „zerfahren" ist, kann noch subjektiv bedeutungstief erscheinen.

Es ist durchaus denkbar, daß man nach psychiatrischen Kategorien in einem Gedicht Manier, Stereotypen, mangelnde Ordnung, Zerfahrenheit, Wortneubildungen usw. aufzeigt, und daß der Versuch des Verstehens zugleich eine Innerlichkeit fühlen läßt, die in jener Verrückung der seelischen Funktionen aufgefangen und nach außen gestellt ist.

Man könnte über die Tatsache der Verbindung subjektiver Tiefe mit beginnender Geisteskrankheit Reflexionen anstellen: daß so oft in der Welt das Gegensätzliche aneinandergebunden, das Wertpositive durch Wertnegatives erkauft werden muß. Es könnte vielleicht die größte Tiefe des metaphysischen Erlebens, das Bewußtsein des Absoluten, des Grauens und der Seligkeit im Bewußtsein der Empfindung des Übersinnlichen da gegeben sein, wo die Seele so weit aufgelockert wird, daß sie als zerstörte zurückbleibt.

3. Hölderlin

Über Hölderlin hat Lange eine in den psychiatrischen Teilen sehr gewissenhafte Pathographie geschrieben.[1] Danach steht fest, daß Hölderlin (geboren 1770) im Jahre 1800 die allerfrühesten Spuren beginnender Schizophrenie zeigte, die 1801 sehr deutlich werden. Im Sommer 1802 ist die Geisteskrankheit für die Umgebung manifest. 1806 muß er wegen allzu häufiger Erregungszustände in eine Klinik gebracht werden. 1807 kommt er in Familienpflege. Im Endzustand lebt er noch bis zum Jahre 1843.

Aus dem reichen Material sei ganz Weniges zur Veranschaulichung nach Lange wiedergegeben. Im Jahre 1800 besteht bei Hölderlin eine außergewöhnliche Reizbarkeit. Er empfindet ein Sinken der Arbeitskraft, verbringt „manche gute Stunde mit halbmüßigem Nachsinnen". Es häuft sich ihm „eine betäubende Unruhe", und oft fühlt er sich „allzu nüchtern und verschlossen", „oft wie Eis". Gefühle von Fremdheit und Vereinsamung kommen ihm. Im März 1801 schreibt er einen charakteristischen Brief an seinen Bruder: „Ich fühle es, wir lieben uns nicht mehr wie sonst, seit langer Zeit, und ich bin daran schuldig. Ich war der erste, der den kalten Ton anstimmte ... ein Unglaube an die ewige Liebe hatte sich meiner bemächtigt ... ich hatte gerungen bis zur tödlichen Ermattung, um das höhere Leben im Glauben und im Schauen festzuhalten, ja, ich hatte unter Leiden gerungen, die, nach allem zu schließen, überwältigender sind als alles andere, was der Mensch mit eherner Kraft auszuhalten imstande ist... Endlich, da von mehr als einer Seite das Herz zerrissen war und dennoch festhielt, da mußte ich veranlaßt werden, nun auch mit

1 Lange, H.: *Hölderlin*, Stuttgart: Enke 1909. Dieses im Psychiatrischen sehr objektive Buch hat leider seine Wirkung dadurch etwas beeinträchtigt, daß in der Analyse der Werke die Werturteile aus einem begrenzten Wertempfinden heraus sich sehr vordrängen. Doch ist das so auffällig, daß der Leser davon leicht absehen kann und der Wert des Buches dadurch kaum verliert, allerdings die Schönheit durchgehender Objektivität arg gestört ist.

Gedanken mich in jene bösen Zweifel zu verwickeln, deren Frage doch so leicht vor klarem Auge zu lösen ist, nämlich, was mehr gelte, das Lebendigste oder das Zeitliche.“ Zwischen April und Juni 1802, als Hölderlin als Hauslehrer in Bordeaux war, bricht ein Erregungszustand aus. Hölderlin verläßt die Stellung und kommt überraschend, äußerlich verwahrlost und mit deutlichen Zeichen des Irrsinns, nach Hause zurück. Es treten Erregungszustände mit Gewalttätigkeiten auf. 1803 schreibt Schelling über ihn: „Am Geist ganz zerrüttet ... in einer vollkommenen Geistesabwesenheit ... sein Äußeres bis zum Ekelhaften vernachlässigt ... Manieren der Verrückung ... still und in sich gekehrt“.[1]

Die Chronologie des Krankheitsprozesses ist nach psychiatrischen Gesichtspunkten ohne allen Hinblick auf eine eventuelle Wertung der Werke zu gewinnen. Allein das deutliche Anderswerden des Seelenlebens in einer Weise, die infolge des Vergleichs mit ähnlichen Fällen als typisch erkennbar ist, zeigt den ersten Beginn an. Geistige Werke existieren zunächst an sich, sind, ohne daß ihre Genese betrachtet wird, in reiner qualitativer Anschauung zugänglich, verstehbar, wertbar. Diese Einstellung fragt nicht nach Wirklichkeiten und Zusammenhängen, sondern nach lebendiger Bedeutung für den gegenwärtig auffassenden und assimilierenden Menschen. Dabei braucht nicht einmal die Intention des Schaffenden maßgebend zu sein, vielmehr macht man die Erfahrung, daß Kunstwerke für Spätere in ganz anderer Hinsicht wirksam und wertvoll sein können, als in welcher sie vom Schaffenden gemeint waren. Sie wirken dann gleichsam wie Naturprodukte. Diese Einstellug und Wertung ist in sich ebenso

1 Wer eine deutliche Anschauung der Krankheit gewinnen will, lese außer Lange vor allem die Quellen: W. Waiblinger: *Hölderlins Leben, Dichtung und Wahnsinn*; daraus: Der kranke Hölderlin. Hrsg. von O. Friedrich, Xenien-Verlag, Leipzig. – Über Hölderlin auf der Rückreise von Bordeaux: Hölderlin in Frankreich, mitgeteilt von Fr. Seebass, *Das Reich*, Bd. III, S. 598, 1919. – Dieser letzte Bericht findet sich nicht in der Zusammenstellung von E. Trummler: *Der kranke Hölderlin*, O. C. Recht Verlag, München 1921.

berechtigt wie unzerstörbar. Sie wird nicht berührt – wenn sie echt ist – durch die Analysen des Erkennenden, der nach Wirklichkeiten und nach der Genese fragt, bei dem allerdings jenes Verstehen möglicher Wirkungen und die Erfahrung solcher Wirkungen Voraussetzung ist, weil er sonst gar nicht zu fragen vermag. Wenn wir nun gar geistige Werke auf Krankheit genetisch beziehen, so bleibt eine Selbstverständlichkeit, daß der Geist nicht erkranken kann, daß er einem unendlichen Kosmos angehört, dessen Wesen unter gewissen Bedingungen nur in besonderen Gestaltungen in die Wirklichkeit tritt. Wie eine kranke Muschel Perlen entstehen läßt, so können schizophrene Prozesse einzigartige geistige Werke entstehen lassen. Und so wenig an die Krankheit der Muschel denkt, wer sich an der Perle freut, so wenig derjenige, der die für ihn lebenschaffende Kraft von Werken erfährt, an die Schizophrenie, welche vielleicht eine Bedingung ihrer Entstehung war. Wer aber erkennen will, fragt nach Genese und Beziehungen und läßt seinem Fragen nirgends eine Grenze setzen.

Hölderlins Werke aus der Zeit von 1801 bis 1805 sind ohne Zweifel in einer Zeit entstanden, in der Hölderlin an der Schizophrenie erkrankt war. Diese Werke werden erstaunlich verschieden gewertet. Ein Jahrhundert lang wenig beachtet, nur zum Teil und die späteren von Fremden verunstaltet in den Druck gegeben, wurden sie in unserer Zeit von Lange als deutlich minderwertig gegenüber Hölderlins früheren Arbeiten beurteilt, weil sie Merkmale der Psychose tragen, von v. Hellingrath für „Herz, Kern und Gipfel des Hölderlinschen Werks, das eigentliche Vermächtnis" erklärt. Beide Auffassungen, sich ausschließend in der Wertung, brauchen nicht überall unvereinbar zu sein bezüglich des Tatsächlichen, das sie sehen und ihrer Wertung zugrunde legen. Lange kann recht behalten, wenn er Wandlungen der Dichtung kausal auf die Psychose bezieht, und v. Hellingrath, wenn er Wandlungen feststellt, ohne nach der Psychose zu fragen.

Es fragt sich, ob die Dichtungen Hölderlins von 1801 an eine Wandlung erfahren, die ihnen insgesamt sozusagen eine andere

Physiognomie gibt. Zunächst soll von allem Inhalt abgesehen werden, soll die Wirkung der Worte, Wortformen, Wortfügungen, das sogenannte Formale und Wesentliche, das eigentliche Leben des dichterischen Werkes betrachtet werden. Die Psychiatrie besitzt bis heute viel zu grobe Kategorien, als daß sie damit die Dichtungen Hölderlins aus den ersten Jahren der Schizophrenie zu analysieren vermöchte. Sie muß umgekehrt von solchen einzigartigen Fällen wie denen Hölderlins und van Goghs lernen. Darum sind zuerst die Kenner der Sprache und der sprachlichen Möglichkeiten und solche, die den begrifflichen Apparat zu ihrer Analyse beherrschen, zu hören. Sie können das unmittelbar Erfahrene und in der Arbeit der Seele Erworbene der Erkenntnis faßbar zu machen versuchen. Die Schwierigkeit, hier objektiv Einleuchtendes zu finden, besteht darin, daß allem Aufzeigen ein bestimmtes Verstehen voraufgehen muß, daß keineswegs bloß das rationale Verstehen des Inhalts irgend etwas hilft. Und wenn etwas aufgezeigt ist, so kann dieses auch nur begriffen werden von dem ästhetisch Verstehenden, nicht von dem, der objektive Merkmale sucht, die man eventuell auch zählen und messen kann. Das Letztere ist manchmal vielleicht möglich, aber auch dann muß der „Sinn" verstanden sein, sonst bleiben es unbegreifliche, nicht interessierende Äußerlichkeiten, die nur quantitativen Charakter und nichts Spezifisches haben. Psychiater haben es sich mit negativen Werturteilen oft leicht gemacht. Es ist sehr bedenklich, schnell etwas „unverständlich" zu finden, „also verrückt", etwas leer, trivial, gesucht, verworren zu nennen. Das kann treffend sein, aber man wird immer ein größeres Interesse für Versuche haben, etwas positiv anschaulich, verstehbar, erfüllt, wirksam erscheinen zu lassen, weil man nur so weiter kommt, während jene negativen Urteile alles schnell erledigen. In Langes Analysen finden sich nun keineswegs bloß solche Wertungen, vielmehr sucht er auch ganz objektiv nach faßbaren Merkmalen des Wandels in Hölderlins Sprache, wenn er z.B. die gehäufte Verwendung von substantivischen Adjektiven und Infinitiven feststellt, oder die gehäufte Verwendung von „Flickworten", des „aber", „nämlich", „wie sonst" u.dgl., wobei jedoch fraglich bleibt, ob sie wirklich als „Flickworte" verwendet sind.

Fragen wir, was Fachleute über die Wandlung gesagt haben, so finden wir erheblich lehrreichere Bemerkungen. Es ist auf die ausgezeichneten Analysen von v. Hellingrath zu verweisen, der die Unterscheidung einer rauhen und einer glatten Fügung fruchtbar verwendet[1] oder die frühere und spätere Fassung eines Gedichts vergleicht.[2] Auf die Frage aber, ob in der Wandlung, die um das Jahr 1801 einsetzt, ein Sprung sei, die alles Spätere als von einer gemeinsamen Atmosphäre umweht erscheinen läßt, welche so der gesamten früheren Hölderlinschen Dichtung fehlt, antwortet v. Hellingrath, daß eine kontinuierliche Entwicklung sich bis zum Zusammenbruch um das Jahr 1805 erstreckte, die rein geistig völlig begreifbar sei. Dieselbe Meinung scheint Dilthey zu haben. Dilthey sagt von den Hymnen, die unter dem Namen *Nachtgesänge* gehen: „Das ist nun das Schicksalsvolle dieser letzten Epoche Hölderlins, daß seine ganze dichterische Entwicklung hindrängte zu der gänzlichen Befreiung des inneren Gefühlsrhythmus von den gebundenen metrischen Formen, dieser letzte Schritt aber erst von ihm an der Grenze des Wahnsinns getan wird." Dilthey findet, daß die „Gestaltung der einzelnen Bilder eine eigene Unabhängigkeit und Energie" erhält.[3] „Wie die Dämmerung sich auf ihn senkte, begannen die Helden und Götter ungeheure Dimensionen und phantastische Formen anzunehmen... Und seine Sprache geht in ihrer bildlichen Stärke bis zum Seltsamen und Exzentrischen. Es ist darin eine eigene Mischung von krankhaften Zügen mit dem Gefühl des lyrischen Genies für einen neuen Stil." Als Beispiel führt Dilthey ein Gedicht an, *Hälfte des Lebens* (das übrigens geradezu an Bilder van Goghs erinnert):

1 Hellingrath, N. v.: *Pindarübertragungen von Hölderlin*, Jena 1911.

2 In seiner Hölderlinausgabe Bd. 4, S. 305.

3 Dilthey: *Das Erlebnis und die Dichtung*, S. 390–392, Leipzig 1906. Die Darstellung von Dilthey scheint mir das Vorzüglichste, was ich über Hölderlin gelesen habe.

Mit gelben Birnen hänget
Und voll mit wilden Rosen
Das Land in den See
Ihr holden Schwäne,
Und trunken von Küssen
Tunkt ihr das Haupt
Ins heilignüchterne Wasser.
Weh mir, wo nehm ich, wenn
Es Winter ist, die Blumen, und wo
Den Sonnenschein
Und Schatten der Erde?
Die Mauern stehen
Sprachlos und kalt, im Winde
Klirren die Fahnen.

Ich als Laie enthalte mich des Urteils. Zwar empfinde ich bei der Lektüre des vierten Bandes der v. Hellingrathschen Ausgabe durchaus auch im Sprachlichen, Formalen eine andere Atmosphäre (mit Ausnahme einer Reihe von Gedichten am Anfang des Bandes, die aus dem Jahre 1800 oder von Ende 1799 stammen), aber ich vermag diese Empfindung nicht zu objektivieren. Es wäre den Fachleuten die Frage vorzulegen, ob wirklich jene Befreiung von den gebundenen metrischen Formen schon vor 1801 in dem gleichen „Sinne" dagewesen sei, und worin, falls das nicht der Fall ist, die Vorbereitung dieser späteren Entwicklung gefunden werde. Dilthey konstatiert sie an den *Nachtgesängen*, die aber alle schon in der Zeit der Schizophrenie entstanden sind. Es ist selbstverständlich, daß der Sprung kein absolut plötzlicher ist, wie ja auch die schwere Geisteskrankheit, die doch wahrhaftig einen Sprung, eine völlige Abknickung der Entwicklung bedeutet, in sehr langsamen Übergängen entsteht. Momentweise flackert der beginnende Prozeß schon heftiger auf, scheint dann wieder fast zu verschwinden, bis ein erster heftiger Schub alles verändert.

Auch dann, wenn eine völlige Wandlung der ganzen Atmosphäre sprungartig gegeben ist, braucht diese nicht auf den schizophrenen Prozeß bezogen zu werden. Man kann etwa darauf hinweisen, wie im Leben großer Künstler Schritte zu ganz neuem Stil geschehen. Darauf wäre zu antworten, daß eine zeitliche Koinzidenz der Entwicklung eines neuen Stils mit der Kurve der Krankheitsentwicklung aller Wahrscheinlichkeit nach auf eine Beziehung hinweist, dann daß die Schnelligkeit der Entwicklung in einem höheren Alter (in der Pubertätszeit und der darauf folgenden ersten Jugend ist ganz anderes möglich) und ein Parallelismus zwischen Ansteigen der Krankheit und Klarerwerden des neuen Geistes einen wahrscheinlichen Hinweis geben.

Erst auf dem Grunde solcher äußerlichen Beweise ist es möglich, durch Vergleich mit anderen Fällen die Frage zu stellen, ob sich etwa „spezifisch" Schizophrenes aufzeigen lasse. Dieses Spezifische braucht darum gar nicht allgemein bei den Kranken zu sein, sondern kommt vielleicht nur bei diesen ganz einzigartigen oder seltenen Fällen zum klaren Ausdruck. Es ist unfruchtbar, auf Hölderlinsche Dichtungen grobe psychiatrische Kategorien anzuwenden. Wohl aber könnten Eigenschaften dieser Dichtungen Licht werfen auf das Wesen des Schizophrenen (allerdings nur eines besonderen Typus innerhalb dieses weiten Krankheitsbereichs) und den Begriff des Schizophrenen selbst anschaulicher erfüllen.

Von 1805 und 1806 an wandeln sich noch einmal von Grund aus die Dichtungen wieder in langsamen Übergängen. Die Dichtungen werden nun einfacher, kindlicher oder auch leerer. Es entstehen zufällige Rhythmen und nur klingende Reime, und oft werden die Verse auch für größtes Bemühen schwer verständlich. Ein noch verstehbares Beispiel (*Der Frühling*):

> Der Mensch vergißt die Sorgen aus dem Geiste,
> Der Frühling aber blüht, und prächtig ist das Meiste,
> Das grüne Feld ist herrlich ausgebreitet,
> Da glänzend schon der Bach hinuntergleitet,
> Die Berge stehn bedecket mit den Bäumen,
> Und herrlich ist die Luft in offnen Räumen...

usw.

Einzeln kommen bis zum Ende immer wieder ganz klare, in ihrer Schlichtheit erschütternde kurze Verse:

Fragment.

Das Angenehme dieser Welt hab' ich genossen,
Der Jugend Freuden sind wie lang! wie lang! verflossen,
April und Mai und Julius sind ferne,
Ich bin nichts mehr, ich lebe nicht mehr gerne.

Die schwer verständlichen, verworrenen Schriftstücke, in denen keine Übergänge und Verbindungsglieder bestehen, die Folge der Gedanken und Bilder zufällig („inkohärent") erscheint, oder in denen sinnlose Wiederholungen und Permutationen stattfinden, sind noch nicht zuverlässig publiziert, da das wohl kaum möglich ist.

Wir wenden uns zu einigen greifbaren Momenten in der Wandlung der Hölderlinschen Dichtung, d.h. solchen, die inhaltlich sind oder die im Erleben des Schaffenden auffindbar sind.

1. *Die Selbstauffassung.* Von früh an hat Hölderlin ein Bewußtsein des Dichterberufes; er sieht im Dichter und Propheten und Helden das eine Göttliche wirkend. Das Handeln des Helden steht ihm in einer Linie mit dem Beruf des Dichters: „Vor allen Dingen wollen wir das große Wort, homo sum, nihil humani a me alienum puto, mit aller Liebe und allem Ernst annehmen; es soll uns nicht leichtsinnig, es soll uns nur wahr gegen uns selbst, und hellsehend und duldsam gegen die Welt machen, aber dann wollen wir uns auch durch kein Geschwätz von Affektation, Übertreibung, Ehrgeiz, Sonderbarkeit usw. hindern lassen, um mit allen Kräften zu ringen und mit aller Schärfe und Zartheit zuzusehen, wie wir alles Menschliche an uns und andern in immer freieren und innigeren Zusammenhang bringen, es sei in bildlicher Darstellung oder in wirklicher Welt, und wenn das Reich der Finsternis mit Gewalt einbrechen will, so werfen wir die Feder unter den Tisch und gehen in Gottes Namen dahin, wo die Not am größten ist, und wir am nötigsten sind." (Januar 1799.)

„Wenn's sein muß, so zerbrechen wir unsere unglücklichen Saitenspiele und tun, was die Künstler träumten". [1]

Hölderlin ist sich zwar jung seines Dichterberufs gewiß, aber immerfort hat er Schwierigkeiten, fühlt sich unfähig, sich in der Wirklichkeit zurechtzufinden, und erhebt Anklage gegen die zeitgenössische Welt. Dafür seien eine Reihe von Briefstellen angeführt: Etwa 1793: „Dies ist das heilige Ziel meiner Wünsche, und meiner Tätigkeit – dies, daß ich in unserem Zeitalter die Keime wecke, die in einem künftigen reifen werden. Und so, glaub' ich, geschieht es, daß ich mit etwas weniger Wärme an einzelne Menschen mich anschließe." 1798: „Ich habe offenbar zu früh hinausgestrebt, zu früh nach etwas Großem getrachtet, und muß es wohl, so lang ich lebe, büßen; schwerlich wird mir etwas ganz gelingen, weil ich meine Natur nicht in Ruhe und anspruchsloser Sorglosigkeit ausreifen ließ... Ich möchte der Kunst leben, an der mein Herz hängt, und muß mich herumarbeiten unter den Menschen, daß ich oft herzlich lebensmüde bin... Ist doch schon mancher untergegangen, der zum Dichter gemacht war. Wir leben in dem Dichterklima nicht. Darum gedeiht auch unter zehn solcher Pflanzen kaum eine." 1799: „...Weil nun einmal die vielleicht unglückliche Neigung zur Poesie, der ich von Jugend auf mit redlichem Bemühen durch sogenannt gründlichere Beschäftigungen immer entgegenstrebte, noch immer in mir ist und nach allen Erfahrungen, die ich an mir selber gemacht habe, in mir bleiben wird, solange ich lebe." 1799: „Täglich muß ich die verschwundene Gottheit wieder rufen. Wenn ich an große Männer denke, in großen Zeiten, wie sie, ein heilig Feuer, um sich griffen, und alles Tote, Hölzerne, das Stroh der Welt in Flamme verwandelten, die mit ihnen aufflog zum Himmel, und dann an mich, wie ich oft, ein glimmend Lämpchen, umhergehe und betteln möchte um einen Tropfen Öl, um eine Weile noch die Nacht hindurch zu scheinen – siehe! da geht ein wunderbarer Schauder mir durch die Glieder, und leise ruf' ich mir das Schreckenswort zu: lebendig Toter!" 1799: „Ich bin mir tief bewußt, daß die

1 Zitiert nach Dilthey S. 311.

Sache, der ich lebe, edel, und daß sie heilsam für die Menschen ist, sobald sie zu einer rechten Äußerung und Ausbildung gebracht ist... Sollte auch mein Inneres nie recht zu einer klaren und ausführlichen Sprache kommen, wie man denn hierin viel vom Glück abhängt, so weiß ich, was ich gewollt habe, – und daß ich mehr gewollt habe, als der Anschein meiner geistigen Versuche vermuten läßt..."

Das Bewußtsein des Irrealen in ihm und der Unangepaßtheit an die Welt kehrt immer wieder: 1795: „Das Mißfallen an mir selbst und dem, was mich umgibt, hat mich in die Abstraktion hineingetrieben." 1796 bekennt er, „daß er bei jeder neuen Bekanntschaft von irgendeiner Täuschung ausgehe, daß er die Menschen nie verstehen lerne, ohne einige gold'ne kindische Ahnungen aufzuopfern". 1798: „Ach! die Welt hat meinen Geist von früher Jugend an in sich zurückgeschreckt, und daran leid' ich noch immer. Es gibt zwar ein Hospital, wohin sich jeder auf meine Art verunglückte Poet mit Ehren flüchten kann – die Philosophie... Es fehlt mir weniger an Kraft, als an Leichtigkeit, weniger an Ideen als an Nuancen, weniger an einem Hauptton, als an mannigfaltig geordneten Tönen, weniger an Licht, wie an Schatten, und das alles aus einem Grunde; ich scheue das Gemeine und Gewöhnliche im wirklichen Leben zu sehr... Ich bin nicht scheu, weil ich mich fürchte, von der Wirklichkeit in meiner Eigensucht gestört zu werden, aber ich bin es, weil ich mich fürchte, von der Wirklichkeit in der innigen Teilnahme gestört zu werden, mit der ich mich gern an etwas anderes schließe; ich fürchte das warme Leben in mir zu erkälten in der eiskalten Geschichte des Tags..." 1799: „Ich bin in dem, was ich treibe und sage, oft nur um so ungeschickter und ungereimter, weil ich, wie die Gänse, mit platten Füßen im modernen Wasser stehe und unmächtig zum griechischen Himmel emporflügle."

In der Zeit der Krankheit geht nun allmählich – eine erschütternde Tatsache – dies bewegte und leidende Selbstbewußtsein Hölderlins in ein festes und souveränes über, indem gleichzeitig seine Dichtung sich tatsächlich nicht mehr an die wirkliche Welt wendet, sondern der Einsame, der diese Einsamkeit immer weniger spürt, sie in eine zeitlose Welt setzt, die ihm aus der äußeren Spannung zwischen erschütternden Gesichten und energischer ordnender Kraft erwächst. An einer chronologischen Folge von Äußerungen sei diese Entwicklung wieder veranschaulicht. 1800: „Dann gehe ich, wohin es soll, und werde gewiß am Ende sagen: ich habe gelebt! und wenn es kein Stolz und keine Täuschung ist, so darf ich wohl sagen, daß ich in jenen Stücken nach und nach, durch die Prüfungen meines Lebens, fester und sicherer geworden bin.“ 1801: „Wenn ich das Meinige tue, so werd' auch ich auf dieser Erde meine Bestimmung menschenmöglich erfüllen, und nach den Prüfungstagen meiner Jugend noch zufrieden sein.“ 1801: „Ich fühle es endlich, nur in ganzer Kraft ist ganze Liebe; es hat mich überrascht in Augenblicken, wo ich völlig rein und frei mich wieder umsah. Je sicherer der Mensch in sich und je gesammelter in seinem besten Leben er ist, und je leichter er sich aus untergeordneten Stimmungen in die eigentliche wieder zurückschwingt, um so heller und umfassender muß auch sein Auge sein, und Herz haben wird er für alles, was ihm leicht und schwer und groß und lieb ist in der Welt.“ Jetzt, nach Beginn der Schizophrenie, kann man sagen, daß das Griechentum ihm gegenwärtig, existentiell geworden sei, soweit griechische Inhalte noch eine Rolle spielen. Die Hymnen in freien Strophen gestalten eine Hölderlin gegenwärtige mythische Welt mit einer durch traditionelle Formen ungehemmten Wucht allein aus der mühevoll disziplinierten Anschauung mit unmittelbarer Sinnlichkeit ohne Seitenblick auf Zeitgenossen und Wirklichkeit. Diese Hymnen gelten ihm dann doch als Werke jenes höchsten Dichterberufs. Er sagt einmal, daß „der Inhalt unmittelbar das Vaterland angehen soll oder die Zeit“. So gequält der Dichter auch in dem schizophrenen Prozeß ist, so sehr ihn vielleicht auch die realen Nöte der Wirklichkeit treffen, sie sind ihm unwesentlicher geworden; er lebt ganz seinem Werk, ohne nach weiterem zu fragen, und er erfährt darin einen Aufschwung, der ebensosehr verstehbar wie kausal auf die schizophrenen euphorisch-metaphysischen Erregungen beziehbar ist. So entstehen die letzten Dichtungen, die in langsamen Übergängen nach denen der gesunden Zeit geworden sind; nach ihnen entstehen, ebenfalls in langsamen Übergängen, die zerfallenden Verse der späteren Zeit.

2. *Die mythische Weltanschauung*. In der Weltanschauung Hölderlins ist von früh an ein tiefes Bewußtsein von der Verwandtschaft des Menschen mit der Natur, mit dem Griechentum, mit dem Göttlichen. Diese drei Welten sind letzthin für ihn eine, alle drei dasselbe. Diese Weltanschauung, früher voll Sehnsucht, voll Zwiespalt, Leid und Ferne, wird während der Zeit des schizophrenen Prozesses gegenwärtiger, unmittelbarer, erfüllter, zugleich in eine allgemeinere, objektivere, unpersönliche, zeitlose Sphäre erhoben. Er erfährt eine mythische Gegenwärtigkeit, in der die sogenannte Wirklichkeit des naturalistisch eingestellten Menschen nicht getrennt ist von der Gegenwart des Absoluten, Göttlichen. Darum wird die Sehnsucht geringer, die Erfüllung größer. Während Hölderlin so sich selbst vollendeter und seiner Welt näher wird, wird er den anderen fremder. Aus einem Brief an Böhlendorff (Dezember 1802) veranschaulichen einige Sätze, wie Hölderlin jetzt die Welt sieht, eine Welt, die in den Hymnen objektive Gestalt gewonnen hat: „Ich habe Dir lange nicht geschrieben, bin indes in Frankreich gewesen und habe die traurige einsame Erde gesehn: die Hütten des südlichen Frankreichs und einzelne Schönheiten, Männer und Frauen, die in der Angst des patriotischen Zweifels und des Hungers erwachsen sind. Das gewaltige Element, das Feuer des Himmels und die Stille der Menschen, ihr Leben in der Natur, und ihre Eingeschränktheit und Zufriedenheit hat mich beständig ergriffen, und wie man Helden nachspricht, kann ich wohl sagen, daß mich Apollo geschlagen. In den Gegenden, die an die Vendee grenzen, hat mich das Wilde, Kriegerische interessiert, das rein Männliche, dem das Lebenslicht unmittelbar wird in den Augen und Gliedern und das im Todesgefühle sich wie in einer Virtuosität fühlt, und seinen Durst zu wissen, erfüllt. Das Ästhetische der südlichen Menschen, in den Ruinen des antiken Geistes, machte mich mit dem eigentlichen Wesen der Griechen bekannter; ich lernte ihre Natur und ihre Weisheit kennen, ihren Körper, die Art, wie sie in

ihrem Klima wuchsen, und die Regel, womit sie den übermütigen Genius vor des Elements Gewalt behüteten... Die heimatliche Natur ergreift mich um so mächtiger, je mehr ich sie studiere. Das Gewitter, nicht bloß in seiner höchsten Erscheinung, sondern in ebendieser Ansicht, als Macht und als Gestalt, in den übrigen Formen des Himmels, das Licht in seinem Wirken, nationell und als Prinzip und Schicksalsweise bildend, daß uns etwas heilig ist, sein Gang im Kommen und Gehen, das Charakteristische der Wälder und das Zusammentreffen in einer Gegend von verschiedenen Charakteren der Natur, daß alle heiligen Orte der Erde zusammen sind um einen Ort und das philosophische Feuer um mein Fenster ist jetzt meine Freude..." Bei Hölderlin wird das sehnsüchtig verlangte, ferne Griechenland nun gegenwärtig, seine Vorstellungen des Göttlichen nicht mehr in entliehenen Gestalten, sondern als für ihn und uns gegenwärtige, ursprüngliche sichtbar. Darauf beruht z.T. die faszinierende Wirkung der späteren Hymnen. Hölderlin ist sich dieses Verhaltens zugleich bewußt. „Ich denke", schreibt er zum Schlusse jenes Briefes, „daß wir die Dichter bis auf unsere Zeit nicht kommentieren werden, sondern daß die Sangart überhaupt wird einen anderen Charakter nehmen, und daß wir darum nicht aufkommen, weil wir, seit den Griechen, wieder anfangen, vaterländisch und natürlich, eigentlich originell zu singen". Diese Entwicklung ist nun vielleicht durchaus verstehbar aus Hölderlins ursprünglichem Telos, aber ihr kommt entgegen, was durch die Schizophrenie in vielen Fällen spontan auftritt. Das verstehende Begreifen aus dem einen Geiste Hölderlins und das kausale Begreifen aus der Krankheit liegen nicht im Widerstreit, sondern ergänzen sich. In der Schizophrenie vermag der Mensch Gegebenheiten der Krankheit mit Sinn zu erfüllen und im Zusammenhang seiner geistigen Existenz zu verwerten. Die Schizophrenie an sich ist nicht etwas Geistiges, viele Menschen erkranken an ihr ohne auffallende weltanschauliche Erregung – obgleich diese bei der Krankheit relativ recht häufig ist –, es kommt darauf an, was für einen Boden die Schizophrenie auflockert, welche vorher gegebenen Möglichkeiten sie zu einer unbedingten, nirgends haltmachenden

Erfahrung bringt, um nach dieser einen, so bei Gesunden gar nicht möglichen Blüte alles zu zerstören. Darum ist die ursprüngliche Persönlichkeit entscheidend für das in der Schizophrenie Erlebte und Gekonnte. Zwar kommt es manchmal vor, daß Kranke, die vorher die eingeengtesten, nur utilitarischen Menschen waren, im Anfang ihrer Erkrankung metaphysisch erregt werden. Hier wird man voraussetzen müssen, daß die Keime ganz verdeckt und unsichtbar vorher schon da waren. Was aber hier geschieht, das wird am deutlichsten bei Persönlichkeiten wie Hölderlin und van Gogh, von denen aus wir vergleichend die ausdrucksunfähigen und ungeistigen Kranken verstehen können. Man beobachtet bei Schizophrenen, wie sie ihren eigenen Mythos bilden, der für sie selbstverständlich, fraglos besteht, und der oft diesen zeitlosen Charakter annimmt. Man hat Trauminhalte, diese schizophrenen Inhalte und die historisch gegebenen Mythen wohl verglichen und merkwürdige Parallelen gefunden.

3. *Die innere Spannung.* Es bestehen zwei Schritte in der Folge der Hölderlinschen Dichtungen. Der erste liegt um 1801, der zweite um 1805/06. Der erste liegt auf der Grenze von der Gesundheit zum Prozeß hin, der zweite innerhalb des Prozesses. Die Zeit zwischen diesen beiden Grenzpunkten findet die auflösenden, erregenden, Funktionen verändernden Kräfte des Prozesses im Kampf mit einem disziplinierenden Willen, der mit äußerster Energie Zusammenhalt, Ordnung, Ganzheit sucht. Sieht man die Hölderlinsche Handschrift in chronologischer Folge in den Publikationen von Hellingrath und Lange an, so meint man diesen Wandel psychologisch zu spüren. Die vor der Krankheit weiche und sehr bewegliche Handschrift von höchstem Formniveau wird während des Prozesses größer, regelmäßiger (Hellingrath weist auch auf das große Format der jetzt gewählten Bogen hin), gewollter, sofern sie nicht immer wieder durch Gekritzel und Verwirrung gestört wird. Sie wird gegen Ende immer steiler, worauf ebenfalls Hellingrath hinweist, gewinnt stärkeren Druck – beides Zeichen für Willensanstrengung –, bis sie wieder übergeht in liegendere, weichere Formen, wieder unregelmäßig wird, aber anmutet wie eine Summe schöner Formen aus der

früheren Zeit, die unterbrochen sind durch zufällige Unregelmäßigkeiten, Entgleisungen, Verwirrungen.

Man muß sich den Seelenzustand solcher Kranken in der Anfangszeit vorstellen als überwältigend durch tiefe Erlebnisse, die die Persönlichkeit zu zerreißen drohen, auch durch die rein funktionellen Erscheinungen des subjektiv angstvoll erfahrenen Abbrechens der Gedanken, drohenden Verlusts der Herrschaft über die Gedankenfolge. Solche Kranke sagen wohl: ich fühle, daß ich wahnsinnig werde, wenn ich nur einen Augenblick nachgebe. Diese Anstrengung, sich und die Kontinuität des Bewußtseins, den Sinn und die Haltung zu bewahren, muß eine gewaltige sein. Solche Spannung liegt auch bei Hölderlin vor. Die Dichtungen von 1801–1805 sind der Ausdruck solcher Spannung, die späteren entbehren diese Spannung, sind leicht nach bloßen Assoziationen oder zufällig entstanden oder der kurze Ausdruck eines ganz natürlichen Gefühls. Eine länger anhaltende zusammenfassende Disziplin besteht nicht mehr, aber auch kein bewegender, die Tiefe aufwühlender seelischer Inhalt, sondern ein ungebändigter Ablauf aller möglichen Funktionen, „Manieren", unterbrochen durch sinnarme Erregungszustände, wie das alles von Waiblinger geschildert ist. Da finden wir die ganze uns geläufige Symptomatologie von Endzuständen, die Verkindlichung, die Impulse usw., nur daß durch die ganze Schilderung selbst dieses Endzustandes noch eine Atmosphäre geht, die anzeigt, daß es eben ein Endzustand bei Hölderlin und nicht bei irgend jemand ist.

Der Gegensatz von bewegendem Leben und disziplinierender, rationalisierender, formender Ordnung ist allem geistigen Menschentum gemeinsam, in Spuren bei jedem Menschen irgendwie vorhanden, Bei Hölderlin ist darum die Spannung schon vor dem Prozeß und auch hier schon lebhafter als bei anderen, nicht nur infolge der überragenden Geistigkeit Hölderlins, sondern auch infolge des labilen Seelenzustandes, der ihm angeboren war. 1797 spricht er eine Empfindung aus, die uns bei Nervösen oft ähnlich begegnet: „Hegels Umgang ist sehr wohltätig für mich. Ich liebe die ruhigen Verstandesmenschen, weil man sich so gut bei ihnen orientieren kann, wenn man nicht recht weiß, in welchem Falle man mit sich und der Welt begriffen ist." 1798: „Der ruhige Verstand ist die heilige Ägide, die im Kriege der Welt das Herz vor giftigen Pfeilen bewahrt." – Der gemeinte Gegensatz umfaßt sehr viel, das hier nicht getrennt zu werden braucht: bewußten Willen, aktiven Verstand, instinktiv formende Kraft, gestaltendes Ausdrucksvermögen. Der Gegensatz wird in der Krankheit unerträglich gesteigert. Aber im Erleben, das die Krankheit weckt und steigert, liegt Sinn und Tiefe, es ist nicht gleichgültig, es kann wie Offenbarung, als göttlich wirken. Darum schreibt Hölderlin Dezember 1801: „Sonst konnte ich jauchzen über eine neue Wahrheit, eine bessere Ansicht des, der über uns ist, jetzt fürcht' ich, daß es mir nicht geh' am Ende, wie dem alten Tantalus, dem mehr von den Göttern ward, als er verdauen konnte".[1]

4. *Die Vehemenz göttlicher Einwirkung.* Die im letzten Satz so schlicht berichtete Erfahrung von der drohenden Überwältigung durch göttliche Offenbarung kehrt wieder in der mythischen Welt Hölderlins, die ganz gegenwärtig, fraglos selbstverständlich erlebt wird, als das Bild von Gefahren, die der Gott bringt. *Vor* dem Beginn des Prozesses kommen in Hölderlins Dichtung nur scheinbar ähnliche Vorstellungen in einem Empedokles-Fragment vor. Der Priester Hermokrates begründet die Notwendigkeit, den Empedokles zu vernichten:

Verderblicher, denn Schwert und Feuer ist
Der Menschengeist, der götterähnliche,
Wenn er nicht schweigen kann und sein Geheimnis
Unaufgedeckt bewahren. Bleibt er still
In seiner Tiefe ruhn und gibt, was not ist,
Wohltätig ist er dann; ein fressend Feuer,
Wenn er aus seiner Fessel bricht.
Hinweg mit ihm, der seine Seele bloß
Und ihre Götter gibt, verwegen

1 Hölderlin, Hrsg. von Hellingrath Bd. 5, S. 317. Hellingrath hat die Disziplinierung, die ratio und ihre Auflösung bei Hölderlin mit ein paar Worten treffend gekennzeichnet: *Pindarübertragungen* S. 57 ff.

Unauszusprechendes aussprechen will,
Und sein gefährlich Gut, als wär' es Wasser,
Verschüttet und vergeudet; schlimmer ist's,
Wie Mord...
...und leben soll
Vergehn, wie er, in Weh und Torheit jeder,
Der Göttliches in Menschenhände liefert.[1]

Handelt es sich hier um Probleme, die etwa an Dostojewskis Großinquisitor erinnern lassen, um die Fragen, was Menschen gut tut und was ihnen gefährlich ist an möglichen Mitteilungen und Gestaltungen prophetischer, überragender Persönlichkeiten, so wird nach Beginn des Prozesses die Frage ganz anders: Nun ist die Gefahr für den Dichter selbst vorhanden, er kann zertrümmert werden, während seine Aufgabe gerade ist, das gefährliche Göttliche in die Gestalt der Dichtung aufzufangen und unschädlich den Menschen zu vermitteln. Wie Bacchus, der Weingott, von Semele geboren wurde, als sie Zeus' Blitz getroffen hatte, und nun das himmlische Feuer als gefahrloser Trank den Sterblichen gegeben ist, so fängt der Dichter das göttliche Gewitter auf und reicht im Liede dar, was ohne Gestaltung zerstören würde:

Und daher trinken himmlisches Feuer jetzt
Die Erdensöhne ohne Gefahr.
Doch uns gebührt es, unter Gottes Gewittern,
Ihr Dichter! mit entblößtem Haupte zu stehen,
Des Vaters Strahl, ihn selbst, mit eigener Hand
Zu fassen und dem Volk ins Lied
Gehüllt die himmlische Gabe zu reichen.
Denn sind nur reinen Herzens,
Wie Kinder, wir, sind schuldlos unsere Hände,
Des Vaters Strahl, der reine versengt es nicht
Und tieferschüttert, eines Gottes Leiden
Mitleidend, bleibt das ewige Herz doch fest.

Die formende und die disziplinierende Kraft vermag die Erschüt-

1 Nach der Ausgabe von Böhm, Bd. 3, S. 98.

terungen aufzulösen. Wie van Gogh seine Arbeit an den Bildern als „Blitzableiter" empfindet, so Hölderlin die dichtende Formung als Rettung. Nicht um Verschweigen und teilweises Mitteilen gefährlicher Inhalte handelt es sich, sondern um Gestaltung, nicht um verhülltes Geheimnis, sondern um Schöpfung. Die Götter sind darum behutsam mit ihrer Berührung:

> Denn schonend rührt, des Maßes allzeit kundig,
> Nur einen Augenblick die Wohnungen der Menschen
> Ein Gott an...
> Zu schwer ist jenes zu fassen,
> Denn wäre der es gibt nicht sparsam,
> Längst wäre vom Segen des Herds
> Uns Dach und Boden entzündet.

Die Himmlischen schonen die Menschen:

> Denn nicht immer vermag ein schwaches Gefäß sie zu fassen,
> Nur zuzeiten erträgt göttliche Fülle der Mensch.

Hier liegt eine Gestaltung unmittelbarer Erfahrung vor. Wohl mag die Erfahrung des Künstlers, der sich vom Gotte angerührt weiß, ähnlich aussehen, mag sich mancher Künstler innerlich angesprochen fühlen durch Hölderlins Worte. Doch hier ist nicht gemeint das natürliche Leid des Menschen, sein Schicksal, der Aufschwung hellsichtigen Blickes, die Erlösung durch dichterische Beichte, die mystische Gottesnähe, wie das alles bei nichtschizophrenen Menschen bekannt ist. Es ist die Ausdrucksweise Hölderlins keine poetisch gesteigerte Ausdrucksweise für diese natürlichen Erfahrungen, sondern ganz wörtlich zu nehmen. Das wird durch Briefstellen und unser Wissen von der Wirklichkeit des Hölderlinschen Lebens bestätigt. Solche Erfahrung, wirklich echt, wirklich gefährlich, gibt es aber nur in der Schizophrenie. Goethe etwa könnte diese Erfahrung so gar nicht haben.

Alle Analyse nimmt die Dinge relativ aufeinander. Nicht die absolute Qualität und Bedeutung steht in Frage, sondern wie sich bei Hölderlin verschiedene Zeiten zueinander verhalten, wenn man sie vergleicht. Daß eine fortschreitende Wandlung in seinem Schaffen vorliegt, daran zweifelt niemand. Man kann aber eine ungeachtet der Krankheit ununterbrochen fortschreitende Entwicklung sehen, die erst in der Krankheit später einen Knick bekommt. Man kann behaupten, jene Entwicklung bestehe trotz der Krankheit und würde auch ohne die Krankheit ebenso verlaufen sein vermöge der Notwendigkeit des Geistigen. Oder man kann behaupten, mit Beginn der Krankheit ließen sich Veränderungen nachweisen, die nur auf sie zu beziehen seien. Für die letztere Ansicht spricht außer dem Angeführten (auch der Vergleich mit psychiatrisch ähnlichen schizophrenen Kranken) insbesondere, daß Hölderlins Dichtungen aus der Zeit von 1801-1805 als in der Literatur einzig dastehend empfunden werden. Es gibt für sie nichts Vergleichbares, während im Kontrast dazu selbst Goethe mit anderen vergleichbar und ihnen gegenüber gleichsam der höchste Typus des Humanen ist. Diese Einzigartigkeit entspringt daraus, daß ein ganz ungewöhnlicher Dichter, der ohne Krankheit ein solcher ersten Ranges war, in dieser Weise schizophren wird. Diese Kombination gibt es kein zweites Mal. Nur auf dem Gebiete der bildenden Kunst ist van Gogh zum Vergleich heranzuziehen.

4. Van Gogh

Pathographie

Für die Krankheit van Goghs kann man nicht wie bei Hölderlin auf eine vorliegende Pathographie verweisen. Auf Grund des mir zugänglichen Materials[1] versuche ich darum eine kurze Zusammenstellung und Charakteristik:

1 Hauptquelle Gogh, Vincent van: *Briefe an seinen Bruder*. Zusammengestellt von seiner Schwägerin J. van Gogh-Bonger. Ins Deutsche übersetzt von Leo Klein-Diepold, 2 Bde. Berlin: Paul Cassirer 1914. Darin eine biographische Einleitung. – Ferner Gogh, Vincent van:

Van Goghs (geboren 1853) ursprüngliche Artung ist ungewöhnlich. Er neigt zu Isolierung, Absonderung, und ebenso sehr ist er jederzeit voll Sehnsucht nach Liebe, Gemeinschaft. Für die meisten – nicht alle – Menschen ist ein Zusammenleben mit ihm schwierig. Er hat wenig Glück bei den Menschen. „Van Gogh reizte durch Haltung und Betragen wohl zum Lachen, denn er tat und dachte und fühlte und lebte anders als andere seines Alters ... er hatte stets einen abwesenden, sinnenden, tiefernsten, schwermütigen Zug in seinem Gesicht. Aber wenn er lachte, tat er es herzlich und jovial, und dann erhellte sich sein ganzes Gesicht".[1] Er paßt sich schwer oder gar nicht an, scheint kein Ziel zu haben und ist doch tief von etwas beseelt, das man Glauben nennen muß. Wenn auch ein formulierter Zweck und Beruf ihm lange fehlt, hat er doch das Bewußtsein des Schicksals, das ihn trägt. Schon in der Jugend streng religiös, bleibt er bis ans Ende in all seinem Tun getragen von einem religiösen Bewußtsein ohne Kirchlichkeit und Dogmatik. Von Anfang an auf das Substantielle, das Wesentliche, den Sinn der Existenz gehend, vermag er als Angestellter in der Kunsthandlung Goupil nicht zu leisten, was verlangt wird, da er den Wert der Kunst, die Qualität der Objekte vor die Interessen des Geschäfts stellt; als Lehrer in England versagt er, da ihm auch hier dem Lehrerberuf an sich

Briefe, Berlin: Bruno Cassirer. Darin Briefe an seinen Freund Bernard. – Quesne-van Gogh, E. H. du: *Persönliche Erinnerungen an Vincent van Gogh*, München: Piper 1911. Abbildungen finden sich in der letztgenannten Schrift; ferner in Meier-Graefe: *V. van Gogh*, München: Piper; und in dem größeren Werk Julius Meier-Graefe: *Vincent*, München: Piper; ferner in der bei Piper erschienenen van Gogh-Mappe. Zeichnungen van Goghs sind ausgezeichnet reproduziert in einer Mappe, die bei L. J. Veen, Amsterdam, vor dem Kriege erschien, und andere in einer 1919 erschienenen Mappe der Hans von Marees-Gesellschaft (bei Piper). – Schließlich der Katalog der Kölner Sonderbund-Ausstellung von 1912. – Zahlreiche Abbildungen auch in den verschiedenen Jahrgängen von *Kunst und Künstler*.

1 Van Gogh als Buchhandlungsgehilfe, von M. J. Brusse, *Kunst und Künstler* Jg. 12, S. 590, 1914.

fremde Dinge abverlangt werden; als Theologe versagt er, da das gelehrte Studium ihn zu lange fernhält von dem Sinn, nämlich das Evangelium den Menschen zu bringen, und weil er „die ganze Universität, zum mindesten was das Theologische anlangt, als eine unsagbare Schwindelwirtschaft, als eine Zuchtschule des Pharisäismus" betrachtete (Briefe II, 9). So wird er schließlich freiwilliger Seelsorger und Helfer unter Grubenarbeitern im Borinage, verwahrlost hier jedoch äußerlich so weit, daß er eines Tages von seinem Vater abgeholt wird und wieder mit ihm ins Elternhaus kommt. Damals war er etwa 26 Jahre alt.

In dieser Zeit hat sich van Gogh furchtbar gequält: „Mein Kummer ist kein anderer als dieser: wozu könnte ich tauglich sein, könnte ich nicht helfen und in irgendeiner Weise nützlich sein!" Doch in dieser Zeit endlich erfüllte sich sein Leben im Bewußtsein eines Berufs: „Ich habe mir gesagt: ich greife wieder zum Stift, ich gehe wieder ans Zeichnen, und seitdem hat sich alles für mich geändert." Von nun an dient er der Kunst. Die Ausbildung erfolgt zunächst autodidaktisch im Elternhaus, dann im Haag vor den großen Holländern, in Antwerpen, in häufigem Aufenthalt auf dem Lande.

1881 liebt van Gogh eine junge Witwe, muß wieder ein Nein hören, wie schon einmal bei seiner ersten Liebe zu einem Mädchen im Jahre 1873. Er nimmt kurz darauf eine arme und verwahrloste schwangere Frau zu sich, lebt seine ganze Liebe und Sorge hier aus, bis er widerwillig und voll Schmerz über die Traurigkeit des Lebens sich von dem ganz rohen, Intrigen anzettelnden Wesen trennen läßt.

Von Anfang 1886 bis Frühjahr 1888 befindet sich van Gogh bei seinem Bruder Theo in Paris und lernt die Impressionisten kennen. Er lebt materiell allein durch seinen Bruder bis an sein Ende. Das von tiefem Verständnis und selbstloser Liebe getragene brüderliche Verhältnis ist für van Gogh eine nicht fortzudenkende Bedingung seiner Existenz.

Geht man van Goghs Briefe chronologisch durch, um nach den ersten Ansätzen der späteren Psychose zu suchen, so fällt auf, daß vom Dezember 1885 an unablässig von *körperlichen*

Störungen die Rede ist. Es handelt sich zunächst darum, daß van Gogh wegen seiner beschränkten Geldmittel, weil er diese zumeist für Malgerät und Farben verbraucht, nur sehr selten warm ißt, sonst von Brot lebt und viel raucht, um vom leeren Magen weniger belästigt zu werden, und zwar durch lange Zeiten hindurch. Er fühlt sich gelegentlich „physisch schlapp", hat nach Anstrengung „ein schlappes Gefühl im Leibe". Er reflektiert über seine Konstitution und freut sich, daß ein Arzt ihn für einen Eisenarbeiter hält. Aber der Magen kommt schließlich in Unordnung, er fängt an zu husten und berichtet, daß er „buchstäblich erschöpft" ist. Es kommt ihm das schließlich verhältnismäßig unerwartet (Anfang 1886), er fühlt sich schlapp und fieberig. Obgleich der Kern noch gut sei, meint er, sei er doch nur noch eine Ruine von dem, was er hätte sein können. Es wird wieder besser, dann kommen wieder Rückfälle, und in den Pariser Jahren, 1886 bis Frühjahr 1888, scheint der körperliche Zustand unbefriedigend geblieben zu sein.

Als van Gogh im Februar 1888 nach Arles reist – jetzt setzen die Briefe wieder ein –, fühlt er sich körperlich bald besser als in der letzten Pariser Zeit. „Es ging wirklich so nicht weiter." „Als ich Dich an der Gare du Midi verließ, war ich gebrochen und fast krank und beinahe zum Säufer geworden, um mich aufrecht zu erhalten..." „Ich war absolut auf dem Wege dazu, einen Schlaganfall zu bekommen, als ich Paris verlassen hatte. Es hat mich dann noch toll gepackt, als ich aufgehört hatte zu trinken und so viel zu rauchen, und als ich begann nachzudenken, statt mir die Gedanken aus dem Kopf zu schlagen. Du lieber Himmel, was für Verzweiflungen und welche Mattigkeit fühlte ich." Es wird bald viel besser. Nun hören aber die Gesundheitsberichte nicht auf, vielmehr werden diese mit recht verschiedenen Wendungen, in zunehmender Häufigkeit, von Angaben über *psychische* Anomalien durchsetzt. Jetzt wird deutlich, daß van Gogh zwar auf den Zustand „mit fast ruiniertem Gehirn" im Februar 1888 als auf etwas Überwundenes zurückblickt, aber daß *mit der körperlichen Besserung zugleich eine psychische Veränderung* sichtbar wird. Wir folgen der chronologischen Reihe (vom noch rein Körperlichen bis zum Auftreten psychischer Phänomene):

Van Gogh ist „richtig aufgebracht“ gegen sich und wünscht sich eine gesunde Natur. Wenn er seinen „Körper mit Vorsicht behandelt, versagt er seine Hilfe nicht“. Der „Magen ist noch furchtbar schwach“. „Ein einziges Glas Kognak berauscht mich schon.“ Er leidet unter „Übelkeiten“. „Manche Tage sind schrecklich.“ Er beklagt sich über das schlecht und ungeschickt zubereitete Essen. Im Mai möchte er „zuerst sein Nervensystem *beruhigt* wissen“. Dann, wenn er die nötige Ruhe hat, hofft er nicht vor der Zeit zusammenzubrechen. Nach intensiver Arbeit fühlt er sich „so abgeschunden und krank, daß er *nicht mehr die Kraft besaß zu gehen oder allein zu bleiben, und wo er mit sich alles machen ließ*“. Er „schleppt sich so hin“ mit schlechtem Essen. Dann fühlt er sich unendlich besser auch mit dem Magen. Und wieder heißt es: „Man ist krank, das wird nie mehr vorübergehen, und dann kann man nie mehr wirklich gesunden.“ Und dann: „Ich werde sicher gesund, und der Magen ist seit dem vergangenen Monat viel, viel besser. Ich leide noch manchen Tag an *unwillkürlichen Aufregungen* und an Müdigkeit.“ Einmal resumiert er: „Meine Knochen gingen in die Brüche. Mein *Hirn ist ganz verrückt* und taugt nicht mehr zum Leben, so daß ich *ins Asyl laufen sollte.*“ Die „große Hitze“ im Sommer gibt ihm „die Kräfte wieder“, ja bald spürt er, „wie die alten *Kräfte wiederkehren* und dies *stärker, als ich dachte*“. Gleichzeitig wird „das Verlangen nach Frauen“ geringer. Aber er fühlt sich doch immer auf einem Vulkan: „Ich fühle auch, wie ich mich erschöpfen kann und wie die Stunde des Schaffens vorübergeht, wie man so mit dem Leben seine Kraft verliert... Recht *oft stiere ich nur vor mich hin.*“ Er empfindet sein Leben als so „gehetzt und unruhig“, weiß nie, ob die Kraft „morgen noch vorhält“. „Trotzdem statt an physischen Kräften abzunehmen, erhole ich mich, und besonders geht es mit dem Magen besser.“ Er fühlt „den Kopf freier“. Etwa im September: „Wenn ich nicht so schrecklich *verwirrt* wäre und immer in dieser *Unruhe* arbeitete, so könnte ich fast sagen, es geht vorwärts.“ Im Oktober klagt er über „übermüdete Augen“ und „leeren Schädel“. „Ich bin nicht krank, aber ich werde es ganz zweifellos, wenn ich mich nicht besser ernähre und für einige Tage aufhöre zu malen. Beinahe bin ich in die Tollheit des Hugo van der Goes auf dem Bild von Emile Wauters geraten, und wenn er nicht etwas wie eine Doppelnatur besäße, halb Mönch, halb Maler, so wäre ich schon seit langer Zeit vollständig und in allen Stücken, wie jener, auf den Hund gekommen. Allerdings glaube ich nicht, daß mein Irrsinn Verfolgungswahnsinn sein würde, weil *meine Empfindungen im Zustand der Erregung immer auf eine Beschäftigung mit der Ewigkeit und dem ewigen Leben gerichtet sind.* Aber trotzdem muß ich meinen Nerven mißtrauen." Gerade in dieser Zeit der sich nähernden Krisis kommt Gauguin zu ihm. „Einen Augenblick lang hatte ich *das Gefühl, krank zu werden,* aber die Ankunft Gauguins zerstreute mich so, daß ich sicher bin, es wird vorübergehen."

Fragen wir uns nun auf Grund dieser Daten nach dem ersten Beginn der Krankheit, die bald, im Dezember 1888, zu einer akuten Psychose wurde, so wäre zu antworten: Die ersten körperlichen Störungen erscheinen durch die Lebensweise genügend begreiflich. Das Verhalten in Paris ist unbekannt, weil aus dieser Zeit die Briefe fehlen; die Steigerung des körperlichen Mißbefindens, das durch Alkohol und Rauchen gelindert werden sollte, gegen Ende der Pariser Zeit, trotz besserer materieller Lebensbedingungen im Zusammenleben mit seinem Bruder, ist auffällig, ebenso die Besserung, die nachher einsetzt unter Auftreten psychischer Phänomene, die auf die Möglichkeit einer beginnenden Psychose deuten und retrospektiv sicher auf sie bezogen werden dürfen. Mir scheint es als das Wahrscheinliche, daß der Krankheitsprozeß seinen *ersten Beginn um die Wende von 1887 /1888* hatte, sicher aber, daß er im Frühjahr 1888 da war.

Von Gauguin, der von Ende Oktober 1888 an bei ihm war, erfuhr van Gogh eine lebhafte Anregung. Es tat ihm ungemein wohl, mit ihm zusammen zu sein. Aber die Beziehungen waren von Anfang an von der Seite van Goghs nicht ganz natürlich. „Unser Zwiegespräch ist mitunter von einem außerordentlichen elektrischen Fluidum belebt, mitunter stehen wir davon auf mit müdem Kopf und wie eine elektrische Batterie nach der Entladung." Eines Tages schreibt van Gogh: „Ich glaube, Gauguin war etwas unzufrieden mit dieser kleinen Stadt Arles, mit dem kleinen gelben Haus, worin wir arbeiten, und vor allem mit mir... Im ganzen glaube ich, daß er einmal plötzlich abreist." Gauguin schreibt im gleichen Sinne an van Goghs Bruder, aber sie vertragen sich wieder, Gauguin bleibt. Jedoch reist er dann tatsächlich plötzlich ab, als van Gogh in seine erste akute Psychose gerät, einen Tag vor Weihnachten 1888.[1] Gauguin erzählt: „In der letzten Zeit meines dortigen Aufenthalts war Vincent außerordentlich barsch und lärmend, dann wieder schweigsam. Manchen Abend sah ich Vincent zu meiner Überraschung aufstehen und an meinem Bett stehen... Es genügte, wenn ich ihm sehr ernst sagte: ‚Was fehlt dir, Vincent?', daß er sich, ohne ein Wort zu erwidern, ins Bett legte, um in einen bleiernen Schlaf zu verfallen... Am Abend gingen wir ins Café, er bestellte sich einen leichten Absynth. Plötzlich warf er mir das Glas mit seinem Inhalt an den Kopf." Am nächsten Abend sah Gauguin van Gogh mit offenem Rasiermesser auf der Straße auf sich zustürzen. Als Gauguin ihn anblickte, kehrte van Gogh um. Er hat sich dann selbst ein Stück eines Ohrs abgeschnitten und es im Kuvert einer Dirne ins Bordell gebracht. Blutend und bewußtlos wurde er im Bett gefunden und ins Krankenhaus gebracht. Sein Bruder sucht ihn auf. Zwischen ein Phantasieren über Philosophie und Theologie fielen kurze Augenblicke, „in denen er normal war". Schnell wurde der Anfall besser, am 7. Januar konnte er bereits das Hospital verlassen. Aber von nun an kehren solche Anfälle in nicht sehr langen Zwischenräumen immer wieder, und in der Zwischenzeit gewinnt er zwar völlig klares Bewußtsein, aber wird doch nie mehr der Frühere.

Über den ersten mehrtägigen Anfall schreibt van Gogh, daß er furchtbar litt, daß aber die Schlaflosigkeit das Schlimmste sei. „Während dieser Krankheit sah ich jedes Zimmer unseres Hauses in Zundert. Jeden Pfad, jede Pflanze im Garten, die Umge-

1 Vgl. darüber J. van Gogh-Bonger: *Briefe*, Bd. I, S. 39 ff. Gauguins Darstellung findet sich übersetzt in *Kunst und Künstler* Jg. 8, S. 579 ff.

bung, die Felder, die Nachbarn, den Friedhof, die Kirche, unseren Gemüsegarten bis auf das Elsternest an der hohen Akazie auf dem Friedhof.“ Ende Januar berichtet er: „Die unerträglichen Wahnbilder sind indes verschwunden bis auf einen Alp.“ Die *Krisen* kehren anfangs häufig, dann alle paar Monate wieder, dazwischen kommen aber leichtere anfallsartige Veränderungen vor. „Während der Krisen glaube ich, das, was ich mir einbilde, wäre wirklich.“ Der vor den Krisen liegende Versuch, ein Atelier und eine Künstlergemeinschaft zu begründen, war völlig gescheitert. „Ich glaube, das war die Ursache, warum ich in den Krisen so sehr schrie, ich wollte mich verteidigen, und es gelang mir nicht.“ „Übrigens habe ich zum großen Teil die *Erinnerung* an die fraglichen Tage *verloren*, und ich kann mir nichts davon vorstellen.“ Im August 1889 leidet er furchtbar unter den sich wiederholenden Anfällen. „Während mancher Tage war ich vollkommen verwirrt.“ „Diese neue Krise überfiel mich auf dem Felde draußen, als ich an einem stürmischen Tage malte.“ „Während der Krise fühle ich mich feige vor Angst und lebe feiger, als es recht ist.“ Der Inhalt wird oft ein religiöser. „Ich erschrecke vor jeder religiösen Übertreibung.“ „Ich bin darüber erstaunt, daß ich mit meinen modernen Ideen, der ich Zola, die Goncourts und die Kunst bewundere, Anfällen unterworfen bin, wie sie Abergläubische haben, wo mir *wahnwitzige religiöse Ideen* kommen.“ Im Dezember berichtet er wieder, daß er „noch einmal einen ganz verwirrten Kopf hatte“. Dabei erfuhr er tiefe Eindrücke: „Während meiner Krankheit fiel nasser Schnee, ich stand nachts auf, um die Landschaft zu betrachten. *Niemals erschien mir die Landschaft so rührend und sensitiv.*“ Ein andermal: „Ich weiß dann nicht mehr, wo ich bin, und mit meinem Kopf ist es zu Ende.“ „Der Anfall vergeht wie ein Sturm.“ Nachher ist er „erschöpft“. Oder er ist nur „ganz verwirrt ohne Schmerzen, aber ganz und gar abgestumpft“. Auch kürzere Augenblicke von Veränderung ohne Verwirrung treten ein: „Ich habe Augenblicke, wo *die Begeisterung bis zum Wahnsinn oder der Prophetie gestiegen* ist, in denen bin ich wie ein griechisches Orakel auf seinem Dreifuß.“ „Oh, wie scheinen mir diese drei letzten Monate sonderbar!

So viel namenlose Ängste; dann wieder *schien für Augenblicke der Schleier, der über die Zeit und das Schicksal gebreitet war, sich zu lüften.*"

Wenn auch viele Übergänge von den heftigsten Anfällen zu leichten Veränderungen bestehen, so kann man doch von den Anfällen die relativ gleichmäßige *Zwischenzeit* trennen, über die van Gogh häufig in kurzen Bemerkungen berichtet. Der seelische Zustand wechselt erheblich. Er „fühlt sich schwach und etwas unruhig und furchtsam", „nicht fähig zu schreiben". Die „Tage sind nicht immer klar genug". Nach der ersten Krisis ist sein „Auge sehr sensibel". „Ich fühle mich sichtlich besser, immerhin ist mein Herz allzu bewegt und erhofft vieles." Im Augenblick fühlt er sich „ganz normal". Er ist häufig erfüllt von einer „inneren vagen Trauer, die man nicht erklären kann". „Indessen überkommt mich der Trübsinn mit immer größerer Gewalt und gerade je mehr die Gesundheit normal wird." „Indes überkommt mich oft Melancholie."

An die akuten Zustände zu denken, ist ihm unangenehm. „Ich halte kurzerhand ein, aus Angst, rückfällig zu werden, und gehe zu einer anderen Sache über." „Es ist besser, ich suche nicht alles, was mir neulich im Kopfe herumging, wieder hervor." „Ich will daran weder denken, noch davon reden."

Weitere Sätze, die den *labilen Seelenzustand* charakterisieren, sind: „Die Gedanken kommen mir allmählich wieder, aber ich bin noch viel, viel weniger als früher imstande, praktisch zu handeln. Ich bin geistesabwesend und verstehe für den Augenblick nicht, mein Leben zu ordnen." „Übrigens habe ich die meiste Zeit weder einen lebhaften Wunsch noch ein lebhaftes Bedauern. Für Augenblicke, wo die Wogen sich gleichsam brechen an den stumpfen Klippen der Verzweiflung, bricht ein Sturm von Sehnsucht in mir hervor, irgendeine Sache zu umarmen, irgendeine Frau, eine Art Haushenne." Oft berichtet er, wie sehr er sich *körperlich wohl* fühlt: „Es ist ganz erstaunlich." „Ich befinde mich körperlich wohler als seit Jahren." Von den *physischen Kräften* heißt es einmal: „Ich habe in diesem Augenblick das Gefühl, zuviel davon zu besitzen"; ein andermal: „Ich sehe für mich in einer physischen Kraft nichts Gutes." „Ich habe noch gar *keinen Willen*, ebenso wenig Wünsche und was sonst im gewöhnlichen Leben der Fall ist... Ich hatte noch immer furchtbare *Melancholie*." Er spricht von seiner „moralischen Schlappheit" und seiner „Gleichgültigkeit" und meint „*mehr Geduld*" infolge seiner Krankheit bekommen zu haben, ist „*nicht so heftig*", fühlt sein „Ich mehr in Ruhe".

Seinen *Gesichtsausdruck* findet er „gesunder als früher". Ein Porträt von sich vergleicht er mit einem früheren: „Mein Gesicht hat sich seitdem aufgehellt, aber trotzdem bin ich vollständig getroffen, wie ich damals war. Ein Mensch mit Elektrizität geladen." Bald darauf heißt es: „Du wirst sehen, daß mein Gesicht ruhig ist, obwohl der Blick bei mir jetzt leerer ist als früher."

Dieser wechselnde Zustand, unterbrochen durch heftige Anfälle akuter Psychose, hielt seit Dezember 1888 an. Zunächst lebte van Gogh im Spital von Arles, dann vom Mai 1889 bis Mai 1890 in der Irrenanstalt von St. Remy in der Nähe von Arles, dann vom Mai 1890 an in Freiheit unter freundschaftlicher Führung des Arztes Dr. Gachet in Auvers-sur-Oise (in der Nähe von Paris). Am 27. Juli abends schoß sich van Gogh eine Kugel in den Leib und starb nach klaren Gesprächen mit Dr. Gachet, bei denen er Pfeife rauchte, am 29. Juli. Über die Motive seines Selbstmords hat er nichts gesagt. Auf Gachets Frage zuckte er die Achseln. Am 25. Juli hatte er an seinen Bruder geschrieben: „Ich möchte Dir vielleicht heute vielerlei schreiben. Jedoch verging mir die Lust dazu, und ich halte es für ganz unnütz." Am 27. Juli hat er einen Brief an den Bruder angefangen, aber nicht vollendet und nicht abgesandt. Darin schreibt er mit einem kaum bei ihm gewohnten Pathos: „Aber trotzdem, mein lieber Bruder, das sagte ich Dir immer, und ich sage es noch einmal mit der ganzen Schwere, die eine hartnäckige Gedankenarbeit eingehen kann, ich sage es Dir noch einmal, ich sehe Dich immer für etwas anderes an als für einen einfachen Kunsthändler. Durch mich hast Du selbst an dem Zustandekommen gewisser Bilder teilgenommen, die sogar in der Verwirrung bestehen bleiben...

Nun, meine Arbeit gehört Dir. Ich setze dafür mein Leben ein, und meine Vernunft ging dabei zur Hälfte drauf..."

Wandlung der Arbeitsintensität

Dem Verlauf der Krankheit (Vorstadium 1888, erster akuter Schub Dezember 1888, dann häufige Anfälle mit Zwischenzeiten bis zum Selbstmord Juli 1890) entspricht ein *Wandel der Arbeitsintensität.* Im Vorstadium eine Steigerung über das früher gesunde Maß hinaus, nach dem akuten Schub Verlust dieser Vehemenz, jedoch Anhalten künstlerischen Könnens, ja dessen Weiterentwicklung.[1] Wir verfolgen wieder in den Briefen die Mitteilungen über seine Arbeit:

Im März, April 1888 in Arles ist er in „Arbeitswut ... mit ruhigem Kopf zu schreiben ist also fast unmöglich". In derselben Zeit, in der er noch viel über die immerhin gebesserten körperliche Zustände berichtet, ist er „recht im Zug", hat „ein unausgesetztes Arbeitsfieber". Die maßlose Arbeitszeit ermüdet ihn – wenigstens in der ersten Zeit – sehr: „Ich war abgeschunden." „Ich habe eine schwere Woche heftiger Arbeit hinter mir, ich stand da im Weizen in der vollen Sonne." Im Juni: „Die Erregung, der Ernst des Naturgefühls, die uns leiten, – diese Erregungen sind manchmal so stark; man fühlt nicht, daß man arbeitet. Mitunter kommen die Striche Schlag auf Schlag, und sie folgen sich wie Worte in einem Gespräch oder in einem Brief." Er hat „weniger das Bedürfnis nach Gesellschaft als nach einer ganz tollen Arbeit... Nur dann spüre ich noch das Leben, wenn ich ganz wild

1 Als ein äußerliches Merkmal ließe sich auch die Zahl der im einzelnen Jahre entstandenen Gemälde vergleichen. Da eine Aufstellung seiner sämtlichen Werke anscheinend nicht vorhanden ist, nehme ich die Zahlen aus dem Kölner Katalog (1912), der 108 Bilder umfaßt, daher nur einen verzerrten und quantitativ unzuverlässigen Hinweis geben kann. Hier fanden sich Bilder aus den Jahren (in Klammern) 1884 (4), 1885 (5), 1886 (3), 1887 (12), 1888 (46), 1889 (30), 1890 (7).

die Arbeit herausstoße". „Ich rechne nur mit der Erregung gewisser Augenblicke, und dann lasse ich mich bis zum Exzeß gehen." Gewisse Arbeiten, die er „so rasch wie noch nie gemacht" hat, hält er für seine „besten Bilder". „Aber wenn ich von einer solchen Sitzung nach Hause komme, ich versichere Dir, da ist das Hirn so müde, und wenn es oft geschieht, wie in der Zeit der Ernte, dann werde ich ganz geistesabwesend und unfähig zu einer Menge gewöhnlicher Dinge... Da ist der Geist bis zum Zerreißen gespannt wie bei einem Schauspieler, der eine schwere Rolle spielt. Man muß in einer einzigen halben Stunde an tausend Dinge denken." Ende Juli heißt es: „Je mehr ich aus dem Leim gehe, kränker, brüchiger werde, um so mehr werde ich Künstler..." Von einem Porträt schreibt er im August: „Das ist meine Stärke, so einen Kerl in einer Sitzung herunterzuhauen." Jetzt, im August, beginnt er auch erstaunt die Fülle seiner Gedanken zu bemerken: „Ich habe eine Menge Gedanken für neue Bilder." „Ich habe eine Menge Ideen für meine Arbeit." „Die Ideen für die Arbeit kommen mir im Überfluß." „Indes stecke ich so voller Pläne... Die Motive werden unzählig sein." „Die Gedanken zu meiner Arbeit kommen mir im Überfluß ... ich renne wie eine Lokomotive zur Malerei." Die Ausdrücke steigern sich noch: „Ich hatte Sitzungen von 12 Stunden ... und dann schlief ich auch 12 Stunden in einem Zug ..."; „jetzt, wo ich anfange zu schaffen" (die früheren Jahre nennt er „unproduktive Jahre"). „Ich fühle mich jetzt als einen ganz anderen Menschen wie damals, als ich hierher kam. Ich zweifle nicht mehr, ich zögere nicht mehr, eine Sache anzupacken, und das könnte sich noch steigern... Ich kann es Dir nicht genug sagen, daß ich bezaubert, bezaubert, bezaubert bin von all dem, was ich sehe. Es gibt einem Pläne für den Herbst, eine Begeisterung, daß man nicht spürt, wie die Zeit vorübergeht." „Heute von 7 Uhr morgens bis 6 Uhr abends habe ich gearbeitet, ohne mich zu rühren, außer um ein paar Bissen zu essen, zwei Schritte von meinem Platz, und darum geht die Arbeit auch so schnell... Augenblicklich stecke ich in meiner Arbeit mit der Hellsichtigkeit oder Blindheit eines Verliebten. Diese Mischung von Farben ist für mich etwas Neues und bringt mich ganz außer mir. – Von Müdigkeit keine Spur... Ich kann nichts dafür, aber ich fühle mich so hellsichtig..." „Ich habe noch ganz konzentrierte Kraft, die nur durch die Arbeit aufgezehrt werden will." „In manchen Augenblicken überkommt mich eine so schreckliche Hellseherei. Wenn die Natur so schön ist wie in diesen Tagen, dann fühle ich mich nicht mehr, und das Gemälde kommt mir wie im Traume." Es handelt sich „um eine Anstrengung auf Tod und Leben. Ich stecke dermaßen in der Arbeit, daß ich um keinen Preis einhalten kann." Immer wieder spricht er vom „Herunterhauen" der Bilder; auch daß er von der Arbeit einer Woche „ganz aufgebraucht" ist. „Ich fühle bis zum moralisch zerschmettert und physisch ausgeleert sein den schöpferischen Drang."

Nach dem akuten Ausbruch (im Dezember 1888) wird die Arbeit immer wieder für längere Zeit ganz gestört, zwischendurch hat sie nicht die alles überwindende Kraft des vorigen Jahres, aber für kürzere Augenblicke kommt die Wildheit und Hellsichtigkeit noch wieder.

Zunächst (im Januar 1889) fühlt er sich hinabgedrückt: „Ich werde nicht mehr diese Gipfel erreichen, von denen mich die Krankheit herunterriß." „Ob ich jemals wieder zu Kräften komme? Ich harre bei der Arbeit aus." Dann wird es besser. Die Arbeit geht „flott voran, und ich bin in sie vollkommen hineingewachsen, mit gestählten Nerven" (23. Januar). „Ich schufte vom Morgen bis zum Abend unablässig (wenn meine Arbeit wenigstens keine Halluzination ist)." (28. Januar.) Er empfindet diese Arbeit als heilsame „Zerstreuung"; „sie hält mich an Regelmäßigkeit, so daß ich mir nicht schade". Trotz allem aber sagt er im März: „Das sind nun drei Monate, in denen ich *nicht* arbeite." Die Arbeit, wenn er an ihr gehindert ist, „fehlt" ihm, wie er sagt, „anstatt ihn zu ermüden".

Nach der Übersiedlung in die Irrenanstalt St. Remy schreibt er im Juni 1889: „Das Pflichtgefühl für die Arbeit meldet sich bei mir wieder, und ich glaube, daß alle meine Fähigkeiten zur Arbeit mir ziemlich rasch wiederkehren. Nur absorbiert mich die Arbeit oft dermaßen, daß ich, glaube ich, für immer abwesend und unfähig bleibe für den ganzen Rest meines Lebens." Dann: „Der Wille, wieder zu arbeiten, befestigt sich ein kleines bißchen." „Ich habe nach der Arbeit ein großes Bedürfnis, geschweige denn, daß sie mich aufregt" (19. Juni).

Im September steigert sich wieder die Intensität: „Ich arbeite unaufhörlich in meinem Zimmer; das tut mir wohl und vertreibt meine Anwandlungen, diese anormalen Ideen." „Ich arbeite vom Morgen bis zum Abend." „Ich pflüge wirklich wie ein Besessener. Ich habe eine stumme Arbeitswut in mir, mehr als je." „Ich kämpfe mit all meiner Kraft, um meine Arbeit zu meistern, und sage mir, wenn ich gewinne, so ist es der beste Blitzableiter für meine Krankheit; ich werde sie beherrschen." „So schnell gehen meine Pinsel durch meine Finger wie ein Bogen über die Violine hin."

Im April 1890 schreibt er wieder: „Ich konnte seit zwei Monaten nicht arbeiten, ich bin recht aufgehalten." Jetzt aber kommt ein neuer Aufschwung: „Ich gewann, als ich einmal ein wenig in den Park ging, meine ganze Klarheit für die Arbeit wieder, ich habe mehr Gedanken, als ich jemals ausführen kann, ohne daß mich das benebelt. Die Pinselstriche gehen wie mit der Maschine." Er arbeitet „mit so viel Zug, daß es mir schwieriger erscheint, den Koffer zu packen, als zu malen". „Ich sage Dir, mein Kopf ist zur Arbeit ganz heiter, und die Pinselstriche kommen und folgen ganz logisch aufeinander."

Jetzt folgen noch zwei Monate in Auvers. Er schreibt in dieser Zeit über seine Arbeit: „Meine Hand ist viel sicherer als vor meiner Reise nach Arles." „Als ich zurückkam, stürzte ich mich in die Arbeit, aber der Pinsel fiel mir fast aus den Händen. Da ich aber wußte, was ich wollte, malte ich trotzdem drei große Bilder."

Wandlung der Selbstdeutung

Sehen wir nun in der Zeitfolge mehr auf den *Arbeitsinhalt*, auf *seine Absichten und eigenen Deutungen*, so ist auch hier der Eindruck einer Wandlung deutlich, doch weniger entschieden:

Seine Selbstbeurteilung ist zu allen Zeiten und auch während der Krankheit sehr kritisch, sachlich. Er berichtet anfangs aus Arles, daß seine Sachen, die er jetzt macht, „besser" seien als die in Paris entstandenen. Er konstatiert etwa im Juni (wobei er die Wandlung auf die südliche Landschaft zurückführt): „Der Blick ändert sich, man sieht mit einem japanischen Auge, man spürt ganz anders die Farbe, ebenso habe ich die Überzeugung, daß ich durch einen langen Aufenthalt hier meine Persönlichkeit heraushole... Ich bin hier erst einige Monate, aber sagt mir, ob ich je in Paris in einer Stunde eine Zeichnung mit Schiffen gemacht hätte, und das habe ich sogar ohne nachzumessen gemacht, ich ließ einfach die Feder gehen." Im August schreibt er: „Ich merke mehr und mehr, wie alles, was ich in Paris gelernt habe, weggeht und ich zu meinen Gedanken komme, die mich auf dem Land schon, ehe ich die Impressionisten kannte, überkamen... Denn anstatt daß ich das, was ich vor mir habe, genau wiedergebe, bediene ich mich willkürlicher der Farbe, um mich stark auszudrücken... Ich übertreibe das Blond der Haare. Ich komme zu Orangetönen, zum Chrom, zur hellen Zitronenfarbe. Hinter dem Kopfe male ich an Stelle der gewöhnlichen Mauer eines gemeinen Zimmers das Unendliche. Ich mache einen Grund vom reichsten Blau, das kräftigste, das ich herausbringe. Und so bekommt der blonde, leuchtende Kopf auf dem Hintergrund vom reichen Blau eine mystische Wirkung wie der Stern im tiefen Azur..." „Ich suche eine immer einfachere Technik zu finden, die vielleicht nicht impressionistisch ist. Ich möchte so malen, daß alle Welt, die Augen hat, ganz klar sieht... Sieh, das nenne ich Einfachheit der Technik, und ich muß Dir sagen, in diesen Tagen versuche ich mit aller Anstrengung, eine Arbeit ohne Pointillierung und irgend etwas anderes mit dem Pinsel zu machen, nichts als wechselnden Pinselstrich."

Bald häufen sich Wendungen über Farbensymbolik: „Man muß die Liebe zweier Liebender durch die Ehe zweier Komplementärfarben, durch ihre Mischung und durch ihre Ergänzung und die geheimnisvolle Vibration der verwandten Töne ausdrücken. Den Gedanken einer Stirn durch das Ausstrahlen eines hellen Tons auf einer dunklen Stirn ausdrücken; die Hoffnung durch irgendeinen Stern ausdrücken; die Glut eines Wesens durch die Strahlen der untergehenden Sonne." „Ich malte eine schmutzige Bude ... das Bild ist eines der häßlichsten, das ich je machte... Ich versuchte mit dem Rot und dem Grün die schreckliche Leidenschaft der Menschen auszudrücken." „In meinem Caféhausbild versuchte ich auszudrücken, daß das Café ein Ort ist, wo man verrückt werden und Verbrechen begehen kann. Ich versuchte es durch die Gegensätze von zartem Rosa, Blutrot und dunkelroter Weinfarbe, durch ein süßes Grün à la Louis XV. und Veroneser Grün, das mit Gelbgrün und hartem Blaugrün kontrastiert. Dies alles drückt eine Atmosphäre von glühender Unterwelt aus, ein bleiches Leiden. Dies alles drückt die Finsternis aus, die über einen Schlummernden Gewalt hat."

Von früh an war für van Gogh alles Tun ein existentielles, ein Lebensproblem. Helfende Tätigkeit, Religion, Kunst fließen ihm gesinnungsmäßig in eins. Er leidet darunter, daß die Kunst „abstrakt" ist, daß „man selber nicht im Leben drin steckt". „Warum bin ich so wenig Künstler, daß ich immer bedauere, daß Statuen und Gemälde nicht leben", schreibt er etwa im August 1888, und bald darauf: „Da man körperlich um das Schaffen betrogen ist, sucht man Gedanken anstatt Kinder zu zeugen und steht trotzdem mitten im Menschlichen. Und im Gemälde möchte ich eine Sache sagen, tröstlich wie Musik. Ich möchte Männer oder Frauen malen mit dieser Ewigkeit, deren Zeichen einst der himmlische Schleier war und die wir in dem Strahlen suchen, in dem Beben unserer Farben." Im September vernichtet er zum zweitenmal „die Studie eines Christus mit Engel im Garten am Ölberg". Er schreibt von seinem „furchtbaren Bedürfnis, darf ich das Wort aussprechen, nach Religion. Dann gehe ich in der Nacht hinaus, um die Sterne zu malen, und ich träume immer von einem solchen Gemälde mit einer Gruppe bewegter Gestalten von Freunden". Diese Hoffnung, den gestirnten Himmel zu malen, begleitet ihn weiter.

Ein äußerliches, recht greifbares Moment der Wandlung wäre noch zu nennen. Im Frühjahr 1888 berichtet er, daß er immer größere Leinwände nimmt, daß die großen Formate besser für ihn passen.[1] Ferner sagt er immer wieder (doch kommen analoge Äußerungen auch früher schon vor), daß ihm Figurenmalerei wichtiger ist als Landschaftsmalerei. „Ich will jetzt Figuren machen. Das ist eigentlich die einzige Sache, die mich zum tiefsten rührt in der Malerei, und die mich das Unendliche stärker spüren läßt als alles übrige." „Ich fühle mich immer auf festem Boden, wenn ich Porträts mache. Ich habe das Bewußtsein, diese Arbeit ist wirklich ernsthaft – das ist vielleicht nicht das Wort – aber sie erlaubt mir, das Bessere und Ernstere, das ich in mir trage, auszubilden."

Trotz all dieses Wachsens und trotz des ekstatischen Arbeitens ist van Gogh nie mit seinen Werken zufrieden. „Aber ich bin unzufrieden mit all dem, was ich mache", heißt es etwa im Juni oder Juli 1888. Er denkt mit Enthusiasmus an die zukünftige Kunst, an deren ersten Keimen teilzuhaben er sich bewußt ist. Aber in bezug auf seine eigene Person meint er: „Diesen Maler der Zukunft, ich kann mir nicht vorstellen, daß er so in den kleinen Kneipen liegt, mit ein paar falschen Backzähnen arbeitet und dann in Zuavenbordells geht wie ich." Er findet immer wieder seine Bilder „nicht gut genug", lebt nur im Gedanken des Bessermachens, will einer Kritik nicht widersprechen, die behaupten würde, seine Gemälde seien „nicht vollendet".

Bei dieser Zusammenstellung von Worten van Goghs über seine Absichten, seine Deutungen und seinen Willen in der Kunst aus der Zeit der schon bestehenden Krankheit fragen wir, ob darin irgend etwas Neues zu finden ist. Die Antwort kann nur durch Vergleich mit allen früheren Briefen gegeben werden. Da ergibt sich, daß wohl auch vorher Zweifel daran ausgesprochen sind, ob der Impressionismus das letzte Wort sei, daß er von Farben, etwa ihrer Heiterkeit und anderen Stimmungscharakteren spricht, daß er höher achtet, Figuren zu malen als Landschaften usw., aber alles hat einen anderen Ton, ist ruhiger,

1 Wieweit das objektiv richtig ist, und ob die Bilder von 1887 und vorher kleineres Format haben als die von 1888 an, konnte ich jetzt mangels Materials nicht mehr exakt feststellen.

harmloser, reflektierter, undeutlicher. Es wäre völlig falsch, zu meinen, aus van Goghs Worten über seine Kunst irgend etwas schizophren Bedingtes *unmittelbar* entnehmen zu können. Tatsache ist nur, daß ein gewaltiger Unterschied besteht zwischen 1888 und vorher, der jedem vorurteilslosen aufmerksamen Leser der Briefe auffallen muß; Tatsache ist, daß dieser Gegensatz ziemlich plötzlich einsetzt, und Tatsache, daß eine zeitliche Koinzidenz mit dem Beginn des aus ganz anderen Symptomen zu erkennenden psychotischen Prozesses besteht. Darum liegt es nahe, zu folgern, daß ein Faktor unter anderen für die Entstehung dieses neuen Tones in der Psychose gesucht werden muß. Durchaus gleich ist in allen Briefen vor und während der Psychose der tiefe Ernst. Diese Briefe sind (und nur ein Viertel etwa stammt aus der Zeit der Psychose) in ihrer Gesamtheit das Dokument einer Weltanschauung, einer Existenz, eines Denkens von hohem Ethos, der Ausdruck einer unbedingten Wahrhaftigkeit, eines tiefen irrationalen Glaubens, einer unendlichen Liebe, einer großherzigen Menschlichkeit, eines unerschütterlichen amor fati. Diese Briefe zählen zu den ergreifendsten Erscheinungen der jüngeren Vergangenheit. Dieses Ethos besteht ohne irgendwelche Abhängigkeit von der Psychose, vielmehr bewährt es sich erst recht in der Psychose.

Bisher lasen wir Äußerungen aus dem Vorstadium des Prozesses. Verfolgen wir weiter diejenigen nach dem akuten Ausbruch. Wir finden keine entscheidende Änderung, nur manches heftiger ausgesprochen. Neu ist nur die große Rolle, die jetzt für ihn Kopien spielen, nach Millet, Delacroix, Rembrandt. „Ich kam durch Zufall darauf, und ich finde, das belehrt einen, und vor allem tröstet es." Aber diese Kopien sind, wie die vergleichbaren Übersetzungen Hölderlins aus dem Griechischen, keine wirklichen Kopien, sondern originale Schöpfungen, zu denen die Vorlage den Anlaß gibt, aber darin in eine völlig neue Sphäre gesetzt wird. – Über einzelne Inhalte seien noch einige Stellen zusammengetragen. Von seinen Sonnenblumen von 1888 sagt er Januar 1889: „Man muß sich recht einheizen, um solche goldenen Farben bei Blumenstücken zu erreichen; der erste beste kann das nicht, es bedarf der Kraft und der Anstrengung eines ganz gesammelten Menschen.“ Um seine Krankheit etwas begreiflich zu machen, meint er im März 1889, „daß, um diese grellgelbe Note, die mir diesen Sommer gelang, zu erreichen, alles ein wenig auf die Spitze getrieben werden mußte“. Seine Neigung für religiöse Inhalte direkter Art bleibt trotz seines schlichten Verzichts darauf: „Ich muß Dir sagen, und Du siehst es bei der Berceuse: wie verfehlt und schwach auch dieser Versuch sei, hätte ich die Kraft gehabt, fortzufahren, so hätte ich Bilder von heiligen Männern und Frauen nach der Natur geschaffen, die das Gesicht unserer Jahrhunderte trugen; das waren Bürger von heute, und trotzdem hatten sie Beziehungen mit den allerersten Christen. Die Erregung, die mir das verursachte, ist indes zu stark gewesen, als daß ich dabei bleiben konnte; aber ich will nicht sagen, daß ich nicht später einmal, viel später, zu der Aufgabe zurückkehre“ (etwa September). Einmal erklärt er in derselben Zeit: „Was ich in meinen besten Augenblicken erträume, das sind keine heftigen Farbeneffekte, sondern eher solche von Halbtönen.“

Seine Selbstbewertung bleibt bis zuletzt sehr kritisch, niemals wird sie wahnhaft, weder nach der negativen noch nach der positiven Seite. „Welche Kraft meine Empfindungen auch haben (schreibt er etwa März 1889), oder welche Fähigkeiten, mich auszudrücken, ich einmal erlangen kann, wenn meine sinnlichen Leidenschaften verlöscht sind, niemals kann ich nach einer so erschütternden Vergangenheit ein überragendes Gebäude errichten.“ Im Mai: „Als Maler werde ich nie etwas Großes bedeuten, das spüre ich absolut.“ September: „Ich werde niemals das machen, wonach ich hätte streben sollen und können! Aber ich, dem der Kopf so oft schwindelt, kann nur eine Stelle 4. oder 5. Ranges einnehmen.“ „Was ich 10 Jahre lang machte, sind nur elende und zerfahrene Studien. Jetzt könnte eine bessere Zeit kommen. Aber ich muß in der Figur stärker werden und mein Gedächtnis durch eine tüchtige Studie von Delacroix und Millet auffrischen.“

Will man nun schließlich mit dem charakteristisch übereinstimmenden Verlauf des Prozesses und der Arbeitsintensität und den Äußerungen über seinen Kunstwillen die *chronologische Folge der Werke* vergleichen, um zu sehen, wie weit hier eine Koinzidenz zwischen der seelischen Wandlung durch die Psychose und der Wandlung der Werke besteht, so hat man Schwierigkeiten zunächst technischer Art. Es ist mir kein Buch bekannt geworden, in dem alle Werke und ihre zeitliche Entstehung angegeben sind. Dann aber bedarf es zur Beurteilung des Anblicks der Originale. Wenn beide Voraussetzungen gegeben wären, so würde zur Analyse die Beherrschung des kunstwissenschaftlichen Begriffsschatzes erforderlich sein, der mir nicht zur Verfügung steht. Mit allem Vorbehalt wage ich trotzdem einige Bemerkungen.[1] Die Frage kann nur von kunstwissenschaftlicher Seite deutlich beantwortet werden.

Zunächst sei eine Bemerkung über die Rolle der Kunst in van Goghs Gesamtexistenz gewagt, wie sie bei ihm jederzeit vor der Psychose so gut wie in der Psychose entscheidend ist. Bei ihm sind Persönlichkeit, Handeln, Ethos, Existenz und künstlerisches Werk in ungewöhnlichem Maße als ein Ganzes aufzufassen. Eine isolierte Betrachtung der Kunstwerke oder gar einzelner Kunstwerke kann kaum zum Erfassen auch nur des Sinnes dieser Kunst genügen. Es sind Schöpfungen, deren Wurzel noch mit zu der geistigen Gesamtgestalt gehört, sie allein wären bloße Aphorismen. Es wäre ganz anders, wenn wir seine Briefe und seine Berichte über sein Leben nicht hätten, wenn wir nur einzel-

1 Sie beruhen zum größten Teil auf Notizen, die ich mir 1912 auf der Kölner Ausstellung angesichts der dort vereinigten 108 Gemälde gemacht habe, ohne an systematisches Fragen und literarische Verwendung zu denken. Die Datierung der Werke im Kölner Katalog bezeichnet nur die Jahre. Innerhalb der Jahre sind die Werke dort nicht chronologisch aufgeführt. Eine genaue Chronologie wird sich wohl kaum mehr herstellen lassen.

ne Bilder und Blätter und nicht die Gestalt in ihrer Ausbreitung über die Zeit besäßen. Die Werke allein sagen nicht soviel, als sie mit dem Ganzen zusammen sagen. Es ist ein ästhetisches Vorurteil vom in sich geschlossenen, vollendeten Kunstwerk, das sich gegen solche Auffassung sträubt. Bei van Gogh gibt es vielleicht kein einziges absolut vollendetes, in sich beruhendes Werk, oder jedenfalls nur für jemanden, der das Werk artistisch oder dekorativ in einem weiteren Sinne mißversteht. Es gibt schon in der Welt des Kunstschaffens überhaupt eine Polarität: auf der einen Seite gibt es jene runden, zum Kosmos geschlossenen Werke, von denen kein Fragen zu einer Existenz oder zu anderen Werken drängt, Werke, deren selige Schönheit fast zeitlos genossen wird; auf der anderen Seite gibt es aber in der abendländischen Kunstgeschichte überall Schöpfungen, die als Ausdruck einer Existenz, als partielle Lösungen, als Schritte auf einem Wege wirken, sosehr zugleich die ästhetische Form des in sich Abgeschlossenen selbstverständlich noch vorhanden ist. Bei van Gogh ist diese letztere Möglichkeit extrem verwirklicht. Seine Werke, isoliert genommen, würden wohl sehr weit unter den großen Schöpfungen der Kunst im letzten halben Jahrtausend stehen; die Existenz als Ganzes genommen, die wiederum ohne die Kunstwerke niemals deutlich wäre und vor allem in ihnen sich klar ausspricht, ist von einzigartiger Höhe. Die Unbedingtheit, der hohe Anspruch, der religiös durchdrungene Realismus, die vollkommene Wahrhaftigkeit wirken sich in der gesamten Existenz aus.[1] Aus dieser heraus vermöge der Identität des religiösen, ethischen und künstlerischen Impulses entspringen die Werke. Etwa 1877, als er ohne Erfolg alte Sprachen lernt, um Theologie zu studieren, sagt er zu seinem Lehrer:[2] „...was ich will: armen Menschen Frieden geben mit ihrem Erdengeschick." Ähnliche Äußerungen gehen durch sein ganzes

1 Darüber gute Bemerkungen von Oskar Hagen in seiner Einleitung zur Mappe von Zeichnungen, hrsg. von der Marees-Gesellschaft.

2 Die persönlichen Erinnerungen Mendes da Costas an seinen Lateinschüler Vincent van Gogh. *Kunst und Künstler* Jg. 10, S. 98 ff. 1912.

Leben. Mit seiner Kunst will er trösten.

Versuchen wir nun mit unseren unzureichenden Mitteln die Wandlungen in den Werken zu umschreiben. Alle Werke aus dem Jahre 1888 haben eine Note, die so vorher nicht da ist. Alles Frühere wirkt vergleichsweise harmlos. Nach den früheren farblosen Malereien in dunklen Tönen war schon die Farbigkeit von 1885 an, dann die volle Aufhellung und Klarheit der Farbe von 1886 an da. Mit 1888 beginnen aber jene Merkmale, die zuletzt in ihrer Steigerung wie eine Manier angesprochen werden könnten. Sie gehen zusammen mit der eigentümlich erregenden weltanschaulichen Wirkung auf den Beschauer der Werke, die denen von 1887 oder vorher fehlt. Diese Wirkung ist gewiß eine sehr subjektive, aber viele sind von ihr betroffen. Eigentlich wollte van Gogh Christus, Heilige und Engel malen, er verzichtete, weil ihn das zu sehr aufregte, und wählte schlicht die einfachsten Objekte. Aber jener religiöse Impuls ist in ihrer Gestaltung spürbar, und zwar auch dann, wenn man von den in den Briefen ausgesprochenen Motiven nichts weiß (wie es mir selbst beim ersten Anblick van Goghscher Werke, ohne etwas von ihm zu wissen, ging).

In allen Werken ist ein angespanntes Suchen. Man wird von einem Bild zum anderen getrieben und in den Wirbel dieses immerwährenden Überwindens hineingezogen. Es sind weniger Werke als Arbeitsstudien, nicht fertige Ganzheiten, sondern einzelne Analysen und Synthesen. Wohl ist, da diesem Künstler trotz aller Tendenz zum Gedanken fast alles sinnlich gegenwärtig und greifbar wird, in jedem Stück, das einerseits Fragment jener gesuchten Vollendung ist, zugleich auch schon Erfüllung, und diese Erfüllung kann den Beschauer angesichts der Gipfel wohl für einen Augenblick den Sturm vergessen lassen. Bei manchen Bildern wird man den Eindruck des Unfertigen, Halbgelungenen, des Wurfes, über den dann schnell andere Arbeit hinwegging, kaum los. Alles Werk bleibt zugleich Weg.

Will man ein Greifbares aus der Malweise van Goghs begrifflich herausnehmen, so darf man nicht vergessen, daß doch alles Element eines Ganzen ist. Jede einzelne Behauptung kann man für absurd erklären, wenn man sie isoliert und absolut nimmt. So ist vor allem auffallend eine Technik, die sich von Anfang 1888 an immer mehr steigert und vordrängt: die Auflösung der Bildfläche in Pinselstriche von geometrisch regelmäßigen, aber enorm mannigfaltigen Formen. Nicht nur Striche und Halbkreise, sondern gewundene Figuren, Spiralen, an die Gestalt der arabischen Sechs oder Drei erinnernde Formen, Ecken, Winkel spielen eine Rolle. Wiederholung derselben Form über weite Flächen und kaum übersehbare Abwechslung der Formen bestehen zusammen. Die Striche werden dadurch von mannigfaltiger Wirkung, daß sie nicht nur parallel, sondern strahlig und kurvenförmig angeordnet werden. Schon diese Formen zeichnende Pinselführung bringt eine unheimliche Erregung in die Bilder. Der Boden der Landschaft scheint zu leben, überall scheinen sich Wellen zu heben und zu senken, die Bäume sind wie Flammen, alles windet und quält sich, der Himmel flackert.

Die Farben leuchten. Es gelingt ihm, durch rätselhafte, verwickelte Zusammenstellungen grelle und intensive Wirkungen zu erzielen, die man kaum für möglich gehalten hätte. Er malt keine Töne, kennt keine Luft und nur linearperspektivische Tiefe. Alles ist sinnlich gegenwärtig, die helle Sonnenglut des Mittags ist ihm gemäß. Das ist nun das Merkwürdige, daß diese eindringliche Realität von phantastischer Wirkung ist. Er hat ein Wirklichkeitsstreben, das ihn vor bloßer Gedankenmalerei, so sehr er dazu Neigung hätte, und vor mythischen Gegenständen zurückschrecken läßt, um schlicht das nur Gegenwärtige zu malen. Dafür wird ihm dies Gegenwärtige selbst wie ein Mythos, im Betonen des Wirklichen dieses selbst transzendent erlebt. Aber nie fühlt man, daß er sich etwa um dieses Transzendente bemühe. Es ist einfach selbstverständlich, und die Mühe geht auf das Erfassen des Wirklichen – unablässig lebt er mit der Natur und ruft immerfort nach Modellen – und auf das Technische. Wie aus seinen Briefen klar wird, will er gar nicht das Absonderliche, will gar nicht irgendeine Sensation, sondern er will das ganz Natürliche, Notwendige, Klare und sieht seine Bilder fast immer als irgendwie mißraten an. Wenn er einmal schrieb, daß sein Ideal eigentlich Halbtöne seien, so relativiert er gerade das, was viele als Sensation bei van Gogh fasziniert.

In einigen der Bilder aus den letzten Monaten schienen mir die Farben krasser und schreiender zu werden im Vergleich zu den lebendigeren und klareren der früheren Zeit. Wenn es ihm auch nie auf perspektivische Fehler oder auf Verzeichnungen ankam, so wachsen diese doch zuletzt an Zahl. Schiefer Schornstein, schiefe Wände, verbogener Kopf scheinen nicht mehr notwendig, sondern zufällig. Die Errregung scheint die disziplinierende Beherrschung zu lockern. Die Strich- und Kurvenmanier wird vergröbert, die Malweise roher. Ein Getreidefeld und ein Bild mit Häusern aus Auvers sind mir als Beispiele dafür erinnerlich. Man könnte meinen, daß van Gogh am Übergang sich befand zu dem Endzustand, wie ihn Hölderlins spätere Gedichte nach 1805 zeigen, und daß er sich in diesem Übergang das Leben nahm.

Fassen wir über die Werke unsere Meinung zusammen, was die Beziehung zur Psychose angeht. Eine Grenze der Entwicklung liegt anfangs 1888, diese fällt zusammen mit dem Beginn der Psychose. Die Werke, die den großen Einfluß auf uns und unsere Zeit gehabt haben, stammen aus den Jahren 1888–1890. In dieser Zeit sind mehr Bilder entstanden als in all den Jahren vorher. Es war eine vehemente ekstatische Erregung, die aber diszipliniert blieb. Die allerletzten Bilder aus den letzten Wochen wirken zum Teil chaotisch. Hier scheint die neue, die zweite Grenze im Anzug. Die Farben werden brutaler, sie sind nicht mehr grell und voll innerer Spannung, sondern gewinnen den Charakter des Wüsten. Man fühlt einen möglichen Zusammenbruch der Feinheit, mehr noch der Disziplin. In den Werken von 1888–1890 liegt eine Spannung und Erregung, als ob Lebens- und Weltfragen sich ausdrücken wollten. Diese Kunst wirkt weltanschaulich, ohne daß eine bestimmte Weltanschauung gemeint oder gar gesagt, gedacht oder auch nachträglich formuliert werden könnte. Hier ist Kampf, Staunen, Lieben, Ausdrücken der Bewegung. Das Artistische, Künstlerische ist bloß Medium, wenn es auch schöpferisch an Mitteln bereichert ist. Hier ist letzter

Ursprung und keine gewollte Mache. Nicht das Erlernte, sondern das in der Auflockerung Erlebte ist objektiv geworden. Es ist wie bei Hölderlin: als ob die Saite, die gewaltig angeschlagen wird, zugleich mit dem gewonnenen Ton selbst zerspringt.

Ein Kontrast zu solchen Menschen ist der Typus, der in Goethe seinen Gipfel hat: Hier ist die Persönlichkeit nie im Werk restlos aufgegangen, steht noch dahinter. Einem Goethe, der alles zu können scheint, sind Hölderlins spätere Gedichte, van Goghs Bilder, Kierkegaards philosophische Stellung fremd. Darin vergeht der schaffende Mensch. Er vergeht nicht durch Leistung, durch Arbeit, durch „Überarbeitung“; sondern die Erfahrungen und subjektiven Bewegungen – vielleicht in bloßer Funktionsänderung, Auflockerung des Seelischen –, denen er Ausdruck schafft, sind zugleich ein Prozeß, der zur Zerstörung führt. Die Schizophrenie ist nicht schöpferisch als solche. Denn es gibt nur wenig solche Schizophrene. Die Persönlichkeit und Begabung ist vorher da, aber sie bleibt viel harmloser. Die Schizophrenie ist bei solchen Persönlichkeiten später Voraussetzung dafür (kausal angesehen), daß sich diese Tiefen öffnen.

Man kann den Einwand machen – ebenso wie bei Hölderlin –, daß die künstlerische Wandlung van Goghs, deren großes Maß von niemand bestritten wird, ganz ohne die Psychose, trotz der Psychose, völlig ausreichend aus dem ursprünglichen geistigen Telos begreiflich sei, zumal wenn man hinzunehme, daß van Gogh im Frühjahr 1888 zum erstenmal die Farbenglut südlicher Landschaft kennenlernte. Das letztere ist gewiß ein wichtiges Moment, aber ich gestehe, daß es mir sehr wunderlich vorkäme, wenn es ein „Zufall“ sein sollte, daß die Psychose gerade da einsetzt, wo auch die unglaublich schnelle Entfaltung des „neuen Stils“ beginnt! Man muß sich hier nach beiden Seiten vor Übertreibungen hüten. Durch die Schizophrenie kann nichts geschaffen werden, wenn nicht jener ungeheuer ernste Erwerb künstlerischen Könnens vorliegt, den van Gogh durch fast zehnjährige Arbeit in der Kunst und die Arbeit seines ganzen Lebens an seiner Existenz besaß. Die Schizophrenie wird auch nicht „absolut“ Neues bringen, sondern vorhandenen Kräften gleichsam entgegenkommen. Es entsteht durch sie etwas aus dem ursprünglichen Telos, was ohne Psychose überhaupt nicht entstanden wäre. Wenn man nun aber eine nahe und wesentliche Beziehung des Stilwandels zur Entwicklung der Psychose vermutet, da eine gegenteilige Annahme bei den vorhandenen Tatsachen aller Wahrscheinlichkeit ins Gesicht schlagen würde, so möchte man die Koinzidenz der chronologischen „Kurven" noch genauer feststellen als mit den bisher gegebenen Betrachtungen.

Es ist nun sehr fatal, daß eine genaue Chronologie der Werke – es würde auf die Datierung der Monate ankommen – nicht existiert und sehr wahrscheinlich nie mehr gewonnen werden kann. Die Angaben über die Entstehung der Werke beziehen sich immer nur auf das Jahr, manchmal gar auf zwei Jahre. Wiederholt schienen mir Datierungen in den vorhandenen Publikationen leichtsinnig ohne genügenden Grund angegeben. Wer Biographie und Briefe kennt, kann eine Reihe von Werken nach dem Gegenstand datieren – indem sie an den zeitlich bestimmten Aufenthalt an einem bestimmten Ort geknüpft sind (so die Bilder mit südlicher Landschaft oder mit Brabanter Landschaft) –, andere Werke, weil in Briefen von ihnen die Rede ist. Aber auch für die Briefe fehlt eine genaue Datierung, immerhin ist sie in Gruppen doch von viel größerer Genauigkeit als die der Bilder.

Geht man nun von einigen festen Punkten aus, etwa Brabanter Studien von 1885 und 1886, den Stilleben aus der Pariser Zeit 1887, Bildern aus Arles, besonders dann aus St. Maries (Sommer 1888), dem Irrenhausgarten und anderen Werken 1889 und den Bildern aus Auvers (Mai–Juli 1890), so sieht man einen Verlauf des Stilwandels, den man hypothetisch gern zu einer großen Kurve ergänzt, auf der man unwillkürlich fast jedes vorkommende Bild an einem bestimmten Ort aufträgt. Ich wage eine solche hypothetische Aufstellung einander folgender „Perioden" zu charakterisieren:

1. Die Zeit bis 1886. Respektable Studien, von naturalistischem, später impressionistischem Charakter. Alles flächig gezeichnet und gemalt. Keinerlei Auflösungen in Strichformen.

2. 1887 stetige Weiterentwicklung im Farbigen. Stilleben und

Blumen von höchstem Rang. Alles noch – verglichen mit später – in Ruhe.

3. Zweite Hälfte 1887 bis Frühsommer 1888. Fortsetzung jener stetigen Entwicklung. Die schönsten Blumenbilder. Langsames Einsetzen der Schizophrenie. In den Werken ist diese noch nicht erkennbar. Die Zeiten des „Übergangs". Die Entwicklung der „begrifflich" auflösenden Strichführung, besonders in Landschaften, die im Ganzen ruhig wirken (z.B. Zeichnung und Aquarelle einer Landschaft mit „blauem Karren" bei Arles). Immer stärkeres Hervortreten der abstrahierenden Weise, die das Wesen des besonderen Gegenstandes zu treffen scheint. Unendliche Fülle, jedoch nicht in dem Treffen etwa botanisch erkennbarer besonderer Blumenarten, sondern der Idee möglicher Pflanzengestalten, in der überschwellenden Bewegung einer Wiese, eines Gartens. Man fragt nicht, was da jeweils für ein besonderer Gegenstand sei, und hat trotzdem den Eindruck, in das tiefste Wesen des Wirklichen zu blicken.

4. Sommer 1888. Die schon vorher begonnene Spannung wird jetzt in jedem Werk fühlbar. Aber diese gewaltige innere Spannung spricht sich aus in einer vollendeten Sicherheit, in der weitestes, helles Bewußtsein mit größter Disziplin und Formung eines vehementen anschauenden Erlebens Herr wird. In steilem Anstieg wird dieser höchste Gipfel erreicht. Unter den Zeichnungen sind etwa Beispiele: Die Dorfstraße aus St. Maries, das Caféhaus in Arles.

5. Von Ende 1888 bis 1889. Entscheidender Schritt innerhalb des schizophrenen Prozesses durch einen ersten heftigen akuten Zustand im Dezember 1888. Zunehmendes Vordrängen der bloßen Dynamik der Striche. Die Spannung bleibt noch beherrscht, gewinnt aber nicht mehr so freie, lebendige Synthese, vielmehr werden die Werke regelmäßiger, zeigen in höherem Maße, aber noch in gutem Sinne, Manier (etwa die vielen Zypressenbilder mit der ungeheuren Bewegung von größtem Reichtum). Das gegenständlich Besondere, der Begriff des Einzelnen verschwindet immer mehr vor der allgemeinen Bewegung der Linien als solcher.

6. 1889 beginnend und 1890 mehr werdend: Zeichen von Verarmung und Unsicherheit bei allerhöchster Erregung. Elementare, wuchtige Impulse, die sich nicht mehr schöpferisch reich, sondern eintöniger auswirken. Die Erde, die Berge erscheinen wie eine sich vordrängende, knetbare Masse; alle Besondere verschwindet, ein Berg könnte auch ein Ameisenhaufen sein, so wenig werden noch spezifische Konturen gesucht. Es kommen Strichhäufungen ohne differenziertes Leben vor, unbestimmte Umrißlinien ohne anderen Charakter als den der Erregtheit. Früher war in aller Bewegung ein konstruktives Gerüst, das zunehmend geringer wird. Die Bilder wirken dürftiger, Details wirken zufälliger. Manchmal geht die Wildheit fast in Schmieren ohne Gestalt über. Energie ohne Inhalt, Verzweiflung und Schauer ohne Ausdruck. Nicht mehr neue „Begriffsbildung".

Selbstverständlich ist der Wandel in der Zeitfolge keine gleichmäßige Kurve. Es werden nicht alle schwächeren Blätter 1890 liegen und auch 1890 noch solche hohen Ranges. Aber die zeitliche Spannweite, in der ein bestimmtes Blatt datiert werden darf, vermute ich als relativ gering, ohne selbst in der Lage zu sein, diese Vermutung zu verifizieren. Es mangelt mir dazu, ganz abgesehen von den Originalen, auch ein vollständiges Abbildungsmaterial. Es ist schmerzlich, wenn man mehr fühlt, als man zum Ausdruck bringen kann – so empfinde ich meine Bemerkungen als sehr dürftig, weil mir die handwerkliche kunstwissenschaftliche Ausbildung fehlt –, und schmerzlich, eine Untersuchung, die einem von wesentlicher Bedeutung scheint, mangels genügenden Materials nicht durchführen zu können.

Stellungnahme van Goghs zu seiner Krankheit

Zuletzt ist bei van Gogh ein ganz ungewöhnliches Phänomen zu konstatieren: seine *souveräne Stellungnahme zu seiner Krankheit*.

In den selbst nur kurz dauernden Krisen kann von einer Stellungnahme nicht die Rede sein. Da versinkt van Gogh jedesmal in der Verwirrung und im halluzinatorischen Wahn. Aber die ganz überwiegenden Zwischenzeiten sind erfüllt von einem fortdauernden Arbeiten an der Auffassung seiner Zustände und seines Schicksals. Im Februar 1890 meint er einmal: „Auf jeden Fall ist der Versuch, wahr zu bleiben, vielleicht ein Mittel, die Krankheit, die mich unaufhörlich beunruhigt, zu bekämpfen." Dieser Drang zum Klarwerden, zur Wahrhaftigkeit, zur realistischen, illusionslosen Auffassung beseelt ihn von Anfang an. Das ist auch ein Grundzug seiner weltanschaulichen Gesinnung in der Kunst. „Darin bestehen die tröstlichen Dinge, das moderne Leben trotz seiner unvermeidlichen Traurigkeit klar zu sehen." Das ist bei van Gogh keine Nüchternheit und Leere. Wir wissen, daß er durchdrungen war von religiöser Bewegung, daß ihn die Kunst anging in dem Maße, als sie ihn „die Unendlichkeit spüren" läßt. Aber auch hier sträubt er sich gegen alle direkte Versinnlichung des Übersinnlichen. Er wundert sich – ein bei einem Schizophrenen einzigartigen Verhalten – über die religiösen „abergläubischen" Inhalte seiner akuten Krisen, lehnt sie ab und läßt sie auf sich weiter keinen Einfluß gewinnen. Dafür hat er in die schlichte Wahrhaftigkeitsliebe, in die Gestaltung der einfachsten Gegenstände dieser Welt solche gesammelte Kraft, solche unformulierbare – sage man nun Religiosität oder Weltanschaulichkeit gelegt.

Verfolgen wir nun sein urteilendes Verhalten. Nach der ersten Krise ist er im Januar 1889 sogleich besorgt, seinen Angehörigen die zweckmäßigsten Formulierungen zu geben, damit sie sich nicht zu sehr über ihn ängstigen. Was ihn befallen hat, kann er natürlich nicht wissen, er macht sich alle möglichen Vorstellungen über mögliche Ursachen, und jederzeit stellt er prognostische Erwägungen an. Daß beide sehr wechseln, ist selbstverständlich.

Anfang Januar meint er: „Es war, hoffe ich, eine einfache Künstlerschrulle und daneben noch ein tüchtiges Fieber infolge des sehr beträchtlichen Blutverlustes." Er meint, er sei „noch nicht verrückt", und „bewahrt sich alle gute Hoffnung". Am 28. Januar meint er: „Ich wußte ganz gut, man könne sich Arm und

Bein brechen, und das könne sich wieder einrenken; aber ich wußte nicht, daß man sich das Hirn zerschlagen kann und daß auch das wieder gut würde." „Gewiß, wir haben alle unseren Künstlerirrsinn, und ich leugne nicht, daß ich wenigstens bis aufs Mark zerrüttet bin." (Ende Januar.) Er wiederholt: „Diese Heilung erstaunt mich überaus." „Ich will Dir sagen, daß es noch gewisse Zeichen der vorhergehenden Erregung in meinen Worten gibt, aber das ist nicht erstaunlich, denn in diesem guten Tarasconer Land ist jedermann ein wenig verrückt." Er überlegt sich: „War man einmal wirklich krank, so weiß man mit Gewißheit, daß man nicht zweimal die Krankheit bekommen kann. Mit der Gesundheit und der Krankheit ist es dieselbe Sache wie mit der Jugend und dem Alter." „Alle Welt leidet hier, sei es an Fieber oder an Wahnvorstellungen oder an Tollheit. Man versteht sich wie Leute derselben Familie." Er behält die Hoffnung, daß die Krisis nicht wiederkommt, meint: „Soweit ich es beurteilen kann, bin ich nicht eigentlich verrückt." Dann: „Die Krankheiten sind heute, und das ist schließlich sehr recht, früher oder später unser Teil. Du begreifst, ich hätte nicht gerade die Verrücktheit gewählt, wenn ich die Wahl gehabt hätte. Aber wenn man einmal eine Sache hat, kann man sie doch wenigstens nicht noch einmal bekommen." „Es ist eine Krankheit wie jede andere ... ich fühle natürlich ganz, daß ich psychisch und körperlich in einem kranken Zustand war... Ich fühle tief, wie das schon seit langem in mir gearbeitet hat, und begreife, daß andere vorher die Verfallssymptome wahrnehmen, und daß sie natürlich viel besser begründete Wahrnehmungen machen konnten als ich, der ich mit Gewißheit glaubte, normal zu denken, was aber nicht der Fall war."

Über sein Verhalten und seine Behandlung stellt er verständige Erwägungen an: „Sollte es eines Tages eine schlimmere Wendung mit mir nehmen, so muß man den Anweisungen der Ärzte folgen, und ich werde mich nicht widersetzen... Aus guten Gründen bin ich der Meinung, daß ich das, was mir bestimmt ist, mit soviel Geduld, als ich nur fassen kann, erwarten muß; in der Hoffnung, daß es wieder gut wird." Als im März 1889 auf die Anzeige ängstlicher Bürger hin eine neue Aufnahme ins Hospital erfolgt, die offenbar jetzt unnötig war, benimmt sich van Gogh sehr sachlich, will alles zunächst in Ruhe einrenken, erklärt seinem Bruder, daß er gegenwärtig nicht geisteskrank sei, daß aber der Bruder im Augenblick noch nicht eingreifen sollte. „Wenn ich meine Entrüstung nicht zurückhielte, würde ich sofort als gefährlicher Irrer beurteilt." Er fühlt sich nicht ganz sicher vor Erregungen. „Ich selbst fürchte ein wenig, daß, wenn ich draußen in Freiheit bin, ich nicht immer Herr meiner selbst wäre, wenn man mich reizt oder beleidigt." An Gauguin, der ihn so plötzlich fluchtartig verlassen hat, schreibt er vorläufig nicht. „Ich vermeide es, ihm zu schreiben, bis ich ganz normal bin."

Im Mai 1889 siedelt van Gogh in die Irrenanstalt St. Remy über. Hier sieht er zum ersten Male Geisteskranke. Das hat eine erstaunliche Wirkung. Er hält es für gut, in diese Anstalt gekommen zu sein: „Zunächst weil ich die Wirklichkeit des Lebens der Verrückten und der verschiedenen Irren in dieser Menagerie sehe, verliere ich die vage Furcht, die Angst vor dieser Sache, und allmählich komme ich dazu, die Verrücktheit wie eine andere Krankheit anzusehen." „Ich beobachtete bei den andern, daß sie auch in ihren Krisen merkwürdige Klänge und Töne hörten und die Dinge vor ihnen sich zu verändern schienen. Das mildert meinen Schreck, den ich ehemals von der Krise, die ich hatte, bekam... Wenn man aber einmal weiß, was an der Krankheit ist, nimmt man sie von einer anderen Seite." Solche Betrachtungen wiederholen sich, auch in bezug auf einzelne Kranke, die er beobachtet. Er schildert mit Liebe das Leben in der Anstalt, und wie sich die Kranken untereinander helfen.

Indessen behält van Gogh das Bewußtsein der mit ihm vorgegangenen Veränderungen. „In mir muß es irgendwelche zu starke Erregung gegeben haben, die mich dahin gebracht hat!" „In meinem Hirn, ich weiß es nicht, gibt es irgend etwas Zerstörtes." Er gewinnt zugleich auch wieder Vertrauen in bezug auf die Krisen: „Bei all der Vorsicht, die ich jetzt ausübe, werde ich schwerlich rückfällig, und ich hoffe, daß die Krisen nicht wiederkommen." Als nun aber doch ein neuer heftiger Anfall da war, ist er nachher zunächst verzweifelt. „Ich sehe keine Möglichkeit, noch mutig zu bleiben oder zu hoffen... Diese neue Krise, mein lieber Bruder, überfiel mich auf dem Felde draußen, als ich an einem stürmischen Tage malte.“ Bald darauf: „Ich übertreibe vielleicht aus Betrübnis, weil ich noch einmal durch die Krankheit so tief herabgezogen wurde. Aber ich habe so etwas wie Furcht.“

Einige merkwürdige Wendungen über sein Verhalten zur Krankheit kommen im September vor: „Während der Krise fühle ich mich feige vor Angst und lebe feiger, als es recht ist. Vielleicht läßt diese moralische Feigheit mich, der ich früher gar nicht den Wunsch hatte zu genesen, meine Beziehungen zu den anderen Kranken einschränken, aus Furcht, rückfällig zu werden. Ich versuche, gesund zu werden, wie einer, der sich töten wollte, aber das Wasser zu kalt findet und das Ufer zu erreichen sucht.“ Dann: „Indes glaube ich, daß die Heilung kommt, wenn man tapfer seine Eigenliebe und seinen eigenen Willen aufgibt, gänzlich verzichtet und sich dem Leben und dem Tod hingibt. Aber das ziemt sich nicht für mich, ich will malen, Menschen und Dinge sehen, und alles, was unser geschäftiges Leben ausmacht.“

Über die Frage der Verrücktheit schreibt er etwa im Oktober: „Ich glaube, Herr Peyron (der Irrenanstaltsdirektor) hat recht, wenn er sagt, ich sei nicht eigentlich verrückt, denn meine Gedanken sind durchaus normal und zwischendurch klar und sogar klarer als früher. Aber in den Krisen ist es trotzdem furchtbar, und ich verliere dann vollkommen das Bewußtsein aller Dinge; aber das stößt mich in die Arbeit und zum Ernst, wie die Gefahr einen Bergwerksarbeiter treibt, seine Arbeit zu beeilen.“ Im folgenden Winter wächst der Plan, nach dem Norden in die Nähe von Paris überzusiedeln. Dort, hofft er, werde seine Krankheit sich vermindern. „Nur darf man nicht vergessen, ein zerbrochener Krug ist ein zerbrochener Krug.“ Dieser Plan entsteht langsam. Anfangs besteht noch Sorge: „Wenn die Krisen sich einstellen, sind sie nicht angenehm, und es ist schwer, einen Anfall wie diesen bei Dir oder anderen zu riskieren.“ Man müsse sich sagen, daß er von Zeit zu Zeit eine Krise haben werde. „Aber für die Zeit kann man ja ins Irrenhaus oder Gemeindegefängnis gehen, wo es eine Tobsuchtszelle gibt.“ „Es scheint das beste, in

Freiheit, aber unter Aufsicht eines Arztes zu leben. Die Hauptsache ist, man muß den Arzt kennen, um nicht im Falle einer Krise in die Hände der Polizei zu gelangen und mit Gewalt in eine Anstalt gebracht zu werden."

Die Einstellung zur Anstalt hat sich von Mai 1889 bis zum Winter sehr gewandelt. Schon in Arles hat er Furcht davor, wieder im Atelier anzufangen. Er fühlt sich irgendwie geborgen im Spital, will aber arbeiten. Wenn man ihn bloß einsperren wolle, ohne ihm Möglichkeit zur Arbeit zu geben, so wolle er lieber in die Fremdenlegion eintreten, einen Plan, den er sehr ernsthaft erwägt. Im Mai in Arles heißt es: „Hier im Hospital, wo ich einer Regel folgen muß, fühle ich mich ruhiger." In St. Remy: „Ich fühle mich mit meiner Arbeit glücklicher, als ich es draußen sein könnte. Wenn ich hier ziemlich lange bleibe, nehme ich ein geregeltes Leben an, und mehr Ordnung wird in mein Leben kommen und weniger Reizbarkeit. Auf die Weise habe ich etwas gewonnen, übrigens hätte ich nicht den Mut, draußen wieder anzufangen." – Im Laufe der Zeit empfindet van Gogh anders: „Noch einige Monate, und ich verblöde und versimple dermaßen, daß mir ein Wechsel wahrscheinlich sehr gut tun wird." „Der Aufenthalt hier ist infolge seiner Eintönigkeit und der Gesellschaft dieser Unglücklichen, die gar nichts tun, sehr ermüdend und entnervend." Vom Wechsel hofft van Gogh auch Besserung seiner Krankheit: „Ich bin fest überzeugt, daß ich im Norden rasch genesen werde, zum wenigsten für längere Zeit; in einigen Jahren wird der Verfall wiederkehren, aber nicht gleich." „Obwohl ich mir kein Urteil zutraue über die Art, wie man hier die Kranken behandelt, genügt es, daß ich merke, wie der Rest von Vernunft und Arbeitskraft, die mir bleibt, gefährdet ist."

Im Mai 1890 erfolgt die Übersiedlung nach Auvers. Die Hoffnung ist zunächst groß. „Ich glaube immer, daß das vor allem eine Krankheit ist, die ich wegen des Südens bekam." Aber sehr schnell wird es anders. „Ich versuche, so gut zu handeln, wie ich kann, aber verhehle Dir nicht, daß ich nicht für immer mit der nötigen Gesundheit rechnen darf. Aber wenn mein Übel wiederkäme, entschuldige mich, ich liebe immer noch mit heißem Herzen das Leben und die Kunst ... doch sagen wir lieber nichts. Ich erkläre, daß ich absolut nicht weiß, welche Wendung dies noch nehmen kann.“ Bald darauf: „Jetzt kann ich nichts anderes sagen, als daß wir alle Ruhe brauchen. Ich fühle mich am Ende, so steht meine Rechnung. Ich fühle, das ist mein Schicksal; ich nehme es an, und es wird sich nicht mehr ändern... Die Zukunft verdunkelt sich, und ich sehe sie gar nicht glücklich.“ Kurz darauf nahm sich van Gogh das Leben.

Daß van Gogh an einem psychotischen Prozeß litt, daran ist kein Zweifel. Es fragt sich nur, was für ein Prozeß es war. Welche Diagnose ist zu stellen? Für die Diagnose Epilepsie, die die van Gogh behandelnden Ärzte stellten, finde ich keinen Grund, es fehlen epileptische Anfälle und die spezifische epileptische Verblödung. Es kommen nur ein schizophrener oder ein paralytischer Prozeß in Frage. Eine Paralyse ist nicht mit absoluter Sicherheit auszuschließen. Zu einer syphilitischen Infektion ist in van Goghs Leben wohl häufiger die Möglichkeit gewesen. Paralyse ist nur durch körperliche Symptome erweisbar. Von solchen haben wir keinerlei Mitteilung. Das einzige, was einen Hinweis bedeuten könnte, ist ein gewisser Charakter des Wüsten in einigen der allerletzten Bilder und van Goghs Bericht über eine Unsicherheit der Hand. Jedoch ist bei so heftigen psychotischen Attacken die volle Erhaltung der Kritik und der Disziplin durch zwei Jahre hindurch bei einer Paralyse extrem unwahrscheinlich, bei einer Schizophrenie ungewöhnlich, aber möglich. Mir scheint eine Schizophrenie ganz überwiegend wahrscheinlich. Nur psychiatrische Gewissenhaftigkeit fordert, das Minimum von Unsicherheit anzumerken, das der Diagnose bei van Gogh im Gegensatz zu Hölderlin und Strindberg anhaftet. Es fehlt bei van Gogh infolge des Suizids der weitere biographische Verlauf, der auch bei dem Mangel an ärztlichen Mitteilungen uns Gewißheit gebracht hätte.

5. Über die Beziehung zwischen Schizophrenie und Werk

Fragen wir nach der Beziehung zwischen Schizophrenie und Werk, so kann der sehr allgemeine Begriff der Beziehung sehr verschiedene Bedeutung annehmen:

Zunächst kann man nichts weiter fragen wollen als: ist die Schizophrenie bei diesen besonderen Menschen die Ursache oder eine Ursache für das Schaffen der Werke? In der dunklen, rätselhaften Tiefe physiologisch-psychologischer Zusammenhänge ist der schizophrene Prozeß ein Faktor, ohne daß darum dem Werk selbst ein schizophrener Charakter zukäme. Wie Bismarck bei Reichstagsreden große Mengen Alkohol zu trinken pflegte, weil ihm dann die Rede besser gelang, ohne daß sie darum eine alkoholische Farbe zu gewinnen brauchte, so ist etwa die Schizophrenie eine zwar in der Zeit gestrecktere, für die Existenz erheblich wichtigere, aber für das Werk unspezifische Bedingung. Oder man kann zweitens fragen: wenn mit der Schizophrenie ein Stilwandel auftritt, ist dann die Schizophrenie vielleicht eine spezifische Bedingung? Kann solche Wirkungen, die etwa bei anderen Individuen ohne alle solche Bedingungen auftreten, nur die Schizophrenie oder vielleicht auch eine Paralyse oder ein anderer Hirnprozeß oder der Alkoholismus usw. haben? Und drittens kann man fragen: zeigt sich etwas von der spezifischen Ursache im Werk selbst? Hat das Werk spezifische schizophrene Merkmale? Die Beantwortung der zweiten Frage setzt die Bejahung der ersten, die der dritten eine Bejahung der zweiten Frage voraus. Ihre Beantwortung kann nur eine empirische sein. Zur Zeit ist bei der geringen Anzahl von Fällen nur eine vorläufige Formulierung möglich. Die gegenwärtige Arbeit will einen Beitrag liefern, aber sie ist nur ein kleiner Anfang. Gehen wir auf Grund unserer tatsächlichen Feststellungen die drei Fragen durch:

Daß die Schizophrenie bei manchen großen Künstlern eine Bedingung für das Schaffen ihrer Werke ist, wird durch die Koinzidenz des zeitlichen Verlaufs der Entfaltung der Psychose, der Änderung ihrer Erlebens- und Schaffensweise mit dem Stilwandel der Werke äußerst wahrscheinlich gemacht. Zumal wenn man mehrere solcher Fälle verfolgt, würde ein „Zufall" solchen Zusammentreffens das größte Wunder sein. Man kann den Einwand erheben, alle genialen Entwicklungen hätten diesen Charakter, daß der Künstler seine neue Offenbarung erlebe und schnell zur Entfaltung eines neuen Stils schreite. Dieser Vorgang sei ohne Psychose bekannt und nicht nur möglich, sondern der beim Genius regelmäßige. Eine evidente Antwort wäre hier nur möglich, wenn man die biographische Entwicklung und den Stilwandel eines solchen nicht schizophrenen Genius im einzelnen vergliche. Es würde sich nach meiner Kenntnis kaum ein Fall finden, in dem die Stilentwicklung nach langer bewußter Arbeit so schnell sich vollzieht und dabei in so hohem Maße Wandlungen herbeiführt wie etwa bei van Gogh. Vielleicht kommt Ähnliches in der Pubertätszeit und in den ersten darauffolgenden Jahren vor (oder später aus einem theoretischen Entschluß bei zur Unechtheit neigenden Menschen). Wenn aber Mitte der Dreißiger eine solche vehemente Wandlung einsetzt, so wird jeder realistisch-psychologisch denkende Forscher nach einem außergeistigen Grunde fragen. Das Entscheidende ist aber, daß nicht nur der erste Einsatz der in Monaten sich vollziehenden steilen Entwicklung auffällig ist, sondern die Kurve im Zeitverlauf weiter in Beziehung zu dem außergeistigen Prozeß steht und nur teilweise geistig begriffen werden kann. Die kontinuierliche, langatmige Entfaltung des Genies schafft sich neue Welten und wächst darin. Auch der kranke Genius schafft sich eine neue Welt, aber zerstört sich darin. Gibt man nun aber zu, daß eine Bedingung des Schaffens der Werke in der Zeit der Schizophrenie der Krankheitsprozeß sei, so sagt man wohl, das sei eine recht gleichgültige Erkenntnis; denn sie besage nichts anderes als das längst Bekannte, daß jederlei Erregung des Nervensystems beim Veranlagten das Schöpferische aufzulösen vermöge. Demgegenüber ist meine Stellung, daß mich solche allgemeinen Sätze überhaupt nicht interessieren, daß es mich aber auf das höchste interessiert, vielmehr erschüttert, den besonderen Zusammenhang im konkreten Fall aufgezeigt zu finden. Aber die Frage, was mich interessiere, ist nicht wissenschaftlich zu beantworten.

Wir wenden uns zur zweiten Frage: Wird ein von uns positiv bewerteter Stilwandel – noch ohne ihn in seiner Besonderheit aufzufassen – nicht bloß durch Schizophrenie, sondern auch durch andere außergeistige Vorgänge bedingt? Da es sich um dauernde Wandlungen, nicht um einmalige Schöpfungen oder die Erfindung von Mitteln handelt, kommen zum Vergleich nicht ein kurzer Alkoholrausch, eine kurze körperliche Erkrankung usw. in Frage. Vergleichen wir vielmehr die Schizophrenie mit anderen psychotischen oder Hirnprozessen. Daß der Alkoholismus, der den ganzen Menschen verändert, solche Wirkungen gehabt habe, ist mir aus keinem Fall bekannt und höchst unwahrscheinlich. Krankheiten, wie etwa G. Th. Fechner sie hatte, bringen wohl das eine oder andere neue Moment, eine Interessenzuspitzung, aber keinen Stilwandel radikaler Art. Das Leben bleibt eine große einheitliche Gestalt. Wenn ein Bruch da ist, liegt er nicht im Tiefsten, sondern in einem mehr Äußerlichen. Wohl aber hat die Paralyse der Schizophrenie vergleichbare Wirkungen. Nietzsche (wenn wir die Diagnose einmal als gesichert ansehen, denn es könnte unwahrscheinlicherweise sich auch um eine Kombination von Schizophrenie und Paralyse handeln) erfuhr in aufzeigbarer Weise im Zusammenhang mit der ersten seelischen Veränderung eine „Stilwandlung". Auch bei ihm gibt es zwei Physiognomien, und der Kenner wird in den meisten Fällen unmittelbar fühlen, ob ein Werk der ersten oder der zweiten Physiognomie angehört.

Nunmehr kann die dritte Frage gestellt werden: Hat die Stilwandlung der Schizophrenie etwas im Werk sichtbares Spezifisches? Man muß vergleichen und sehen, ob formulierbare Unterschiede bestehen gegenüber solchen paralytisch bedingten Wandlungen; und man muß vergleichen – nun nicht biographisch, sondern im Werk – die Werke schizophrener Künstler untereinander und eines jeden mit nicht schizophrenen „gesunden" Wandlungen genialer Menschen. Hier eröffnet sich eine Riesenaufgabe, für deren Lösung nur erst sehr wenige Schritte getan sind.

Im vorwissenschaftlichen Verhalten spürt ein Psychiater vielen Werken van Goghs (1888–1890) oder Hölderlins (aus der Zeit nach 1802), wenn er sich in die Zeit ihres Entstehens zurückversetzt, eine „schizophrene Atmosphäre" an. Gegenwärtig ist das wegen der Ähnlichkeit zeitgenössischer Leistungen viel schwerer als für Beobachter etwa noch im Jahre 1900. Doch ist mit solchen Gefühlen und Ahnungen keine Einsicht gewonnen, sondern eine Aufgabe bezeichnet. Es ist ein Hinweis darauf, daß hier etwas vorhanden ist, dessen objektive Fassung und Formulierung zu suchen wäre. Da sind zunächst einige schnell sich einstellende Mißverständnisse abzuweisen. „Schizophrenie" ist kein scharfer, aber dafür unendlich reicher Begriff, der in verschiedenen Zusammenhängen verschiedene Bedeutungen annimmt. Einmal bezeichnet er alle nicht rückgängig zu machenden Prozesse, die nicht bekannte organische Hirnprozesse oder Epilepsie sind, dann bezeichnet er eine psychologisch-phänomenologisch zu erfassende Erlebnisweise, eine ganze Welt sonderbaren seelischen Daseins, für die man im einzelnen zahlreiche schärfere Begriffe gefunden hat, ohne sie als Ganzes genügend charakterisieren zu können. Es ist eine ungeheure Wirklichkeit, die man nicht an einfachen, greifbaren, objektiven „Merkmalen" erkennt, sondern als jeweilige seelische Totalität (auf deren Existenz immerhin der Kenner aus einzelnen ihm bekannten „Symptomen" manchmal einen Schluß zieht, der aber so lange unsicher bleibt, bis ihm dies Ganze anschaulich wird). Es kann sich nicht darum handeln, etwa van Goghs Bilder dadurch begreiflicher zu machen, daß man sie mit der vermeintlich bekannten Etikette „schizophren" beklebt. Wohl aber können diese Bilder dem, welchem die Existenz der schizophrenen Welt zu den wesentlichen, erschütternden Tatsachen des Daseins gehört, eine Aussicht eröffnen, an ihnen etwas zu begreifen, das die Kranken in der Klinik ihm nicht deutlich zeigen. Dazu ist das erste allerdings, daß er hier etwas „Einzigartiges" zu sehen meint. Wem sich diese ganze Kunst in die „durchaus verstehbaren historischen Zusammenhänge" eingliedert, oder wer in ihnen nicht auf andere Weise etwas Einzigartiges sieht als in jedem originalen Künstler, dem fehlt jener „Stoß", den für mich und andere diese Bilder bedeutet haben, und er kann darum auch nicht fragen; denn er hat kein Bedürfnis nach Erklärung, solange ihm das zu Erklärende verschlossen ist.

Noch ein Mißverständnis ist abzuweisen. Wenn man die schizophrene Atmosphäre in Werken formulierbar zu machen sucht, so heißt das nicht, die Werke seien „krank". Der Geist steht jenseits des Gegensatzes von gesund und krank. Aber Werke, die auf dem Boden eines als krank gewerteten Prozesses gewachsen sind, könnten einen spezifischen Charakter haben, der ein wesentliches Moment im Kosmos des Geistes ist und doch in der Wirklichkeit nur existierend wird, wenn jener Prozeß die Bedingungen schafft. Die spießbürgerliche Art, den Begriff „krank" zur Herabsetzung zu benutzen oder sein Hineinspielen in Erkenntniszusammenhänge banausisch zu finden, macht blind für eine Wirklichkeit, die wir bis heute nur kasuistisch fassen können, und die wir keineswegs zu deuten vermögen, ja deren Formulierung uns Schwierigkeiten macht, vermutlich weil wir in begrenzte Wertkategorien verstrickt sind und in einen Begriffsapparat, der uns noch fesselt, während wir fühlen, daß er sich zugunsten eines umfassenderen freieren, beweglicheren auflöst.

Stellen wir nun die dürftigen Momente zusammen, die uns auf dem Wege zum Spezifischen dieser Welt hier aufgetaucht sind.

Zunächst ist der *Vergleich zwischen Hölderlin und van Gogh* lehrreich. Hölderlin und van Gogh sind unter sich wesensverschieden. Es ist nicht so sehr die verschiedene Sphäre ihres künstlerischen Schaffens. Das Erdenferne, Idealische Hölderlins steht im Gegensatz zu dem Erdennahen, Realistischen van Goghs. Beide sind Persönlichkeiten, die schwer anpassungsfähig sind, aber Hölderlin zart, über die Maßen verletzlich, van Gogh kräftig, gegebenenfalls, wenn er gereizt oder bedrängt wird, rückwirkend. Diese Verschiedenheit in ihrer ursprünglichen geistigen Artung schließt die Ähnlichkeit in der Zeit der Schizophrenie nicht aus, diese ist vielmehr um so auffallender. Zunächst im Verlauf: auf ein Vorstadium weltanschaulicher Erregtheit mit größerer Sicherheit und Unbekümmertheit des Selbstbewußtseins und einer auffälligen Wandlung ihrer Werke, die von ihnen selbst und anderen als ein Wachsen und als das Erklimmen ihres Gipfels verstanden wird, tritt ein erster akuter Ausbruch der Psychose auf, der sich in nicht langen Zwischenräumen wiederholt. Das Schaffen dauert zunächst noch fort, wenig beeinträchtigt, zum Teil noch ganz Neues bringend. Während dieser ganzen Zeit besteht eine starke Spannung zwischen dem vehementen Erleben und der disziplinierenden Formung. Eine gewaltige Anstrengung ringt den langsam zunehmenden Kräften der Auflösung das Äußerste ab. Beiden ist während der schizophrenen Zeit das mythische Sehen, die mythische Gegenwärtigkeit selbstverständlich, ob sie nun mehr in realistischen oder mehr in idealen Gestalten da ist. Kunst und Leben gewinnt mehr als vorher eine Bedeutung, die man metaphysisch oder religiös nennen kann. Den Werken geht immer mehr alle Glätte ab. Die „rauhe Fügung" bei Hölderlin hat eine Analogie in dem Aufdringlichen, Grellen in van Goghs Bildern. Was man Lebensgefühl, Naturgefühl, Weltgefühl zu nennen pflegt, ist bei beiden zugleich realistischer, gegenwärtiger und metaphysisch erfüllter geworden.

Die Welt der Schizophrenie ist aber weit. Massenhafte andere Gestalten bevölkern sie. Wir sehen nicht nur jene dämonische Befreiung im Beginn von Prozessen, sondern die furchtbarsten Verengungen, Verödungen, wir sehen ursprüngliche Paranoia und maschinenhafte Umgestaltungen. Halten wir uns an die wenigen Fälle unserer Arbeit, so lassen Hölderlin und van Gogh zusammen einen Typus sehen, der in äußerstem Gegensatz zu einem anderen durch Strindberg und Swedenborg veranschaulichten steht. Bei Strindberg und Swedenborg hat die Schizophrenie wesentlich nur stoffliche, materielle Bedeutung im Werk, bei Hölderlin und van Gogh ist die innerste Form, das Schaffende selbst von ihr mitbedingt. Bei jenen tritt nie ein eigentlicher Zerfall ein, die literarische Leistungsfähigkeit dauert im Endzustand fort. Bei diesen wachsen die Werke in einer stürmischen seelischen Bewegung, die auf einen Zeitpunkt tendiert, von dem an die Auflösungsvorgänge immer stärker werden, im Endzustand hört das schöpferische Vermögen und auch die literarische Leistungsfähigkeit auf. Bei Hölderlin und van Gogh gedeiht die Produktivität gerade in der initialen Phase und während der ersten akuten Jahre, bei Strindberg ist die akute Zeit in den neunziger Jahren gerade unproduktiv, und seine wirksamen Werke sind fast alle im Endzustand geschrieben.

Dieser Gegensatz zweier Typen, so sehr er durch die Fälle jener hervorragenden Persönlichkeiten zu veranschaulichen ist, ist natürlich ein schematischer. Es lassen sich nicht etwa alle Schizophrenen, welche Dichter, Philosophen oder Künstler sind, unter sie einreihen. Sollte z.B. Kierkegaard ein Schizophrener gewesen sein, was gegenwärtig nicht zu beweisen ist, da die brutalen, groben Symptome bei ihm nicht bekannt sind, so würde er keinem der beiden Typen angehören. Da hervorragende Schizophrene selten sind, kann man daran denken, die breite Masse der dichtenden, zeichnenden, malenden, schnitzenden Schizophrenen in den Irrenanstalten zu untersuchen, um das durch Schizophrenie Bedingte in seiner Mannigfaltigkeit kennenzulernen. Bei diesen findet sich nun nicht die geniale Veranlagung, der Boden, auf dem allein bei jenen Großen die Schizophrenie solche Werke entstehen lassen konnte. Immerhin findet man in den Sammlungen der Anstalten erstaunliche Sachen, die man begonnen hat, einer systematischen, vergleichenden Analyse zu unterwerfen.[1] Es kommt zunächst nicht darauf an, alle diese Erscheinungen gleichsam auf einen Nenner zu bringen, sondern vielmehr das Verschiedenartige präzis zu begreifen und festzulegen. Wie weit eine Deutung von diesen Erscheinungen zu jenen Großen hin und umgekehrt fruchtbar werden kann, ist gegenwärtig nicht zu entscheiden. Ich selbst habe bisher Leistungen, die mit Hölderlin oder van Gogh zu vergleichen wären, nicht gesehen, wohl aber solche, die auf den Typus Strindberg und Swe-

1 Prinzhorn hat das Verdienst, eine wohl einzig dastehende Sammlung schizophrener Kunst (an 5000 Blatt von über 300 Kranken) in der Heidelberger psychiatrischen Klinik mit außerordentlicher Mühe und Hartnäckigkeit zusammengebracht zu haben. Während diese Blätter früher, in ihrer Zerstreutheit über die Anstalten ganz Mitteleuropas, wenig Wert hatten, kann man jetzt, wo sie an einem Ort sich befinden, vergleichen und mit wissenschaftlichen Fragestellungen an sie herangehen. Prinzhorn hat ein kritisches Sammelreferat über die bisherige Literatur gegeben: *Zeitschr. f. d. ges. Neurol. u. Psychiatrie* Bd. 52. 1919. Ein hervorragendes Abbildungswerk: Prinzhorn: *Bildnerei der Geisteskranken*, 2. Aufl. Berlin: Julius Springer 1923. Aus der neueren Literatur ferner: Morgenthaler: *Ein Geisteskranker als Künstler*, Bern: E. Bircher 1921. Pfeifer, R. A.: *Der Geisteskranke und sein Werk*, Leipzig: A. Kröner 1923.

denborg von ferne hinweisen (Josephson) oder die keinem der beiden Typen verwandt sind (Meryon). Vor allem aber gibt es gewiß noch ganz andere Möglichkeiten durch die Schizophrenie, die sich in einem genialen Kranken bisher nicht ausgewirkt haben. Die Schizophrenie ist eine ganze Welt. Bei der Untersuchung dieser Dinge müßte man u.a. auf folgende Gesichtspunkte achten: Für alles Begreifen ist die Chronologie, d.h. die Kenntnis der Entstehungszeiten der Arbeiten und der Zeiten der Entfaltung des Krankheitsprozesses in seinen einzelnen Stadien, Voraussetzung. Beide zueinander in Beziehung zu setzen, lehrt die Bedeutung der initialen Phase, d.h. des Vorstadiums und des ersten Schubs, dann der späteren akuten im Gegensatz zu ruhigeren Zeiten. Man hätte zu beachten, ob die Kranken etwa in solchen begrenzten Phasen Intuitionen haben und sich später nur selbst nachmachen, ob die oben geschilderte Spannung, der Gegensatz von materialer Bewegung der Seele und disziplinierender Gestaltung fühlbar und aufzeigbar ist, oder ob umgekehrt ganz ruhig in emsiger, hartnäckiger Arbeit endlose Zeichnungen, Muster usw. entstehen. Da manche Kranke das Zeichnen und Malen und Dichten erst in der Psychose anfangen (natürlich ist die Zahl dieser Kranken im Verhältnis zur Gesamtmassse der Schizophrenen gering, wenn auch die absolute Zahl dieser „Künstler“ unter den Schizophrenen nicht ganz klein zu sein scheint), so wäre zu sehen, wie weit ein Lernen eintritt, im Technischen, aber auch in den Formen (ergiebiger werden vermutlich immer solche Kranke sein, die vor der Psychose im Zeichnen ausgebildet waren). Es ist nicht unmöglich, daß Leistungen, die dem Beschauer irgendeinen Eindruck machen, vom Kranken gar nicht so gemeint sind; daß sie wirken wie Naturprodukte. Was künstlerisch bewußte Gestaltung, was instinktive Form, was gänzlich zufälliges Konglomerat ist, das irgendwelche Reize haben mag, wäre zu unterscheiden, aber kaum exakt zu trennen. Schließlich würde es wichtig sein, schizophrene Arbeiten aus früheren Zeiten (vor 1900) mit heutigen zu vergleichen. Dabei würde etwas Spezifisches, das der Schizophrenie gleichsam zeitlos eigentümlich ist, deutlicher werden können. Die bekannten von

Goethe gesehenen Figuren aus der Villa Palagonia auf Sizilien machen unmittelbar den Eindruck nächster Verwandtschaft zu gegenwärtigen schizophrenen Arbeiten.[1]

Man deutet wohl die Tatsache, daß in der Geisteskrankheit eine Produktivität auftritt, durch das Freiwerden von Kräften, die vorher gehemmt waren. Die Krankheit nehme die Hemmung fort. Das Unbewußte komme mehr zur Geltung, die zivilisatorische Verengung werde gesprengt. Daher entstehe auch die Ähnlichkeit mit Traum und Mythus und kindlichem Seelenleben. Diese Vorstellung von Hemmungen und ihrem Wegfall kann vielerlei Sinn annehmen. Am deutlichsten wird die Veranschaulichung bei der Paralyse. Wenn man Nietzsches spätere Produktionen aus seinem ursprünglichen Geist durch bloßes Wegfallen von Hemmungen begreift, so kommt man sehr weit; dann aber gerade spürt man den Kontrast zu van Gogh oder Hölderlin. Hier meinen wir viel eher neue Kräfte zu spüren. Oben wurde immer das ziemlich unverbindliche Bild der Auflockerung gebraucht. Es werden Erfahrungen geistigen Gehalts gemacht, die so vorher nicht da waren. Es ist nicht nur eine durch die Erregung vielleicht gesteigerte Produktivität, die auch zur Entdeckung neuer Mittel führt, welche dann der allgemeinen künstlerischen Sprache zufließen, sondern es treten auch neue Kräfte auf, die ihrerseits objektive Gestalt gewinnen, Kräfte, die selbst geistig, weder gesund noch krank sind, aber auf dem Boden der Krankheit gedeihen.

Exkurs. Es gibt hervorragende bildende Künstler, die schizophren geworden sind, deren Pathographie noch zu schreiben und deren Werke in Beziehung zu unserer Fragestellung zu bringen wären. Uns bleibt nur ein Hinweis möglich:

1. Als Künstler dem Strindberg-Typus vergleichbar ist *Josephson.* Wie Strindberg Hölderlin als in keinem Punkt als bloß der Tatsache der Psychose vergleichbar gegenübertritt, so Josephson van Gogh. Bei Josephson besteht eine völlige Diskrepanz zwischen den naturalistischen Werken aus der gesunden Zeit,

1 Abbildung in Kraepelins *Lehrbuch der Psychiatrie* Bd. I.

die ihn berühmt gemacht haben, und den Werken der Krankheit, in denen magische, dämonische Inhalte, ohne bestimmte Form, ruhig und nicht ekstatisch aufgezeichnet sind. Wie bei Swedenborg zwischen den früheren naturwissenschaftlichen und den späteren theosophischen Werken ein Abgrund ist, so bei Josephson. Noch vor gar nicht langer Zeit fanden diese Werke aus der Zeit der Psychose keinerlei Interesse. Sie „können nicht als Kunstwerke im gewöhnlichen Sinne des Wortes beurteilt werden, etwas Zerbrochenes, Verschobenes ist in ihnen, das von einem geschwächten Sinn für Formen und Proportionen herrührt; nichtsdestoweniger tragen sie den Stempel einer außerordentlich phantasiereichen, seelenvollen Auffassung und eines feinfühligen Blickes für Dekoration. Man ahnt in ihnen, was für eine Zukunft hier vernichtet worden ist." So hieß es 1909 in einem Aufsatz über Josephson von Wohlin (*Kunst und Künstler*, Jg. 7, S. 479 ff., dazu viele Abbildungen nach Werken aus der gesunden Zeit, keine einzige nach Werken der kranken Zeit). Man vergleiche damit den Aufsatz Hartlaubs vom Jahre 1920 (*Genius*, 2. Jg., Heft 1, mit guten Abbildungen nach Werken aus Zeit der Psychose).

2. Ein ungewöhnlich interessanter Künstler ist *Meryon.* Seine Werke sind in Abbildungen bequem zugänglich: Goesta Ecke, Meryon, in: *Meister der Graphik*, Bd. XI, Leipzig: Klinkhardt & Biermann, o. J. (das Vorwort von 1923). Die gute Einleitung Eckes zeugt von der ergreifenden Wirkung Meryons. Die biographischen Tatsachen sind noch nicht zureichend festgestellt (Ecke macht auf die Existenz eines nicht verwerteten umfangreichen Nachlasses aufmerksam). Ich berichte die augenfälligsten Tatsachen: Geboren 1821, ergriff Meryon in der Jugend die Laufbahn des Seeoffiziers, nahm seinen Abschied und begann erst 1849 sich im Radieren unterrichten zu lassen. Er hat sich sein Leben lang auf Radierungen beschränkt, faßte seine Kunst nicht als Kunst, sondern als Offenbarung seiner Kunde von geheimnisvollen Mächten auf. Gleichzeitig mit der Produktion seiner ersten bedeutenden Werke (1850–1854) begann die Geisteskrankheit, die ihn 1858 zum erstenmal ins Irrenhaus brachte.

Halluzinationen, Verfolgungen („Jesuiten") und andere klassische Symptome beherrschten das Krankheitsbild. Seit 1866 war er wieder im Irrenhaus von Charenton, wo er 1868 starb. Seine Produktivität zeigt keinen eigentlichen Stilwandel, sie tritt fast plötzlich in ganzer Reife in die Erscheinung, hat ihren nicht wieder erreichten Gipfel 1852 bis 1854, verliert dann ihre Kraft und Souveränität, obgleich noch einzelne Leistungen hohen Ranges vorkommen. Die Kurve der Produktivität wird durch folgende Anzahl der in den einzelnen Jahren entstandenen Kopien und originalen Radierungen äußerlich und grob veranschaulicht: 1849 und 1850 zusammen 16 Kopien, 3 Originale; 1851–1854: 25 Originale und 1 Kopie; 1855 plötzliche Leere: Kein Original, 3 Kopien; 1857 überhaupt keine Arbeit; 1858 eine Kopie; 1859 wieder nichts; 1860–1861: 10 Kopien, 5 Originale; von da an verstreut über die Jahre vereinzelte Arbeiten; 1867 und 1868 nichts mehr. Also: Nach zweijähriger Lehrzeit im Kopieren wenige Jahre der stärksten Produktivität, in denen die unbezweifelt großartigsten Blätter entstehen (während der beginnenden Krankheit), dann plötzlicher Nachlaß, erneutes Kopieren, das den originalen Charakter der Übersetzungen Hölderlins und der Kopien van Goghs hat. In den späteren Blättern treten auch schizophrene Inhalte, z.B. Drachen und andere Ungeheuer in der Luft, auf, während die geheimnisvollen Mächte früher indirekt allein durch die Form zum Ausdruck kamen.

3. Zuletzt sei ein Künstler genannt, der, soweit bekannt, nicht schizophren war, aber in einer Zeit, in der solche Bilder noch nicht Mode waren, einzelne Werke schuf, die auf den ersten Blick an Schizophrenie denken lassen könnten: *Odilon Redon*. Schon Pfeifer (l. c.) hat die Zeichnungen eines Gesunden, die deutlich auf wunderliche Inhalte gingen, verglichen mit schizophrenen Produkten. Hier, bei einem Künstler von Rang, könnte das Ergebnis vielleicht erheblicher werden, weil der Künstler ernst und ursprünglich Intentionen hat, deren Ausdruck schizophrenen Werken ähnlich scheint. Jedoch handelt es sich hier immer um Werke des Typus Josephson und von der Art der meisten Kranken, nicht um den Typus van Goghs und auch nicht

den Meryons. Über Redon: André Mellerio, *Odilon Redon, peintre, dessinateur et graveur*, Paris 1923; H. Floury, Editeur, Rue Saint Sulpice 2 (ich verdanke Gruhle die Kenntnis dieses Künstlers und dieses Buches).

6. Schizophrenie und die Kultur der Zeit

Es ist eine auffällige Tatsache, daß heute eine Reihe schizophren gewordener Menschen von hohem Rang durch Werke aus der schizophrenen Zeit eine Wirkung haben. Strindbergs Wirkung beruht vor allem auf denjenigen seiner Dramen, die nach dem zweiten Schub im Endzustande geschaffen wurden, van Goghs Wirkung vorwiegend auf den Bildern der schizophrenen Zeit. Hölderlins Dichtungen aus den ersten Jahren der Krankheit waren nur teilweise bekannt, spielten nie eine besondere Rolle und werden in ihrer Gesamtheit erst heute von einigen als Höhe des Hölderlinschen Werkes gewertet. Wir sahen ferner, daß Josephsons Zeichnungen aus seiner Schizophrenie heute gefeiert werden, während man sie 1909 noch ohne erhebliches Interesse fand, ja daß man jetzt im Begriffe ist, die Kunst der Irren als Kunst und nicht bloß als psychologisches Material für psychiatrische Forschung wichtig zu finden.

Gehen wir in der abendländischen Geschichte vor das 18. Jahrhundert zurück, so finden wir keine Schizophrenen, die für ihre Zeit die kulturelle Bedeutung gehabt hätten wie diese wenigen Schizophrenen, mit denen wir uns beschäftigt haben. Man fragt vielleicht, ob nicht auch früher manchmal eine Persönlichkeit von Rang schizophren geworden sei und mit ihrer schizophrenen Existenz gewirkt habe, nur daß wir keine genügende Kenntnis davon hätten. Wir sind jedoch imstande, sogar im Mittelalter hier und da eine Schizophrenie festzustellen, nur bei ganz unerheblichen Menschen. Die Biographie eines Menschen gibt manchmal auch bei dürftigem Material Anlaß zu Verdacht. Aber mir ist bisher niemals eine Persönlichkeit von Rang bei meiner Lektüre vorgekommen, der gegenüber die Frage nach

Schizophrenie wach geworden wäre. Dagegen sehen wir die große Rolle der Hysterie. Die mittelalterliche Klostermystik, besonders in Nonnenklöstern, die heilige Therese sind ohne hysterische Anlage nicht denkbar. Umgekehrt haben wir in unserer Zeit keine Erscheinung, die die Hysterie geistig so in den Vordergrund treten läßt wie damals. Der Betrüger Cagliostro und die Seherin von Prevorst als von J. Kerner beobachtete Kranke sind die letzten Hysteriker, die eine größere Bedeutung für ihre Zeit gewinnen konnten.

Man kann sich mit der Konstatierung dieser Tatsachen begnügen. Alle daran sich anschließenden Deutungen müssen einen sehr subjektiven Charakter haben und von dünner Allgemeinheit sein. Doch, solche *subjektiven* Reflexionen – die unvermeidlich jedermann kommen – mögen noch angestellt werden. Man wäre versucht zu sagen, wie die Hysterie eine natürliche Bereitschaft für den Geist vor dem 18. Jahrhundert gehabt haben müsse, so passe die Schizophrenie vielleicht irgendwie zu unserer Zeit. In beiden Fällen wäre natürlich der Geist unabhängig von der Krankheit. Meister Eckhart und Thomas von Aquino waren nicht hysterisch. Aber der Geist schafft sich gleichsam Gestalten unter den psychologisch-kausalen Bedingungen, die ihm gemäß sind. Die Mystik wäre auch ohne Hysterie möglich gewesen, aber ihre Erscheinungen wären ärmer, begrenzter geblieben, was die Verbreitung und den leicht sichtbaren Eindruck – nicht was geistige Bedeutung und Sinn im einzelnen und im Werk angeht. Ganz anders wäre die Beziehung unserer Zeit zur Schizophrenie. Sie wäre nicht Medium der Verbreitung, sondern sie gäbe den Boden für die Inkarnation einzelner überragender Möglichkeiten.

Was könnte denn die Beziehung schizophrener Existenzen zu uns sein? Man verweist vielleicht darauf, daß unsere Zeit sich für alles Ferne, Fremde, Ungewöhnliche und Primitive enthusiasmiere, für orientalische Kunst, für Negerkunst, für Kinderzeichnungen. Das ist wohl richtig. Aber warum tut sie es? Die Gründe werden bei verschiedenen Menschen sehr verschieden sein. Man fragt am besten zuerst die eigene Erfahrung. Ich bekenne, daß mein Verhältnis zu Strindberg indifferent ist, daß ich für ihn fast nur psychiatrisches und psychologisches Interesse aufgebracht habe. Van Gogh aber hat mich fasziniert, vielleicht vor allem durch seine ganze weltanschauliche, realisierte Existenz, aber dann doch gerade durch die in seiner schizophrenen Zeit auftauchende Welt. Ihm gegenüber habe ich klarer, wenn auch weniger leibhaftig erlebt, was mir einzeln angesichts schizophrener Patienten widerfahren ist, und was ich oben zu umschreiben versucht habe. Es ist, als ob eine letzte Quelle der Existenz vorübergehend sichtbar würde, als ob verborgene Gründe alles Daseins hier sich unmittelbar auswirkten. Aber für uns ist das eine Erschütterung, die nicht lange erträglich ist, der wir uns gern wieder entziehen, die wir zum Teil in den großen Werken van Goghs einen Augenblick gelöst finden, ohne auch hier es lange ertragen zu können. Es ist eine Erschütterung, die nicht zur Assimilation des Fremden führt, sondern zur Umsetzung in andere, uns gemäße Gestalt drängt. Es ist ungeheuer aufregend, aber nicht unsere eigene Welt, es geht ein Infragestellen von da aus, ein Appell an die eigene Existenz, die wohltätig wirkt, indem eine Umwandlung einsetzt.

Ähnlich zu umschreiben schien mir die Wirkung, die ich bei anderen Menschen sah. Es ist heute die problematische Lage, daß wir in den letzten Fundamenten des Daseins gelockert sind. Die Zeit drängt zum Besinnen auf letzte Fragen und zu unmittelbarsten Erfahrungen. Wir sind durch die Lage unserer gesammelten Kultur in ungewöhnlicher Weise in unserer Seele offen geworden für fremdeste Dinge, sofern sie uns echt und existentiell erscheinen.

Aber diese Lage drängt uns zugleich zu schnellen Antizipationen, zu unechtem Nachmachen, zur Unterwerfung unter suggestiv wirkende Offenbarungen, zu gewaltsamer Bewegung um jeden Preis, zum Schreien, in dem wir die Besinnung verlieren. Und wir erfahren als einen Grundzug unseres Ethos, diesen Verführungen gegenüber, die uns fast alle mehr oder weniger ergriffen haben, Haltung, Besonnenheit zu wahren, Redlichkeit, Echtheit, Wahrhaftigkeit als verbindlich zu empfinden und warten zu können. Mir kam in Köln 1912 in dieser Ausstellung, wo um die wunderbaren van Goghs herum expressionistische Kunst aus ganz Europa in merkwürdiger Eintönigkeit zu sehen war, manchmal ein Gefühl, van Gogh sei der erhabene einzige und widerwillig „Verrückte“ unter so vielen, die verrückt sein wollen, aber nur allzu gesund sind. Glauben wir in dem Medium einer hohen intellektuellen Kultur, eines uns eigenen grenzenlosen Klarheitswillen, einer Pflicht zur Redlichkeit und eines dementsprechenden Realismus, glauben wir die Echtheit dieser auflösenden Tiefe, dieses Gottbewußtseins nur solchen Geisteskranken? Wir leben in einer Zeit des künstlichen Nachmachens, der Verwandlung jeder Geistigkeit in Betrieb und Institution, des bloßen Willens zu einer Existenzart und des Machens aus Einsicht, des schauspielerhaften Erlebens, in einer Zeit von Menschen, die, was sie sind, zugleich wissen, ja von Menschen mit gewollter Schlichtheit und nachgemachter dionysischer Erfahrung und gestaltender Disziplin, deren beider sie sich zugleich befriedigt bewußt werden. Ist in solchen Zeiten vielleicht das Schizophrene Bedingung einer Echtheit in Sphären, die in gebundenen Zeiten auch ohne Schizophrenie echt erfahren und dargestellt werden können? Sehen wir einen Tanz um etwas, das gewollt, gesucht ist, das aber nur als Schreien, als Machen, als Gewaltsamkeit, als Selbstberauschung und Sichhineinsteigern, als flache Unmittelbarkeit und blöder Wille zur Primitivität, ja als Kulturfeindschaft sich verwirklicht und das echt und tief sichtbar ist in einzelnen Schizophrenen? Ist bei aller Verschiedenheit der Anlagen und Bedürfnisse etwas Gemeinsames in all denen, die als Theosophen, Formalisten, Primitivsten um Strindberg, Swedenborg, Hölderlin, van Gogh jenen Tanz aufführen, das Gemeinsame des Unechten, Sterilen, Unlebendigen? Es wäre gewaltsam und eine dumme Verabsolutierung, wenn man solche Fragen einfach mit ja beantworten wollte. Solche Beantwortung übersteigt unsere Erkenntnis. Was „unecht“ sei, ist uns eines der zentralsten Probleme der Psychologie, das wir keineswegs gelöst, nicht einmal genügend klar formuliert haben. Aber als Fragen gehen uns jene Sätze an, und wir haben zu sehen, wie weit sie mit ja, wie weit sie mit nein zu beantworten sind, wenn wir einmal jene Begriffe, die jetzt noch zwischen bloßen unklaren Wertungen und klaren Einsichten schwankten, deutlicher besitzen. Dann wird sich zeigen, daß die Erkenntnis gewisser einzigartiger Werke als schizophren bedingt keinerlei Herabwürdigung bedeutet. Wir sehen das Tiefe, Offenbare dort, wo es echt ist, aber wir sehen es bei den Schizophrenen in unnachahmlicher, unvorbildlicher Gestalt. Sie sind uns wohltätig, wenn wir den Appell von ihrer Existenz, die Infragestellung erfahren, und wenn wir uns in ihren Werken, wie in allem, das echt geboren ist, den Blick in das Absolute finden, das uns, immer verborgen, nur in den endlichen Gestalten sichtbar wird. Sie aber zum Vorbild nehmen, ist gefährlich. Wie früher sich manche sozusagen bemühten, hysterisch zu werden, so könnte man jetzt von manchen sagen, sie bemühten sich, schizophren zu werden. Jedoch ist nur das erste – in begrenztem Maße – psychologisch möglich, das letztere unmöglich, daher das Bemühen notwendig zum Unechten führend.

Es ist selbstverständlich, daß mit solchen Bemerkungen nur in subjektiver Weise eine Linie von Zusammenhängen gezeigt werden soll, die letzthin vielleicht eine ganz periphere Bedeutung hat, der Aufgabe vorliegenden Heftes entsprechend aber deutlich nachgezogen werden mußte und dadurch wichtiger erscheint, als sie ist. Der Leser möge sie bei sich auf das Maß zurückbringen, das ihr zukommt.

INTERNATIONALER MERVE DISKURS

61 Foucault, Mikrophysik der Macht
67 Deleuze/Guattari, Rhizom
68 Deleuze/Foucault, Der Faden ist gerissen
69 Lyotard, Das Patchwork der Minderheiten
71 Cixous, Die unendliche Zirkulation des Begehrens
75 Lyotard, Intensitäten
77 Foucault, Dispositive der Macht
79 Baudrillard, Kool Killer oder Der Aufstand der Zeichen
80 Virilio, Fahren, fahren, fahren...
81 Baudrillard, Agonie des Realen
82 Irigaray, Das Geschlecht das nicht eins ist
83 Klossowski/Foucault/Blanchot/Deleuze, Sprachen d. Körpers
84 Deleuze, Ein Nietzsche-Lesebuch
87 Charles, John Cage oder Die Musik ist los
90 Virilio, Geschwindigkeit und Politik
95 Deleuze, Kleine Schriften
94 Cixous, Weiblichkeit in der Schrift
99 Godard, Liebe Arbeit Kino
100 Szeemann, Museum der Obsessionen
101 W.Müller (Hg.), Geniale Dilletanten
102 Lyotard, Affirmative Ästhetik
104 Heiner Müller, Rotwelsch
105 Bonito Oliva, Im Labyrinth der Kunst
112 Baudrillard, Laßt Euch nicht verführen!
113 Barthes, Cy Twombly
114 Lotringer, New Yorker Gespräche
116 Virilio/Lotringer, Der reine Krieg
118 Fitzgerald, Der Knacks / Deleuze, Porzellan und Vulkan
121 Foucault, Von der Freundschaft
122 Cage/Charles, Für die Vögel
124 Böhringer, Begriffsfelder. Von der Philosophie zur Kunst
125 Kneubühler, Malerei als Wirklichkeit
126 Veyne, Aus der Geschichte
127 Vuarnet, Der Künstler-Philosoph
128 Kneubühler, Wegsehen
129 Lyotard, Malerei u. Phil. i. Zeitalter ihres Experimentierens
132 Virilio, Ästhetik des Verschwindens
133 Foucault, Vom Licht des Krieges
134 Taubes, Ad Carl Schmitt. Gegenstrebige Fügung
135 Borngräber (Hg.), Berliner Design-Handbuch
136 Blixa Bargeld, Stimme frißt Feuer
137 Jeudy, Die Welt als Museum
138 Borges/Santiago/Casares, Die Anderen (Drehbuch)
139 Deleuze, Spinoza. Praktische Philosophie
140 de Certeau, Kunst des Handelns
141 Seitter, Das politische Wissen im Nibelungenlied
142 Hosokawa, Der Walkman-Effekt
143 Luhmann, Archimedes und wir
145 Ingold, Das Buch im Buch
146 Philosophie der neuen Technologie. ars electronica (Hg.)
147 Charles, Zeitspielräume. Performance Musik Ästhetik
148 Deleuze/Foucault u.a., Pariser Gespräche. Hg. F. Ewald
149 Virilio, Die Sehmaschine
151 Böhringer, Moneten. Von der Kunst zur Philosophie

152 ars electronica (Hg.), Im Netz der Systeme
153 Deleuze, Kants kritische Philosophie
154 Seitter, Versprechen, versagen
155 Acker, Ultra light-last minute-ex+pop-literatur
156 Baudrillard, Das Jahr 2000 findet nicht statt
157 Von d. Bürokratie zur Telekratie. Weibel, Virilio,Flusser u.a.
158 Wiener, Probleme der Künstlichen Intelligenz
159 Platz machen, Hg. A. Brandolini und "steirischer herbst"
160 Prigogine/Stengers/Pahaut/Serres, Anfänge
161 Zizek, Liebe Dein Symptom wie Dich selbst!
162 Ruhm? Eine Le Monde-Umfrage
163 Lotringer, Foreign Agent. Kunst in den Zeiten der Theorie
165 Virilio, "Das irreale Monument". Der Einstein-Turm
166 Deleuze, Woran erkennt man den Strukturalismus?
167 Foucault, Was ist Kritik?
168 Bonito Oliva, Eingebildete Dialoge
169 Baudrillard, Transparenz des Bösen
170 Deleuze, Proust und die Zeichen
171 Haerle (Hg.), Karten zu "Tausend Plateaus"
172 Schickel, Gespräche mit Carl Schmitt
173 Seitter, Piero della Francesca
174 Glasmeier (Hg.), Periphere Museen
175 Zischler, Tagesreisen
176 Böhringer, Orgel und Container
177 Virilio, Revolutionen der Geschwindigkeit
178 Böhringer, Was ist Philosophie?
179 Seitter, Distante Siegfried-Paraphrasen
180 v. Foerster, KybernEthik
181 Jabès, Der vorbestimmte Weg
182 Deleuze, Bartleby oder die Formel
183 Rosset, Das Prinzip Grausamkeit
184 Baudrillard, Die Illusion des Endes
185 Dirk Baecker, Postheroisches Management
186 Charles, Musketaquid. Cage, Ives u.a.
187 Schliemann, Reise durch China u.Japan 1865
188 Grenier, Über Indien
189 Schmidgen (hg.) , F. Guattari.Ästhetik u. Maschinismus
190 O'Doherty, In der weißen Zelle
191 You can't judge a book by its cover (CD)
192 Jarman Chroma. Ein Buch der Farben
193 Klugheitslehre: militia contra malicia
194 Jabès/Nono/Cacciari Migranten
195 Guattari/Virilio/u.a. Takamatsu ein Architekt aus Kyoto
196 Gilbert-Rolfe, Das Schöne und Erhabene von heute
197 Foucault, Diskurs und Wahrheit
198 Deleuze, Lust und Begehren
199 Baudrillard/Guillaume, Reise zu einem anderen Stern
200 Gracian, Der Held
201 Garland, Reise zu 100 Tempeln...
202 Derrida, Einige Statements...
203 Buci-Glucksmann, Der kartographische Blick der Kunst
204 Westbam/Goetz, Mix, Cuts & Scratches
205 Rosset, Die Wahl der Worte
206 Garland, Six American Composers
208 Baecker, Poker im Osten
209 Böhringer, Auf dem Rücken Amerikas